Carolin Ruther

Sauber und gesund!

Carolin Ruther

Sauber und gesund!

Die deutsche Hygiene- und Volksbadebewegung und das Alte Stadtbad in Augsburg

Tectum Verlag

Carolin Ruther

Sauber und gesund!
Die deutsche Hygiene- und Volksbadebewegung
und das Alte Stadtbad in Augsburg

ISBN: 978-3-8288-3238-1

Umschlagabbildung: © Stadtarchiv Augsburg, FS HBA, Nr.522,
Frauenschwimmhalle mit Badegästen und Badeaufseher, um 1903
Druck und Bindung: CPI buchbücher.de, Birkach
Printed in Germany

Bibliografische Informationen der Deutschen Nationalbibliothek
Die Deutsche Nationalbibliothek verzeichnet diese Publikation in der Deutschen Nationalbibliografie; detaillierte bibliografische Angaben sind im Internet über http://dnb.ddb.de abrufbar.

Inhalt

Abkürzungsverzeichnis

StAA	Stadtarchiv Augsburg
SBA	Sport- und Bäderamt Augsburg
HBA	Hochbauamt Augsburg
ASA	Amt für Statistik Augsburg

I Einleitung

1 Thema und Fragestellung

Bei den meisten Menschen der gegenwärtigen westlichen Gesellschaften zählen Duschen und Baden zum selbstverständlichen Bestandteil der täglichen Körperhygiene bzw. -pflege, zumal ein sauberer, im Sinne von mit Wasser und Seife gereinigter Körper als wesentliche Voraussetzung für die Erhaltung von individueller Gesundheit sowie persönlichem Wohlbefinden und somit die aktive Teilnahme am Gesellschaftsleben verstanden wird. Da der Körper das wichtigste Handlungs- und Kommunikationsobjekt eines Menschen darstellt, wird auf sein äußeres Erscheinungsbild besonders viel Wert gelegt, vor allem weil darüber auch soziale Differenzierungsprozesse ablaufen und oftmals Aussagen über die psychische Verfasstheit einer Person gemacht werden. Mithilfe unterschiedlicher gesundheitsbezogener Aktivitäten wie Sport, richtiger Ernährung etc. wird der Körper daher gepflegt, geformt und in Szene gesetzt, wobei die jeweilige Gestaltung des Körpers und das Verhältnis zu ihm immer von den gegebenen kulturellen Vorstellungen und sozialen Normen einer Gesellschaft abhängen und somit einem ständigen Wandel unterworfen sind.[1] Der menschliche Körper ist nach Meinung der britischen Ethnologin Mary Douglas daher immer physisches und soziales Gebilde zugleich.[2] In diesem Sinne stellt Sauberkeit bzw. ein sauberer Körper in den gegenwärtigen westlichen Gesellschaften ein normatives

1 Vgl. JEGGLE, Utz: Im Schatten des Körpers. Vorüberlegungen zu einer Volkskunde der Körperlichkeit. In: Zeitschrift für Volkskunde, 76 (1980), S. 169–188.

2 Vgl. DOUGLAS, Mary: Ritual, Tabu und Körpersymbolik. Sozialanthropologische Studien in Industriegesellschaft und Stammeskultur. Frankfurt/Main 1974, S. 99.

Deutungsmuster dar, an dem gesundheitsgerechtes Verhalten ausgerichtet werden soll. Alles was davon abweicht wird dementsprechend als schmutzig, anormal oder krank empfunden. Die Beseitigung von Schmutz jeglicher Art stellt nach der Meinung von Mary Douglas daher keine negative Handlung dar, sondern müsse vielmehr als eine positive Anstrengung, die Umwelt zu organisieren verstanden werden.[3] Der deutsche Soziologe Norbert Elias hat die regelmäßige Reinigung des Körpers durch Wasser und Seife in den modernen Industrienationen dabei im Rahmen seiner Theorie über den Zivilisationsprozess der abendländischen Gesellschaften als eine Art Zwangshandlung bezeichnet, die *„[...] uns angezüchtet durch die Art unserer Konditionierung und durch hygienische, durch ‚rationale' Gründe in unserem Bewußtsein verfestigt [...]"*[4] wurde. Diese Erkenntnis von (körperlicher) Sauberkeit als wesentlicher Voraussetzung von Gesundheit und somit als „hygienisch richtigem" Verhalten ist demnach nicht seit jeher im Bewusstsein der westlichen Gesellschaftsmitglieder verankert, sondern musste von diesen erst als solches erkannt und internalisiert werden, damit die heutige Körperreinigungspraxis in Form von Baden und Duschen als Selbstverständlichkeit praktiziert werden kann.

Der Grundstein für den Hygienestandard sowie das Gesundheits- und Körperbewusstsein in den gegenwärtigen westlichen Gesellschaften wurde dabei im Verlauf des 19. und frühen 20. Jahrhunderts sowohl in mentaler als auch in technischer Hinsicht gelegt, als sich als Reaktion auf die teils katastrophalen Auswirkungen der Industrialisierung

---

3 Vgl. DOUGLAS, Mary: Reinheit und Gefährdung. Eine Studie zu Vorstellungen von Verunreinigung und Tabu. Frankfurt/Main 1988, S. 12.

4 ELIAS, Norbert: Über den Prozeß der Zivilisation. Soziogenetische und psychogenetische Untersuchungen. Band I. Wandlungen des Verhaltens in den weltlichen Oberschichten des Abendlandes. Frankfurt/Main 1997 [1939], S. 420/421, Anm. 119.

und Urbanisierung auf den Gesundheitszustand der europäischen Bevölkerungsmitglieder sowie den wiederholten Ausbruch epidemischer Seuchen, ausgehend von England eine regelrechte *Hygienebewegung* entwickelt hat. An deren Spitze standen vor allem liberal-fortschrittlich gesinnte Ärzte, Ingenieure und städtische Verwaltungsbeamte, die sich für eine Verbesserung der mangelhaften sanitären Infrastrukturen in den industrialisierenden Großstädten und die Förderung der privaten Hygiene einsetzten, nachdem *Hygiene* im Sinne einer umfassenden Lehre von der Herstellung und vor allem Erhaltung gesunder Lebensverhältnisse als naturwissenschaftliche Disziplin begründet und *öffentliche Gesundheitspflege* als notwendige staatliche und kommunale Aufgabe erkannt worden war.[5] Unter öffentlicher Gesundheitspflege wurde dabei in erster Linie die Sorge um die „Volksgesundheit" bzw. um das Gesundheitswohl der einzelnen Staatsbürger verstanden, weshalb neben umfangreichen stadthygienischen Maßnahmen, wie der Anlage unterirdischer Kanalisationssysteme, durch den Bau sogenannter *Volksbäder* auch das private Hygieneverhalten der Bevölkerungsmitglieder gefördert werden sollte.[6] Bei Volksbädern handelte es sich um kostengünstige, öffentliche Badeanstalten, die mit Duschen, Wannen, teilweise auch mit Schwimmbassins und angegliederten Wäschereien ausgestattet waren und die in erster Linie der minder bemittelten Arbeiterbevölkerung in einer Zeit, in der private Badezimmer noch einen absoluten Luxus darstellten, das ganze Jahr über eine Möglichkeit zur regelmäßigen Körperreinigung bieten sollten. Als Teil der Hygienebewegung ent-

5 Vgl. BROCKHAUS` KONVERSATIONSLEXIKON. Verlag F.A. Brockhaus Leipzig/Berlin/Wien. 14. Auflage 1894–1896, 9. Band: Heldburg – Juxta, Stichwort „Hygiene", S. 473–477.

6 Vgl. MEYER`S KONVERSATIONSLEXIKON. Verlag des Bibliographischen Instituts Leipzig/Wien. Vierte Auflage 1885–1892, 7. Band: Gehirn-Hainichen, Stichwort „Öffentliche Gesundheitspflege", S. 257–260.

wickelte sich daher im Verlauf des 19. und frühen 20. Jahrhunderts in Europa die sogenannte *Volksbadebewegung.*[7] Von der wissenschaftlichen Forschung wird deshalb oft von einer regelrechten Hygienisierung der menschlichen Umwelt und der Menschen selbst gesprochen, die sich seit der Mitte des 19. Jahrhunderts in Europa vollzogen hat, wobei Gesundheit und damit verbunden Sauberkeit im Zuge der Hygiene- und Volksbadedebatte zu grundlegenden Wert- bzw. Normativitätsvorstellungen des menschlichen Körpers avancieren sollten.[8] Damit verbunden wurde zudem die These formuliert, dass es sich bei den verschiedenen Hygienebestrebungen um soziale Disziplinierungstechniken handelte, da mit erheblichem gesellschaftlichen Druck eine grundlegende Veränderung der allgemeinen Verhaltensweisen im Hinblick auf einen gesunden Lebensstil bewirkt werden sollte.[9]

Am 01. März 1903 wurde schließlich in Augsburg das Alte Stadtbad als zweites „Volksschwimmbad" in Bayern eröffnet,

---

7 Vgl. MÖNKEMEYER, Klaus: Schmutz und Sauberkeit. Figuration eines Diskurses im Deutschen Kaiserreich. In: Stadtgesellschaft und Kindheit im Prozess der Zivilisation. Konfiguration städtischer Lebensweise zu Beginn des 20. Jahrhunderts. Hrsg. von I. Behnken. Opladen 1990, S. 61–77, hier: S. 66.

8 Vgl. u.a. REULECKE, Jürgen: Die Politik der Hygienisierung. Wandlungen im Bereich der kommunalen Daseinsvorsorge als Elemente fortschreitender Urbanisierung. In: Stadtgesellschaft und Kindheit im Prozess der Zivilisation. Hrsg. von I. Behnken. Opladen 1990, S. 13–25; FREVERT, Ute: „Fürsorgliche Belagerung": Hygienebewegung und Arbeiterfrauen im 19. und frühen 20. Jahrhundert. In: Geschichte und Gesellschaft 11 (1985). Zeitschrift für Historische Sozialwissenschaft. Göttingen 1985, S. 420–446.

9 Vgl. u.a. LABISCH, Alfons: »Hygiene ist Moral – Moral ist Hygiene« – Soziale Disziplinierung durch Ärzte und Medizin. In: C. Sachsse/F. Tennstedt: Soziale Sicherheit und soziale Disziplinierung. Beiträge zu einer historischen Theorie der Sozialpolitik. Frankfurt/Main 1986, S. 265–285.

das in der schwäbischen Industriestadt eine neue Dimension der Körperhygiene bzw.-pflege einleiten sollte, nachdem 1901 bereits das Müller`sche Volksbad in München in Betrieb genommen worden war. Die heutige Bezeichnung als **Altes** Stadtbad ergibt sich dabei aus dem Umstand, dass die Badeanstalt bis zur Eröffnung des Plärrerbades im Jahr 1959 das erste und einzige öffentliche Hallenschwimmbad in Augsburg dargestellt hat.

Das wesentliche Ziel der vorliegenden Arbeit ist es nun, die Entstehungs- und Entwicklungsgeschichte des Alten Stadtbades zwischen 1895 und 1933 im Zusammenhang mit der deutschen Hygiene- und Volksbadebewegung genauer zu beleuchten, zumal eine umfassende Publikation über die Badeanstalt bzw. generell über das Augsburger Volksbade- und Hygienewesen aus kulturwissenschaftlicher Sicht bisher noch nicht vorliegt. Dabei soll von der grundlegenden These ausgegangen werden, dass mit dem Bau des Alten Stadtbades einerseits der Gedanke an eine Förderung des allgemeinen Gesundheits- und Sauberkeitsverhaltens und damit verbunden die Erziehung der Augsburger Bevölkerungsmitglieder zur Hygiene verfolgt wurde, andererseits soll die Errichtung des Stadtbades aber auch als Bestandteil einer gesellschaftlichen Strategie verstanden werden, mit den vielfältigen sozialen Problemen des einsetzenden Modernisierungsprozesses umzugehen. In diesem Zusammenhang stehen vor allem drei Hauptfragen im Mittelpunkt der Untersuchung:

1. Welche Motivationen lagen der deutschen Hygiene- und Volksbadebewegung zugrunde und welche Intentionen verfolgte dieselbe?
2. Welche gesellschaftliche Bedeutung hatten öffentliche Gesundheitspflege und Körperhygiene im 19. und frühen 20. Jahrhundert?

3. Welchen Stellenwert nimmt das Augsburger Stadtbad als Volksschwimmbad innerhalb der deutschen Hygiene- und Volksbadebewegung ein?

Der in der vorliegenden Arbeit gewählte zeitliche Rahmen zwischen 1895 und 1933 ergibt sich dabei einerseits aus dem Zeitpunkt, zu welchem das Vorhaben, ein Volksschwimmbad zu erbauen, von den städtischen Behörden in Augsburg konkret vorangetrieben wurde sowie andererseits aus der spezifischen gesellschaftlichen Situation Ende der 1920er Jahre, als sich der Ausbruch der Weltwirtschaftskrise 1929 auch negativ auf den Betrieb des Stadtbades auswirken sollte. Darüber hinaus wurde mit der Machtergreifung der Nationalsozialisten im Jahr 1933 ein neues Kapitel in der deutschen Hygienegeschichte aufgeschlagen, das nicht mehr Gegenstand der hier zu behandelnden Problematik ist. Die wissenschaftliche Forschung ist sich zudem darüber einig, dass bereits bis zum Ende der Weimarer Republik (1918/1919–1933) die von den Vertretern der deutschen Hygiene- und Volksbadebewegung geforderten gesundheits- bzw. hygienepolitischen Entwicklungen und Veränderungen sowohl in technischer als auch mentaler Hinsicht größtenteils stattgefunden haben und Sauberkeit bzw. Hygiene bis zu diesem Zeitpunkt zu einer allgegenwärtigen Erfahrung geworden ist.[10]

10 Vgl. MÖNKEMEYER, Diskurs, 1990, S. 61; LÖNEKE, Regina/ SPIEKER, Ira: Einleitung. Hygiene und Reinlichkeitsvorstellungen als Gegenstand kulturwissenschaftlicher Forschung. In: Reinliche Leiber – Schmutzige Geschäfte. Körperhygiene und Reinlichkeitsvorstellungen in zwei Jahrhunderten. Hrsg. von R. Löneke/ I. Spieker, Göttingen 1996, S. 7–15, hier: S. 10.

2 Quellenlage und Forschungsstand

Ausführlicher mit dem Alten Stadtbad hat sich bisher lediglich Susann Velte[11] im Rahmen ihrer 1990 verfassten Magisterarbeit über „Die Volksbäder in Bayern um 1900" aus kunsthistorischer Sicht beschäftigt. Der Schwerpunkt liegt dabei einerseits auf der Rekonstruktion der ursprünglichen Jugendstildekoration des Stadtbades, die im Laufe der Jahre verschiedenen Renovierungs- und Sanierungsarbeiten zum Opfer fiel, sowie andererseits auf dem architektonischen Vergleich der Augsburger Badeanstalt mit dem Müller`schen Volksbad in München und dem 1914 eröffneten Volksbad in Nürnberg.

Im Jahr 2010 wurde darüber hinaus der Verein „Freunde des Alten Stadtbades e.V." gegründet, der sich für die Erhaltung des Volksschwimmbades als historischem Zeugnis der Augsburger Hygienegeschichte einsetzt, da das Alte Stadtbad in den letzten Jahren schon mehrfach vor der Schließung stand. Ein Schicksal, welches das Stadtbad mit zahlreichen anderen noch bestehenden „Volksbädern" teilt, die den in der heutigen Freizeit- und Konsumgesellschaft gestellten Ansprüchen an öffentliche Badeanstalten nicht mehr gerecht werden können. In einer Zeit, in der die meisten Menschen der westlichen Gesellschaften über ein privates Badezimmer verfügen, sollen öffentliche Badeanstalten nicht mehr eine Möglichkeit zur Körperreinigung, sondern vor allem Erlebnis, Spaß und Wellness bieten. Zu Werbezwecken wurde vom Stadtbad-Verein daher 2010 ein Buch veröffentlicht, in welchem die wichtigsten Daten zur Geschichte des Alten Stadt-

11 VELTE, Susann: Die Volksbäder in Bayern um 1900. Das Karl Müller`sche Volksbad in München. Das Stadtbad in Augsburg. Das städtische Volksbad in Nürnberg. Magisterarbeit Nürnberg 1990.

bades überblickshaft aufgeführt und durch Bilder aus der Anfangszeit der Badeanstalt ergänzt werden.[12]

Die Hauptinformationen bezüglich der Entstehungs- und Entwicklungsgeschichte des Alten Stadtbades sowie der Augsburger Hygienegeschichte im Allgemeinen wurden daher aus den archivalischen Quellen im Augsburger Stadtarchiv gewonnen, weshalb die vorliegende Arbeit in erster Linie auf der Methodik der archivalischen Quellenforschung basiert. Bei den Akten im Stadtarchiv handelt es sich vor allem um Protokoll- und Verwaltungsberichte des Stadtmagistrates, der städtischen Gemeindekollegien sowie der Stadtbadverwaltung, Plenarbeschlüsse, Zeitungsartikel, Briefe, Bauakten und -pläne, Werbeschriften von Badeartikelherstellern, historische Photographien etc.. Darüber hinaus wurden anlässlich der Eröffnung des Volksschwimmbades auch diverse Festschriften und Artikel über die Badeanstalt in verschiedenen Fachzeitschriften veröffentlicht, wobei in erster Linie meist die architektonische und technische Beschreibung des Bades im Vordergrund stand. Material wurde mir zudem von dem Augsburger Journalisten Franz Häußler zur Verfügung gestellt, der sich selbst schon mehrfach ausführlich mit verschiedenen Aspekten der Augsburger Stadtgeschichte auseinandergesetzt hat. Sehr hilfreich waren auch die Unterlagen, die mir vom Augsburger Sport- und Bäderamt, dem Hochbauamt sowie dem Amt für Statistik bereitgestellt wurden. Weitere Informationen konnten darüber hinaus aus Gesprächen mit Herrn Franz Ragutzki gewonnen werden, dem Vorsitzenden des Vereins „Freunde des Alten Stadtbades e.V.", der zudem selbst jahrelang als Betriebsleiter des Alten Stadtbades tätig war.

Wichtige Aufschlüsse über die gesellschaftliche Bedeutung, welche Volksbädern und der Förderung der öffent-

12 STADTBAD-VEREIN: Altes Stadtbad. 100 Jahre Geschichte. Augsburg 2010.

lichen Gesundheitspflege und Körperhygiene von Zeitgenossen zugeschrieben wurde, lieferten neben den Akten im Augsburger Stadtarchiv schließlich verschiedene Abhandlungen, die von Hauptvertretern der deutschen Hygiene- und Volksbadebewegung verfasst wurden.[13]

Von der kultur- bzw. humanwissenschaftlichen Forschung wurde die Hygiene- und Sauberkeitsproblematik in Deutschland zur Zeit der Industrialisierung im Vergleich zum französisch- und englischsprachigen Raum lange Zeit vernachlässigt.[14] Erst seit den 1990er Jahren lässt sich ein

13 Vgl. v.a. LASSAR, Oskar: Über Volksbäder. Vortrag gehalten in der dreizehnten Versammlung des Deutschen Vereins für öffentliche Gesundheitspflege zu Breslau 13. September 1886. Braunschweig 1887; LASSAR Oskar: Die Culturaufgabe der Volksbäder. Rede gehalten am 18. September 1888 in der I. allgemeinen Sitzung der 61. Versammlung deutscher Naturforscher und Ärzte zu Köln. Berlin 1889; VETTER, Leo: Moderne Bäder. Erläutert am Stuttgarter Schwimmbad. Stuttgart 1894; VETTER, Leo: Das Bad der Neuzeit und seine historische Entwicklung. Stuttgart 1904; KABIERSKE, Eugen: Das Breslauer Hallenschwimmbad. Seine Entstehungsgeschichte und Einrichtungen nebst einem geschichtlichen Ueberblick über die Entwicklung des Badewesens und des Schwimmens und Abhandlungen über die gesundheitliche Bedeutung von Baden, Schwimmen und Schwitzbädern. Breslau 1899.

14 Vgl. LÖNEKE/SPIEKER, Hygiene und Reinlichkeitsvorstellungen, 1996, S. 9; JEGGLE, Volkskunde der Körperlichkeit, 1980, S. 169–188. Die geringe Beachtung, die der Hygienethematik seitens der deutschen Gesellschaftswissenschaften geschenkt wurde, hängt laut Jeggle und Löneke/Spieker vor allem mit der jahrhundertelangen Kleinstaaterei in Deutschland zusammen, die es erschwert hat, lineare Entwicklungen bezüglich einer deutschen Hygienegeschichte nachzuzeichnen. Darüber hinaus wurde der menschliche Körper von der humanwissenschaftlichen Forschung im Allgemeinen lange Zeit aber auch nicht als körperlich-geistige Einheit wahrgenommen, sondern in seine Einzelteile zerlegt und dabei lediglich auf seine fleischliche Dimension reduziert. Dabei wurde übersehen, dass es weniger die biologischen

wachsendes Interesse an dieser Thematik beobachten, mit der sich unter anderem der Volkskundler Wolfgang Kaschuba[15] in seinem Nachwort zur Hygienestudie des französischen Kulturwissenschaftlers Georges Vigarello von 1992, der Medizinhistoriker Alfons Labisch[16] in seinem ebenfalls 1992 erschienenen Werk „Homo hygienicus", der Historiker Philipp Sarasin[17] in seiner 2001 publizierten Habilitationsschrift „Reizbare Maschinen" sowie Klaus Mönkemeyer[18], Manuel Frey[19] und Anne I. Hardy[20] in ihren 1988, 1997 und 2005 veröffentlichten Dissertationen ausführlich beschäftigt haben. Eine umfassende Abhandlung speziell über die allgemeine Entwicklung des deutschen Volksbadewesens konnte dagegen im Rahmen der Recherchen zur vorliegenden Arbeit lediglich

---

Gegebenheiten sind, die den Körper und somit die Vorstellungen von Hygiene und Sauberkeit maßgeblich prägen und formen, sondern vielmehr die jeweiligen kulturellen und sozialen Normen innerhalb einer Gesellschaft.

15 KASCHUBA, Wolfgang: »Deutsche Sauberkeit« – Zivilisierung der Körper und der Köpfe. In: G. Vigarello: Wasser und Seife, Puder und Parfüm. Geschichte der Körperhygiene seit dem Mittelalter. Frankfurt/Main 1992, S. 292–326.

16 LABISCH, Alfons: Homo hygienicus. Gesundheit und Medizin in der Neuzeit. Frankfurt/Main 1992.

17 SARASIN, Philipp: Reizbare Maschinen. Eine Geschichte des Körpers 1765–1914. Frankfurt/Main 2001.

18 MÖNKEMEYER, Klaus: Sauberkeit, Schmutz und Körper. Zur Sozial- und Kulturgeschichte der Sauberkeit zwischen Reichsgründung und Erstem Weltkrieg. Marburg 1988.

19 FREY, Manuel: Der reinliche Bürger. Entstehung und Verbreitung bürgerlicher Tugenden in Deutschland 1760–1860. Göttingen 1997.

20 HARDY, Anne I.: Ärzte, Ingenieure und städtische Gesundheit. Medizinische Theorien in der Hygienebewegung des 19. Jahrhunderts. Frankfurt/Main 2005.

mit der 1991 von Rolf Behler[21] verfassten Dissertation aus medizinhistorischer Perspektive ausfindig gemacht werden. Ansonsten existieren hauptsächlich verschiedene Aufsätze oder Abhandlungen, die sich mit unterschiedlichen Aspekten des Volksbadewesens im industrialisierenden Deutschland befassen.[22] Insgesamt fiel bei der Durchsicht der Literatur über die Entwicklung des Volksbadewesens in Deutschland auf, dass sich nahezu alle Publikationen nur bis zum Ersten Weltkrieg mit Volksbädern beschäftigen, während deren Entwicklungsgeschichte in der kurzen Zeit der Weimarer Republik kaum thematisiert wird, was vermutlich auch damit zusammenhängt, dass der Bäderbau nach 1918 einerseits aufgrund der angespannten wirtschaftlichen Lage eine jähe Unterbrechung erfuhr, andererseits wurden in den 1920er Jahren mit dem allmählich einsetzenden Einbau von Privatbadezim-

21 BEHLER, Rolf: Reinlichkeit für das Volk. Zur Hygienisierung der Bevölkerung im industrialisierenden Deutschland. Das Volksbadewesen und die Deutsche Gesellschaft für Volksbäder. Hannover 1991.

22 Vgl. u.a. SPIEKER, Ira: »Jedem Deutschen wöchentlich ein Bad!« Die Popularisierung von Volksbädern um die Jahrhundertwende und ihre Einrichtung im ländlichen Raum. In: Reinliche Leiber-Schmutzige Geschäfte. Körperhygiene und Reinlichkeitsvorstellungen in zwei Jahrhunderten. Hrsg. von R. Löneke/ I. Spieker. Göttingen 1996, S. 113–140; ZIMMERMANN, Harm-Peer: Bäder für das Volk. Zur Gewöhnung der unteren Bevölkerungsschichten an Sauberkeit und Ordnung in Deutschland 1882–1914. In: Kieler Blätter zur Volkskunde (30/1998). Hrsg. von S. Göttsch/ K. Sievers. Kiel 1998, S. 61–83; MEYHÖFER, Dirk: Das Volksbad. Anmerkungen zu einem Bautypus aus der zweiten deutschen Kaiserzeit. In: Badetempel. Volksbäder aus Gründerzeit und Jugendstil. Hrsg. von K. Feireiss. Berlin 1993, S. 11–23; BACHMANN, Vera: Der Traum vom Schwimmpalast. Duschen in der Wellblechhütte. Volksbaden zur Zeit der Industrialisierung am Beispiel Bielefelds. (Schriften der Historischen Museen der Stadt Bielefeld, 3, Kulturgeschichtliche Reihe). Bielefeld 1993.

mern auch kaum mehr Volksbäder gebaut.[23] Ferner werden werbestrategische Maßnahmen bezüglich der Propagierung von öffentlichen Badeanstalten oder Badeordnungen nur wenig untersucht. Mit der vorliegenden Arbeit soll daher auch ein Beitrag zur Beantwortung dieser teils noch relativ offenen Fragen geleistet werden.

3 Gliederung der Arbeit

Um die grundlegenden Gedanken, die mit dem Stadtbad als Volksschwimmbad verbunden waren, besser herausarbeiten zu können, ist eine genauere Untersuchung der sozial- und kulturhistorischen Rahmenbedingungen erforderlich, die zu seinem Bau geführt haben. Aus diesem Grund wird im ersten Kapitel der vorliegenden Arbeit zunächst auf die allgemeine gesellschaftliche und sozialhygienische Ausgangslage in Augsburg im 19. und frühen 20. Jahrhundert eingegangen. Im Mittelpunkt stehen dabei vor allem die Fragen, inwiefern sich die deutsche Hygienebewegung in Augsburg geäußert und wie sich das Volksbadewesen bis zum Bau des Alten Stadtbades in der schwäbischen Industriestadt entwickelt hat.

Im zweiten Teil, welcher den Schwerpunkt der Untersuchung darstellt, wird schließlich die Planungs- und Baugeschichte des Alten Stadtbades von der ersten Idee bis zur Eröffnung 1903 rekonstruiert und daran anschließend die Entwicklung und der Betrieb des Volksschwimmbades bis 1933 umfassend dargestellt und in den übergeordneten gesellschaftlichen Rahmen eingeordnet. In diesem Zusammenhang wird genauer analysiert, was der konkrete Anlass für den Bau des Stadtbades war, wodurch die leitenden Prinzipien bei der architektonischen sowie betrieblichen Gestaltung der Badeanstalt bestimmt wurden, welche Interessen mit

23 Vgl. MEYHÖFER, Badetempel, 1993, S. 21/22.

dem Bau des Stadtbades generell verbunden waren, auf welche Weise versucht wurde, das Alte Stadtbad in der Augsburger Bevölkerung zu propagieren und wie dieses von der Einwohnerschaft wahr- und angenommen wurde.

Im Schlusskapitel werden die gewonnenen Ergebnisse schließlich nochmals zusammengefasst und einer kurzen Reflextion unterzogen.

II Ein „Heiltempel“ für Augsburg zur Hebung der Volksgesundheit – Die Entstehungs- und Entwicklungsgeschichte des Alten Stadtbades (1895–1933)

1 Zwischen Modernisierung und industrieller Pathogenität – Sozial- und kulturgeschichtliche Rahmenbedingungen für die Entstehung des Alten Stadtbades

1.1 Zur Arbeits-, Wohn- und Lebenssituation in Augsburg im 19. und frühen 20. Jahrhundert

Wie in anderen europäischen und deutschen Städten war es auch in Augsburg im 19. Jahrhundert im Zusammenhang mit der einsetzenden Industrialisierung zu einem raschen Bevölkerungswachstum gekommen, welches einerseits durch Landflucht und andererseits durch eine natürliche demographische Entwicklung bedingt war.[24] Die geografisch günstige Lage an den beiden Flüssen Wertach und Lech sowie das Vorhandensein größerer Kapitalmengen durch namhafte Banken hatte zwischen den 1830er und 1860er Jahren zu zahlreichen Fabrikgründungen geführt.[25] Dies ließ Augsburg zum attraktiven Anziehungspunkt für zahlreiche Menschen werden, wobei es sich vor allem um Angehörige der unterständischen Schichten des bayerisch-schwäbischen Umlandes handelte, die infolge von Agrarkrisen und dem Niedergang des Heimgewerbes durch die zunehmende Mecha-

---

24 Vgl. ROECK, Bernd: Urbanistische Entwicklung im 19. Jahrhundert. In: Aufbruch ins Industriezeitalter. Aufsätze zur Wirtschafts- und Sozialgeschichte Bayerns von 1750–1850. Hrsg. von C. Grimm/R. Müller/ K. Zwehl/J. Erichsen/U. Laufer. München 1985, S. 112–123, hier: S. 112.

25 Vgl. GANSER, Karl: Industriekultur in Augsburg. Pioniere und Fabrikschlösser. Augsburg 2010, S. 11.

nisierung der Arbeitsprozesse verarmt waren und auf eine neue Anstellung in der sich herausbildenden Industriestadt hofften.[26] Darüber hinaus stellten Frauen einen erheblichen Anteil der zugewanderten Augsburger Fabrikarbeiterschaft dar, wobei es sich meist um arbeitslose, im Textilheimgewerbe erfahrene Dienstmägde handelte, die nun in den aufblühenden Textilfabriken eine neue Anstellung finden konnten.[27] Zählte Augsburg 1807 noch 27.689 Einwohner, waren es 1880 bereits 61.408. Um 1910 lebten schließlich mehr als 100.000 Menschen in der schwäbischen Industriestadt.[28] Da das Stadtgebiet selbst der permanenten Zuwanderung von Menschen bald nicht mehr gewachsen war, konzentrierte sich der Arbeiterzustrom auch auf die Vororte, deren Bevölkerungszahl dadurch ebenfalls rasch anstieg.[29] Insgesamt verlief das

26 Vgl. FRIED, Pankraz: Die Situation auf dem Lande. In: Aufbruch ins Industriezeitalter. Aufsätze zur Wirtschafts- und Sozialgeschichte Bayerns von 1750–1850. Hrsg. von C. Grimm/R. Müller/ K. Zwehl/J. Erichsen/U. Laufer. München 1985, S. 412–433, hier: S. 414–417; GANSER, Industriekultur, 2010, S. 31. Im Jahr 1838 war zudem mit dem Bau der Eisenbahnlinie von Augsburg nach München begonnen worden, deren Liniennetz bis 1854 nach Nürnberg, Lindau, Württemberg und Ulm ausgebaut wurde, sodass sich in Augsburg der damals größte Eisenbahnknotenpunkt Bayerns befand.

27 Vgl. FRIED, Situation Land, 1985, S. 417; GRASSMANN, Josef von: Die Entwicklung der Augsburger Industrie im 19. Jahrhundert. Eine gewerbegeschichtliche Studie. Augsburg 1894, S. 163. Um 1889 waren 2/3 der Entlohnten in der gesamten Augsburger Textilindustrie weiblichen Geschlechts.

28 Vgl. ROECK, Urbanisierung, 1985, S. 112; FISCHER, Ilse: Industrialisierung, sozialer Konflikt und politische Willensbildung in der Stadtgemeinde. Ein Beitrag zur Sozialgeschichte Augsburgs 1840–1914. Augsburg 1977, S. 62/63.

29 Vgl. FRIED, Situation Land, 1985, S. 420–422; ROECK, Urbanisierung, 1985, S. 116/117. Augsburg war bis zur Mitte des 19. Jahrhunderts auf einen mittelalterlichen Grundriss beschränkt und

Augsburger Bevölkerungswachstum im Vergleich mit anderen deutschen Städten wie beispielsweise München, wo sich die Zahl der Einwohner allein zwischen 1813 und 1867 von 51.396 auf 151.429 gesteigert hatte, zwar verhältnismäßig gering, dem stetigen Zuzug vor allem minder bemittelter Bevölkerungsschichten waren jedoch auch in der schwäbischen Industriestadt die bestehenden Verwaltungs- und Infrastrukturen aufgrund fehlender Vorschriften bezüglich des Städtebaus nicht gewachsen.[30] Dies machte sich in maßgeblichen Problemen wie akutem Mangel an billigen Wohnungen und der Bildung spezifischer Arbeiterviertel bemerkbar, die in hygienischer Hinsicht äußerst schlecht gestellt waren.[31] Vom städtischen Bürgertum wurde die zunehmende Verelendung der Fabrikarbeiterschaft daher bald als „soziale Frage" diskutiert.[32]

Während im Augsburger Westend und Südend seit der Mitte des 19. Jahrhunderts Häuser für eine reiche Oberschicht gebaut wurden, konzentrierte sich der Großteil der Augsburger Arbeiterschaft auf die Jakobervorstadt im alten Stadtge-

---

von einer aus dem 15. Jahrhundert stammenden Befestigungsanlage umschlossen, die erst durch Erlass der bayerischen Staatsregierung im Jahr 1866 beseitigt werden durfte. Dadurch war das Städtewachstum räumlich sehr begrenzt.

30 Vgl. ROECK, Urbanisierung, 1985, S. 112; FISCHER, Sozialgeschichte, 1977, S. 237; Vgl. auch LABISCH, Homo hygienicus, 1992, S. 113. „Die Städte waren ihrerseits auf die explosionsartig anwachsende Bevölkerung nicht vorbereitet: Wohnung, Wasser, Nahrung, Abfallstoffe waren nicht geregelt. Die frühen Industriestädte standen vor der völlig neuen Aufgabe, die biologische Existenz der Menschen in den Städten an die durch Arbeit und Handel vorgegebenen Bedingungen anzupassen."

31 Vgl. ROECK, Urbanisierung, 1985, S. 112; FISCHER, Sozialgeschichte, 1977, S. 237.

32 Vgl. ROECK, Urbanisierung, 1985, S. 112; FISCHER, Sozialgeschichte, 1977, S. 237.

biet, die *„[…] durch bauliche Mängel und unzureichende sanitäre und hygienische Verhältnisse mit zu den Vierteln geringster Wohnqualität zählte […]“*[33] sowie die seit den 1870er Jahren neu entstehenden Vorstädte links und rechts der Wertach außerhalb der Stadtmauern, wo durch die zunehmende Nachfrage nach billigen Wohnungen die Bodenpreise in die Höhe stiegen und dadurch hervorgerufene Bauspekulationen zur Aufstockung bestehender Häuser und Überbauung sämtlicher Grundstücksflächen geführt hatten.[34] Die meisten Arbeiterfamilien mussten sich daher mit kleinsten 1–2 Zimmerwohnungen mit mangelhaften Licht- und Luftverhältnissen zufrieden geben, die einer ausreichenden Versorgung mit sanitären Einrichtungen wie Wasserleitungen, Heizungen, Küchen, Aborten oder Waschgelegenheiten entbehrten.[35] So mussten sich in den Wertachvorstädten teilweise zwischen 16 und 60 Personen einen einzigen Abort teilen.[36] Sämtliche Fäkalien, Abwässer, Schlachtabfälle etc. wurden daher meist einfach in die Rinnsteine, offenen Stadtgräben und -bäche bzw. dafür ausgehobene Versitzgruben gekippt, die bei Regen überliefen und die Straßen laut Ilse Fischer in knöcheltiefen Morast verwandelten.[37]

Überhöhte Mietpreise hatten zudem dazu geführt, dass Schlafgänger und Überbelegung in den Arbeiterquartieren

33 PLÖßL, Elisabeth: Augsburg auf dem Weg ins Industriezeitalter. München 1985, S. 51.

34 Vgl. PLÖßL, Augsburg Industriezeitalter, 1985, S. 51/52.

35 Vgl. PLÖßL, Augsburg Industriezeitalter, 1985, S. 52.

36 Vgl. PLÖßL, Augsburg Industriezeitalter, 1985, S. 52; ASA: Die Wohnungsuntersuchung in der Stadt Augsburg im Jahre 1904. Durchgeführt im Auftrag des Stadtmagistrates. Hrsg. anlässlich der 31. Versammlung des Deutschen Vereins für öffentliche Gesundheitspflege vom 12.–14. September 1906 in Augsburg. Augsburg 1906, S. 217.

37 Vgl. FISCHER, Sozialgeschichte, 1977, S. 110.

keine Seltenheit waren und sich daher im Durchschnitt 4–5, teilweise aber auch 7–8 Personen ein Zimmer teilen mussten.[38] Noch um 1904 waren zudem in 85,03 % der Augsburger Mietwohnungen nicht alle Räume heizbar und von 100 Mietwohnungen besaßen nur 4,85 % ein zur Wohnung gehöriges Badezimmer.[39]

20 % der Arbeiterbevölkerung konzentrierten sich dabei um 1880 auf die Jakobervorstadt und 50 % wohnten außerhalb der Stadtmauern, vor allem in den beiden Vorstädten links und rechts der Wertach.[40] Neben den dortigen schlechten Wohnverhältnissen trugen die teils ausbeuterischen Arbeitsbedingungen wie tägliche Arbeitszeiten von 12–13 Stunden in der Augsburger Textil- und Maschinenbauindustrie zur körperlichen und psychischen Schwächung der Fabrikarbeiterschaft bei, was durch mangelhafte Ernährung aufgrund überteuerter Lebensmittel bei gleichzeitig geringem Durchschnittstageslohn noch gefördert wurde.[41] Die Folge der insgesamt schlechten Lebensbedingungen war schließ-

---

38 Vgl. PLÖßL, Augsburg Industriezeitalter, 1985, S. 52; FISCHER, Sozialgeschichte, 1977, S. 74.

39 Vgl. PLÖßL, Augsburg Industriezeitalter, 1985, S. 52; ASA, Bericht Wohnungsuntersuchung 1904 (1906), S. 212.

40 Vgl. FISCHER, Sozialgeschichte, 1977, S. 107; GANSER, Industriekultur, 2010, S. 115. Zwar war angesichts der zunehmenden Wohnungsnot bereits in den 1860er Jahren von Augsburger Unternehmern damit begonnen worden, auf ihren jeweiligen Fabrikgeländen kostengünstige und relativ gut ausgestattete Werkswohnungen, sogenannte Kolonien, für ihre Arbeiterschaft zu errichten, wodurch diese in erster Linie dauerhaft an das Unternehmen gebunden werden sollte. Allerdings waren in derartigen Kolonien nur ca. 5 % aller in Augsburg lebenden Industriearbeiter untergebracht.

41 Vgl. GRASSMANN, Gewerbegeschichte, 1894, S. 169; FISCHER, Sozialgeschichte, 1977, S. 182/ 185; PLÖßL, Augsburg Industriezeitalter, 1985, S. 51.

lich eine erhöhte Krankheitsanfälligkeit der Bewohner in den Augsburger Arbeiterquartieren, weshalb dort Darmerkrankungen wie Ruhr und Diphterie, aber auch Tuberkulose und Lungenentzündungen regelmäßig grassierten.[42] Nach Ilse Fischer belegte Augsburg in der Sterblichkeitsstatistik unter vergleichbaren deutschen Groß- und Mittelstädten bis ins 20. Jahrhundert hinein generell die ersten Plätze, wobei vor allem der Anteil der Kindersterblichkeit überdurchschnittlich hoch war.[43] Dies war in erster Linie der hohen Erwerbstätigkeit von Frauen in den Textilfabriken geschuldet, wodurch eine soziale Fürsorge für Arbeiterkinder oftmals nicht gewährleistet werden konnte.[44] Darüber hinaus waren die Bewohner in den Arbeitervierteln kaum mit Bürgerrechten ausgestattet, sodass keine Beteiligung an Gemeindewahlen möglich und die Interessen dieser Stadtteile daher politisch äußerst schwach vertreten waren.[45]

Der Umzug vom Land in die Stadt bedeutete für viele Menschen zudem einen gravierenden Wandel in ihrer gewohnten Lebens- und Arbeitswelt und war verbunden mit der Erosion traditioneller Wertesysteme und Institutionen wie Familie, Religion etc.[46] Die Folge war eine große Verunsi-

42 Vgl. MÜLLER, Dr.: Über die Erfolge der öffentlichen Gesundheitspflege in Augsburg. Vortrag gehalten auf der 31. Versammlung des Deutschen Vereins für öffentliche Gesundheitspflege vom 12.-14. September 1906 in Augsburg. Veröffentlicht In: Deutsche Vierteljahresschrift für öffentliche Gesundheitspflege Bd.39, Heft 1, 1907, Hrsg. von Deutscher Verein für öffentliche Gesundheitspflege. Braunschweig 1907, S. 160–165.

43 Vgl. FISCHER, Sozialgeschichte, 1977, S. 66.

44 Vgl. Ebd., S. 66.

45 Vgl. DEBOLD-KRITTER, Astrid: Augsburg in frühen Photographien. München 1979, S. 19.

46 Vgl. LABISCH, Homo hygienicus, 1992, S. 252/253. „In den Industriestädten mußte sich das Proletariat völlig neuen Lebens- und Arbeitsformen anpassen. Weltsicht und Werte einer feudal-stän-

cherung seitens der Arbeiterschaft, was wiederum die Anfälligkeit für übermäßigen Alkoholkonsum und deviantes Verhalten begünstigte.[47] Verschärft wurde die Lage schließlich, als zu Beginn der 1830er Jahre erstmals die Cholera von Asien über Russland den europäischen Kontinent erreichte. Die Seuche, die in Augsburg 1832, 1854 und 1874 wiederholt ausbrach, stellte eine völlig neuartige Krankheitserscheinung dar, deren Ursachen noch vollkommen unerforscht waren.[48] So erkrankten im Jahr 1854 in der ganzen Stadt Augsburg, die damals 39.000 Einwohner zählte, innerhalb von nur zwei Monaten 3.600 Personen an Cholera, von denen 1.239 dem „mörderischen Brechdurchfall" erlagen.[49] Zwar hatten bereits im 18. Jahrhundert die im Zuge der Aufklärung und Säkularisation schwindende Bedeutung religiöser Erklärungsmuster sowie neue naturwissenschaftlich-rationalistisch begründete Erkenntnisse dazu geführt, dass Krankheit und Tod nicht mehr primär als unveränderliche, gottgegebene Schicksalsfü-

dischen Gesellschaft, die ‚natürlichen' Vorgaben des Landlebens und deren religiösen Sinngebungen bedeuteten in den Industriestädten nichts mehr." Vgl. auch KASCHUBA, Wolfgang: Lebenswelt und Kultur der unterbürgerlichen Schichten im 19. und 20. Jahrhundert. München 1990, S. 14–16.

47 Vgl. DEMUTH, Christian: Ein schwieriger Beginn. Die frühe Arbeiterbewegung in Augsburg 1848–1875. Augsburg 2003, S. 38. „Es ist kein Wunder, dass viele Arbeiter bei solchen Zuständen ihre Zuflucht im Alkohol suchten, und dass es auch sonst bei Moral, Hygiene und Sauberkeit in den Arbeiterquartieren nicht zum besten stand." Vgl. auch PLÖßL, Augsburg Industriezeitalter, 1985, S. 51/68.

48 Vgl. ECKART, Wolfgang: Geschichte der Medizin. Berlin 2009, S. 189; HARDY, Hygienebewegung, 2005, S. 63; HÄUßLER, Franz: Augsburgs historisches Wasserwerk. Ein einzigartiges Technikmuseum. Augsburg 2010, S. 30.

49 Vgl. KOHL, Susanne: Geschichte der Stadtentwässerung Augsburg 1910–2010. Augsburg 2010, S. 58; MÜLLER, DVöG 1906 (1907), S. 164.

gungen wahrgenommen wurden.[50] Da die moderne Theorie der Krankheitsübertragung durch Bakterien jedoch erst in den 1880er Jahren von Robert Koch (1843–1910) begründet wurde, entbrannte in Europa eine wissenschaftliche Kontroverse über mögliche Arten der Ansteckung mit der Cholera, zumal in einer sich zunehmend industrialisierenden Welt die Todesopfer und der damit verbundene Verlust wichtiger Arbeitskräfte nun vor allem Einbußen in der ökonomischen Prosperität eines Staates bzw. einer Region bedeuteten.[51] Während die seit dem Mittelalter vorherrschende Miasmatheorie von einer Übertragung der Seuche durch faulige Ausdünstungen ausging, vertraten Anhänger der sogenannten Kontagionstheorie die Meinung einer Ansteckung durch die Berührung eines Kranken, weshalb durch militärische Absperrungen, die Vermehrung von Quarantänestationen sowie verschärfte Desinfektionsmaßnahmen die weitere Ausbreitung der Seuche verhindert werden sollte.[52] Nachdem sich diese Maßnah-

50 Vgl. KASCHUBA, Deutsche Sauberkeit, 1992, S. 311; GÖCKENJAN, Gerd: Kurieren und Staat machen. Gesundheit und Medizin in der bürgerlichen Welt. Frankfurt/Main 1985, S. 62.

51 Vgl. ECKART, Medizin, 2009, S. 208–211; HARDY, Hygienebewegung, 2005, S. 81; LABISCH, Homo hygienicus, 1992, S. 142/143.

52 Vgl. WITZLER, Beate: Großstadt und Hygiene. Kommunale Gesundheitspolitik in der Epoche der Urbanisierung. Stuttgart 1995, S. 42. In Augsburg wurden neben verstärkten Desinfektionsmaßnahmen Krankheitsverdächtige unter anderem zur vorsorglichen Zwangsquarantäne in einer sogenannten Kontumanz-Anstalt untergebracht, sowie Bedürftige in Suppenanstalten grundversorgt, nachdem die bayerische Regierung bereits 1831 Quarantänemaßnahmen bezüglich der asiatischen Cholera angeordnet hatte. Vgl. KOHL, Stadtentwässerung, 2010, S. 59; REIF, Sieglinde: Hygiene als gesellschaftliches Phänomen des 19. Jahrhunderts. In: Sauber! Hygiene früher in Oberbayern. Eine Annäherung an historische Wirklichkeiten. Ausst.kat. Freilichtmuseum des Bezirks Oberbayern. Hrsg. von. F. Lobenhofer-Hirschbold, Großweil 1995, S. 15–24, hier: S. 17.

men, die den Handelsverkehr enorm behinderten, jedoch als wenig erfolgreich erwiesen hatten, verbreitete sich beim europäischen Bürgertum die Angst vor einer Ansteckung durch den Kontakt mit schmutzigen Industriearbeitern, zumal ärztliche Beobachter anhand von statistischen Erhebungen einen Zusammenhang zwischen Schmutz, Armut und Krankheit empirisch bestätigt hatten, da Mitglieder der im Elend und Dreck lebenden pauperisierten Arbeiterbevölkerung häufiger von der Cholera betroffen waren als Angehörige wohlhabender Schichten.[53] Gleichzeitig stieg damit verbunden auch die Furcht, dass die schlechten Lebensbedingungen in den Arbeitervierteln zu sozialen Unruhen führen könnten, da nach bürgerlicher Auffassung Krankheit, Schmutz und Unsauberkeit Ausdruck unmoralischen Lebensstils sowie undisziplinierten und sogar delinquenten Verhaltens waren.[54]

Die Kritik bürgerlicher Kreise am Gestank und Schmutz in den überfüllten Elendsvierteln der europäischen Städte

---

53 Vgl. HARDY, Hygienebewegung, 2005, S. 83–87; LABISCH, Homo hygienicus, 1992, S. 113/114; Vgl. auch WITZLER, Großstadthygiene, 1995, S. 39. „Die Fremdartigkeit der Krankheit und die allgemeine Unsicherheit, die über ihre Ursachen, Verbreitungswege und Behandlungsmöglichkeiten bestand, verschärften ihre Bedrohlichkeit."

54 Vgl. VIGARELLO, Georges: Wasser und Seife, Puder und Parfum. Geschichte der Körperhygiene seit dem Mittelalter. Frankfurt/Main 1992, S. 229/230. „Die erste industrielle Revolution hatte die Ansammlung von Menschen in den Städten gefördert, wodurch gleichzeitig die Furcht vor den politischen, hygienischen und sozialen Problemen wuchs, die dadurch heraufbeschworen wurden. [...] Gestank und Schweiß haben also hinfort mit ‚zweifelhafter' Moral zu tun. [...] Die Vorstellungskraft geht so weit, daß die Unsauberkeit nun sogar zur Ursache des Lasters erklärt wird. Die Armut löst Beunruhigung aus, und Lumpen und Ungeziefer werden nun zum Anzeichen für das drohende Abgleiten in Illegalität und Delinquenz." Vgl. auch LABISCH, Homo hygienicus, 1992, S. 112/113.

wurde daher seit der Mitte des 19. Jahrhunderts immer lauter, zumal nach Norbert Elias` Zivilisationstheorie mit zunehmender gesellschaftlicher Differenzierung und der damit verbundenen verstärkten Abhängigkeit immer mehr Menschen voneinander auch die Scham- und Peinlichkeitsgrenzen weiter vorrückten und sich damit zusammenhängend neue Sensibilitäten gegenüber dem Umgang mit menschlichen Exkrementen entwickelten, sodass Gestank und Schmutz nicht nur als gefährlich, sondern auch als eklig empfunden wurden.[55] Es galt daher, eine gesunde, saubere und geruchsneutrale Stadt bzw. Umwelt zu schaffen, in der sich die Individuen frei und ohne Angst vor Schmutz bzw. vor einer Ansteckung mit Krankheiten bewegen konnten.[56] Auch in Augsburg konnten die städtischen Behörden die Augen nicht mehr länger vor der zunehmenden Verelendung der Fabrikarbeiterschaft verschließen, weshalb seit den 1860er Jahren umfassende stadthygienische Maßnahmen durchgeführt wurden.[57] Wasser und die Durchsetzung von Sauberkeit als allgemein gültiger Verhaltensnorm spielten dabei im Kampf gegen Krankheit und Schmutz als pathogenen Erscheinungsformen und Störfaktoren der kollektiven Ordnung die zentrale Rolle.

55 Vgl. ELIAS, Zivilisation I, 1997 [1939], S. 272–286; VIGARELLO, Wasser und Seife, 1992, S. 229. „[Es] wird nachdrücklich gefordert, daß die Unsauberkeit der Armen zu bekämpfen sei [...]." Vgl. weiterführend zur Genese der menschlichen Geruchsempfindsamkeit CORBIN, Alain: Pesthauch und Blütenduft. Eine Geschichte des Geruchs. Berlin 1984.

56 Vgl. MÖNKEMEYER, Sauberkeit, 1988, S. 25. „Die Angst vor körperlicher Nähe läßt die Menschen voreinander zurückschrecken. Da in Großstädten keine Möglichkeit der Distanzierung durch Entfernung im Raum existiert, muß die Distanzierung der Individuen auf andere Art, d.h. durch `sinnliche Entfernung`, geschehen. Indem der Mensch die Angst vor Verschmutzung, die die Angst vor Schmutz beinhaltet, bannt, vermag er sich in der Masse wieder zu begegnen."

57 Vgl. KOHL, Stadtentwässerung, 2010, S. 60.

1.2 Städteassanierung und die Entwicklung des Volksbadewesens in Augsburg bis zum Bau des Alten Stadtbades

Den konkreten Anstoß zu umfassenden stadthygienischen Maßnahmen bzw. zur sogenannten Augsburger *Städteassanierung* hatte ein Gutachten des Münchner Mediziners und Chemikers Max Josef von Pettenkofer (1818–1901) gegeben.[58] Dieser gilt als einer der bedeutendsten Vertreter der deutschen Hygienebewegung, da er mit seinen Untersuchungen zur 1854 in Schwaben und Altbayern herrschenden Choleraepidemie die aufblühende Wissenschaftsdisziplin der Hygiene als naturwissenschaftlich-experimentell und vor allem *präventiv* orientierte Gesundheitslehre begründen sollte, indem er anhand chemischer Analysen bezüglich der Beschaffenheit des Bodens und Grundwassers erstmals *naturwissenschaftlich* nachweisen konnte, dass Unsauberkeit bzw. mangelnde Reinlichkeit zu epidemischen Krankheiten führt.[59] Pettenkofer, der 1854 selbst an Cholera erkrankt war, hatte „giftige" Gase im Sinne von Miasmen, die aus dem durch die Exkremente cholerainfizierter Menschen verunreinigten Boden

---

58 Vgl. StAA Verwaltungsbericht des Augsburger Stadtmagistrates aus dem Jahr 1869; KOHL, Stadtentwässerung, 2010, S. 58–60.

59 Vgl. KOHL, Stadtentwässerung, 2010, S. 58–60; EXNER, Martin/ PFINGSTEN, Claus:»Der größte Teil der Leiden, die uns bedrücken, kommt vom Menschen selbst«. Hygiene und öffentliche Gesundheit in Vergangenheit, Gegenwart und Zukunft. In: Sei sauber…! Eine Geschichte der Hygiene und öffentlichen Gesundheitsvorsorge in Europa. Ausst.kat. Musée d'Histoire de la Ville de Luxemburg. Hrsg. von B. Fuge. Köln 2004, S. 242–258, hier: S. 249. „Die entscheidende Leistung von Pettenkofers, die ihn zu einem der wichtigsten Pioniere von Hygiene und öffentlicher Gesundheit werden ließ, ist, dass er die bis dahin bestehenden Theorien und Regulierungen, die ausschließlich empirisch belegt waren, mit chemisch-physikalischen Untersuchungen absicherte." Im Jahr 1865 wurde Pettenkofer der erste Lehrstuhl für Hygiene in Deutschland an der Universität München übertragen.

aufstiegen, für die Hauptursache der Seuche gehalten, deren Ausbreitung durch mangelnde häusliche Reinlichkeit gefördert werde.[60] Aus diesem Grund hatte er an die kommunalen Behörden und Verwaltungsbeamten in den bayerischen Städten appelliert und eine geregelte Entwässerung des Bodens durch den Bau unterirdischer Kanalisationssysteme sowie die Einrichtung zentraler Wasserentsorgungsanlagen gefordert.[61] Eine wesentliche Voraussetzung für das Einsetzen stadthygienischer und gesundheitspolitischer Maßnahmen waren allerdings nicht allein Pettenkofers naturwissenschaftliche Erkenntnisse bezüglich der Entstehung von Seuchen, sondern auch ein neues Reinlichkeits- und Körperverständnis, das sich innerhalb der wirtschaftlich aufstrebenden Gesellschaftsschicht des europäischen Bürgertums bereits im Verlauf des 18. Jahrhunderts im Zuge der Aufklärung und fortschreitender medizinischer Erkenntnisse herausgebildet hatte.[62] So wurde der menschliche Körper vom Bürgertum im

60 Vgl. HARDY, Hygienebewegung, 2005, S. 125/126; REULECKE, Jürgen: Einleitung. Von der »Hygienisierung« der Unterschichten zur kommunalen Gesundheitspolitik. In: Stadt und Gesundheit. Zum Wandel von „Volksgesundheit" und kommunaler Gesundheitspolitik im 19. und frühen 20. Jahrhundert. Hrsg. von J. Reulecke/A. Gräfin zu Castell-Rüdenhausen. Stuttgart 1991, S. 11–19, hier: S. 12.

61 Vgl. RATH, Gernot: Die Hygiene der Stadt im 19. Jahrhundert. In: Städte-, Wohnungs- und Kleiderhygiene des 19. Jahrhunderts in Deutschland. Hrsg. von W. Artelt. Stuttgart 1969, S. 70–83, hier: S. 77/78; KOHL, Stadtentwässerung, 2010, S. 60/67.

62 Vgl. HARDY, Hygienebewegung, 2005, S. 60. „Das bürgerliche Wertesystem und der hohe Stellenwert der Reinlichkeit war eine wesentliche Voraussetzung für die im 19. Jahrhundert einsetzende Assanierung der Städte. […] Zwar waren der wachsende Problemdruck durch Urbanisierung und Industrialisierung wesentliche Faktoren, die diesen Prozess vorantrieben, doch erscheint es beinahe ebenso wichtig, dass Ärzte das bereits im Privaten bestehende bürgerliche Bedürfnis nach Sauberkeit nutzen konnten,

Zusammenhang mit der protestantischen Ethik durch Bezug auf die Maxime Tugendhaftigkeit, Leistung und Bildung in erster Linie als Arbeitsinstrument im Sinne eines form- bzw. disziplinierbaren Objektes und somit als Grundlage jeglicher geistigen wie wirtschaftlichen Tätigkeit wahrgenommen, weshalb vor allem durch vernunftgemäßen Umgang mit dem eigenen Körper sowie eine maßvolle, affektregulierte Lebensweise die individuelle Gesundheit erhalten und Krankheit abgewehrt werden sollte.[63] Gleichzeitig war damit auch die Betonung und Idealisierung von „Natur" bzw. „Natürlichkeit" verbunden gewesen, die aus einer Hinwendung zur antik-hippokratischen Diätetiklehre und der von Jean-Jacques Rousseau (1712–1778) begründeten Naturismustheorie resultierte.[64] In diesem Zusammenhang war von Vertretern des aufgeklärten Bürgertums körperliche Sauberkeit durch die regelmäßige Reinigung mit Wasser im Verlauf des 18. Jahrhunderts nicht nur als Mittel zur Gesundheitsförderung, sondern vielmehr auch als Möglichkeit erkannt worden, sich von der „Künstlichkeit" des gepuderten und parfümierten Adels einerseits und den schmutzigen bäuerlichen Schichten andererseits abzusetzen und einen eigenen Lebensstil zu etablieren.[65] Der (vermeintlich) „natürliche" Körper war dabei zum

---

um ihre Forderung nach einer Reinigung des öffentlichen Raumes durchzusetzen. Umgekehrt forderten auch die einflussreichen Bürger der Städte, dass Gestank und Unrat in den Straßen beseitigt wurden. Es geht also um einen Prozess des wechselseitigen Austauschs, in dem Ärzte, Bürger und Kommunalbeamte gemeinsame Vorstellungen über die gesunde Stadt entwickelten, […]."

63 Vgl. FREY, Bürger, 1997, S. 51; KASCHUBA, Deutsche Sauberkeit, 1992, S. 312; LABISCH, Homo hygienicus, 1992, S. 98.

64 Vgl. GÖCKENJAN, Kurieren und Staat machen, 1985, S. 67; LABISCH, Homo hygienicus, 1992, S. 250/251.

65 Vgl. FREY, Bürger, 1997, S. 100–102; KASCHUBA, Deutsche Sauberkeit, 1992, S. 312; ELIAS, Zivilisation I, 1997 [1939], S. 420–424,

neuen bürgerlichen Schönheits- und Gesundheitsideal erklärt und der Grundstein für eine kalkulatorische, zweckrationale Lebensführung gelegt worden.[66] Durch die negativen

Anm.119. Das Wasser als Reinigungsmittel bzw. vor allem der Gebrauch des warmen Wassers zu Badezwecken, galt seit dem 16. Jahrhundert in Europa infolge großer Pest- und Syphilisepidemien als gesundheitsschädlich und wurde mit Angst belegt, da es nach der damals vorherrschenden medizinischen Meinung die Poren der Haut öffnete und auf diese Weise Schadstoffe in den Körper eindringen und diesen verunreinigen konnten. Dies war zwar nicht der einzige, aber ein wesentlicher Grund für den Niedergang des ausgeprägten mittelalterlichen Badewesens, sodass sich die Praxis der körperlichen Reinigung bis ins 18. Jahrhundert hinein meist auf das Abreiben der sichtbaren Körperteile mit trockenen Leinentüchern beschränkte, wobei vom Adel das Pudern und Parfümieren des Körpers als Zeichen von Sauberkeit, sowie guter Manieren und Vornehmheit verstanden wurde, zumal auf diese Weise unangenehme Körpergerüche überdeckt werden konnten. Erst im Zusammenhang mit dem neuen naturphilosophischen Gesundheits- und Körperverständnis des Bürgertums ging im Verlauf des 18. Jahrhunderts die allmähliche Wiederentdeckung des Wassers als Reinigungsmittel einher.

66 Vgl. KASCHUBA, Deutsche Sauberkeit, 1992, S. 312. „Verbunden mit neuen medizinischen und diätetischen Lebensregeln, verändert die sozialmoralisch neu begründete Arbeits- und Berufsethik auch die somatische Kultur: weg vom Leitbild einer darstellenden, repräsentierenden Körperlichkeit, hin zum gesunden, nützlichen, leistungsfähigen Körper. Hygiene, Gesundheit, Körperpflege und Körperschulung stehen nun in einem neuen Sinnzusammenhang." Vgl. auch ECKART, Medizin, 2009, S. 166–169. Im Zusammenhang mit dem neuen bürgerlichen Gesundheits- und Körperbewusstsein war im 18. Jahrhundert auch erstmals der Begriff „Hygiene", abgeleitet vom Namen der griechischen Göttin für Gesundheit „Hygieia", vermehrt in Gesundheitsschriften aufgetaucht, die von aufgeklärten Ärzten verfasst wurden, wobei unter „Hygiene" vor allem ein vernunftgemäßer Lebensstil und die Beachtung diätetischer Verhaltensregeln verstanden wurde. Als einer der bedeutendsten Vertreter dieser Gesundheitstheorie gilt dabei der deutsche Arzt Christoph Wilhelm Hufel-

Auswirkungen der Industrialisierung und die damit verbundene „Vermassung" der Städte sowie den wiederholten Ausbruch der Cholera im Verlauf des 19. Jahrhunderts hatte sich das städtische Bürgertum allerdings zunehmend in seiner körperlichen Integrität bedroht gefühlt, weshalb diese krankmachenden, „unnatürlichen" Umweltfaktoren nun nachhaltig bekämpft werden sollten.[67] Auf der Grundlage von Max von Pettenkofers Erkenntnissen wurde bei der Suche nach einer Lösung der gesellschaftlichen Probleme die Hoffnung seit der Mitte des 19. Jahrhunderts schließlich verstärkt auf die naturwissenschaftliche Forschung gelegt und wie in anderen europäischen bzw. deutschen Städten avancierte Hygiene als eine Form *„verwissenschaftlicher Reinigung"*[68] auch in Augsburg zum *„[...] Zauberwort, mit dem soziale Probleme gelöst, soziale Außenseiter integriert und gesellschaftliche Verhältnisse reformiert werden sollten."*[69]

In diesem Zusammenhang war 1856 der städtische Baurat Joseph Kollmann vom Augsburger Stadtmagistrat damit beauftragt worden, die bisher bestehenden offenen, hölzernen Stadtgräben, in welche das Schmutzwasser eingeleitet wurde, durch gemauerte, gewölbte Abzugsröhren zu ersetzen.[70] Gleichzeitig war damit begonnen worden, die einzel-

and (1762–1836), der sich in seinem 1797 erschienenen Werk „Die Kunst das menschliche Leben zu verlängern" intensiv mit der Bedeutung von Gesundheits- und Körperpflege, sowie der Heilkraft der Natur befasst hat.

67 Vgl. MÖNKEMEYER, Sauberkeit, 1988, S. 22; EDER, Franz X.: Von der Geschichte des Körpers und den „Übungen des Leibes" in der Moderne. In: Sport. Zwischen Disziplinierung und neuen sozialen Bewegungen. Hrsg. von H. Ehalt/ O. Weiß. Wien/Köln 1993, S. 45–54, hier: S. 51.

68 MÖNKEMEYER, Sauberkeit, 1988, S. 127.

69 FREVERT, Fürsorgliche Belagerung, 1985, S. 421.

70 Vgl. KOHL, Stadtentwässerung, 2010, S. 60/67.

nen Grundstücke nach und nach an das neue städtische Kanalisationssystem anzuschließen.[71] Bis 1890 waren schließlich acht größere Abwasserkanäle errichtet worden, deren ursprüngliche Backsteinwandungen in den 1880er Jahren mit Beton und Eisen überbrückt worden waren, was eine Verbesserung der Straßen und Gehwege ermöglichte, die asphaltiert wurden.[72] Zur Entsorgung von Fäkalien und festen, schwer verweslichen Substanzen war von den städtischen Behörden 1895 darüber hinaus der Ausbau des Kanalisationssystems zur Schwemmkanalisation diskutiert worden, mit deren Errichtung aus finanziellen Gründen allerdings erst 1907 begonnen wurde.[73] Aufgrund des zunehmenden städtischen Bevölkerungswachstums war zudem 1878 mit der Eröffnung des Wasserwerks am Hochablass die Modernisierung der öffentlichen Trinkwasserversorgung vorangetrieben worden.[74] Weitere städtebauliche und gesundheitspolitische Vorkehrungen waren die Einführung der öffentlichen Straßenbeleuchtung durch Gas bereits im Jahr 1848, der Bau des städtischen Krankenhauses 1854 und einer Kinderbewahranstalt in der Vorstadt links der Wertach sowie die Errichtung des städtischen Schlacht- und Viehhofes zwischen 1898

71 Vgl. Ebd., S. 67.

72 Vgl. KOHL, Stadtentwässerung, 2010, S. 66; STEINHÄUßER, Fritz: Augsburg in kunstgeschichtlicher, baulicher und hygienischer Beziehung. Fest-Schrift den Teilnehmern an der 15. Wander-Versammlung des Verbandes deutsche Architekten- und Ingenieur-Vereine gewidmet von der Stadt Augsburg. Augsburg 1902, S. 48.

73 Vgl. KOHL, Stadtentwässerung, 2010, S. 79/80/87. Beim Prinzip der Schwemmkanalisation wurde Regen- und Hauswasser mit Fäkalien vermischt und auf umliegende, landwirtschaftlich genutzte Rieselfelder zu Düngungszwecken abgeleitet. Vgl. HARDY, Hygienebewegung, 2005, S. 139.

74 Vgl. STEINHÄUßER, Festschrift, 1902, S. 87–90; PLÖßL, Augsburg Industriezeitalter, 1985, S. 84.

und 1902.[75] Neben diesen Maßnahmen zur Städteassanierung im Sinne einer „*[...] naturwissenschaftliche[n] Durchleuchtung und öffentlich-technische[n] Reinigung der mittelbaren und unmittelbaren Lebensverhältnisse [...]*“[76] war es in Augsburg seit den 1870er Jahren aber auch verstärkt zu Vereinsbeitritten bzw. -neugründungen durch sozial engagierte Bürger gekommen, die sich für die Verbreitung des Hygienegedankens in der Bevölkerung einsetzten, nachdem unter anderem Pettenkofer ärztliche Kollegen, aber auch Ingenieure und Architekten deutschlandweit dazu aufgerufen hatte, sich in lokalen und überregionalen Vereinen zu organisieren, um über praktische Maßnahmen hinsichtlich einer städtischen Gesundheitstechnik und die Förderung der privaten Hygiene zu diskutieren.[77]

---

75 Vgl. PLÖßL, Augsburg Industriezeitalter, 1985, S. 84; ROECK, Urbanisierung, 1985, S. 115–118.

76 LABISCH, Alfons: Experimentelle Hygiene, Bakteriologie, Soziale Hygiene. Konzeptionen, Interventionen, Soziale Träger – Eine idealtypische Übersicht. In: Stadt und Gesundheit. Zum Wandel von „Volksgesundheit“ und kommunaler Gesundheitspolitik im 19. und frühen 20. Jahrhundert. Hrsg. von J. Reulecke. Stuttgart 1991, S. 37–47, hier: S. 39.

77 Vgl. SCHIPPERGES, Heinrich: Gesundheit und Gesellschaft. Ein historisch-kritisches Panorama. (Schriften der Mathematisch-Naturwissenschaftlichen Klasse der Heidelberger Akademie der Wissenschaften, 12). Heidelberg 2003, S. 6–88; Vgl. auch REULECKE, Kommunale Gesundheitspolitik, 1991, S. 13. „Beginnend in den 1850er Jahren, verstärkt in den 1860er Jahren, auf breiter Front dann im Jahrzehnt nach der Reichsgründung gewann insbesondere im sozialen Vereinswesen und unter den an Einfluß und Bedeutung zunehmenden hauptamtlichen Kommunalbeamten die Einschätzung an Boden, daß ein zukunftsweisendes Eingreifen in den Verstädterungsprozeß in vielerlei Bereichen nötig war, wenn man nicht nur die immer größer werdenden Schäden nachträglich mühsam reparieren wollte.“ Vgl. LABISCH, Homo hygienicus, 1992, S. 265. „In regionalen und reichsweiten Vereinen wurde medizinisches Wissen für gesundheitspolitisches Handeln handhabbar gemacht.“

Auf nationaler Ebene war es dabei 1873 durch den Frankfurter Arzt Georg Varrentrapp (1809–1886) zur Gründung des *Deutschen Vereins für öffentliche Gesundheitspflege* (DVöG) gekommen, dem 1875 auch der Augsburger Stadtmagistrat als Mitglied beitrat.[78] Darüber hinaus war 1878 der *Augsburger Verein für Volkserziehung* gegründet worden, der sich angesichts der hohen Kindersterblichkeit in erster Linie für die Betreuung und Fürsorge von Kindern unbemittelter Eltern einsetzte, um diese vor der Verwahrlosung zu bewahren.[79] 1889 wurde des Weiteren ein *Naturheil-Verein Augsburg* gegründet, welcher den Sinn für eine naturgemäße Lebensweise in der Bevölkerung wecken wollte und nur zwei Jahre später trat Augsburg unter anderem dem *Deutschen Verein für Armenpflege und Wohltätigkeit* bei.[80] Am 05. Januar 1896 wurde schließlich der *Gesundheitspflege-Verein Augsburg* ins Leben gerufen, der sich zum Ziel gesetzt hatte,

> „[...] im Anschlusse an die bereits in Deutschland bestehenden 500 ähnlichen Vereine auf jede geeignete Weise Alles zu fördern, was zur Erhaltung, Kräftigung und Wiedererlangung der Gesundheit beiträgt, um gerade dadurch am wirksamsten dem Auftreten und Eindringen von Seuchen entgegen zu wirken."[81]

---

78 Vgl. REULECKE, Kommunale Gesundheitspolitik, 1991, S. 13; StAA Bestand 11, Nr.1254 (Deutscher Verein für öffentliche Gesundheitspflege 1875–1898).

79 Vgl. STADTFÜHRER AUGSBURG 1899 (Führer durch Augsburg und Umgebung, 11. Auflage von „Drei Tage in Augsburg"), S. 13.

80 Vgl. StAA Bestand 11, Nr.1278 (Deutscher Verein für Armenpflege und Wohltätigkeit 1891–1914) und Nr.69/28 (Naturheil-Verein Augsburg).

81 Vgl. StAA Bestand 11, Nr.69/6 (Gesundheitspflege Verein Augsburg), Statuten des Augsburger Gesundheitspflegevereins.

Als Mittel zur Erreichung dieses Zweckes wurde dabei in erster Linie die Belehrung der Bevölkerung durch die Veranstaltung „volksverständlicher" Vorträge sowie allgemeinverständliche Artikel in der Tagespresse über „hygienisch richtiges" Verhalten angesehen, womit vor allem ein vernunftgemäßer Umgang mit der Umwelt und dem eigenen Körper und in diesem Zusammenhang penible Sauberkeit gemeint war.[82] Laut Manuel Frey sollte der Bevölkerung durch eine planmäßige Gesundheitspolitik der Reinigung als einer Art „hygienischen Revolution von oben" das bürgerliche Prinzip der „Körperpflege durch Wasseranwendung"[83] und somit Sauberkeit als allgemein gültiger Verhaltenskodex regelrecht anerzogen werden, zumal eine Veränderung der Körperpflegegewohnheiten der Unterschichten nicht nur deren gesundheitlichen Zustand verbessern sollte, sondern auch mit der Hoffnung verbunden war, auf diese Weise deren vermeintliche moralischen Laster bekämpfen und dadurch die gesellschaftliche Stabilität aufrecht erhalten zu können.[84] Die Förderung der individuellen Gesundheit bedeutete somit zugleich die Wahrung der kollektiven Moral, wobei

82 Vgl. Ebd.

83 Bei dieser Wortwendung handelt es sich um den Titel des Ratgeberheftchens „Körperpflege durch Wasseranwendung", welches im Jahr 1900 von Dr. Hermann Rieder als Reihentitel für die „Bibliothek der Gesundheitspflege" verfasst wurde, die wiederum Bestandteil der „Bibliothek der Volksbildung" war. Dieses Ratgeberheft stellt dabei nur ein Beispiel für zahlreiche populäre Gesundheitsschriften dar, welche im Verlauf des 19. und frühen 20. Jahrhunderts verfasst wurden und die sich zum Ziel gesetzt hatten, die deutsche Bevölkerung auf allgemeinverständliche Weise über Körper- und Gesundheitspflege aufzuklären. Vgl. RIEDER, Hermann Dr.: Körperpflege durch Wasseranwendung. Bibliothek der Gesundheitspflege, Bd.18 (Reihentitel der Bibliothek der Volksbildung). Stuttgart 1900.

84 Vgl. FREY, Bürger, 1997, S. 235; Vgl. auch VIGARELLO, Wasser und Seife, 1992, S. 227; MÖNKEMEYER, Sauberkeit, 1988, S. 34.

nach Wolfgang Kaschuba die Propagierung des Badens und Schwimmens als „neuen", spezifisch gesundheitsbezogenen Körperpraktiken bzw. -techniken zum Grundmodell öffentlicher Gesundheitspflege avancierte und Reinlichkeit als moralische Tugend laut Annegret Waldner für das gesamte 19. und frühe 20. Jahrhundert die Einstellung zum menschlichen Körper prägen sollte.[85]

1.2.1 Öffentliche Flussbadeanstalten und Militärschwimmschule

Nachdem bereits zu Beginn des 19. Jahrhunderts fortschrittlich gesinnte Ärzte und Pädagogen wie Johann Christoph

85 Vgl. KASCHUBA, Deutsche Sauberkeit, 1992, S. 312/313; WALDNER, Annegret: Tiroler Wildbäder, Sommerfrischorte und Bauernbadln. Bade- und Sommerfrischwesen im Spannungsfeld kultureller Wandlungsprozesse von der frühen Neuzeit bis zum beginnenden 20. Jahrhundert. (Beiträge zur europäischen Ethnologie und Folklore: Reihe A, Texte und Untersuchungen; 6). Frankfurt/Main 2003, S. 56. Der Begriff „Körpertechnik" wurde von dem französischen Soziologen Marcel Mauss geprägt, der darunter die Art und Weise versteht, wie sich Menschen ihres Körpers bedienen. Vermeintlich natürliche körperliche Tätigkeiten wie Essen, Schlafen, Gehen oder eben auch verschiedene Praktiken der Körperhygiene bzw. -pflege wie Baden und Schwimmen, stellen nach Mauss kulturspezifische Techniken des Körpers dar, die sich Menschen im Laufe ihres Lebens aneignen. Diese Körpertechniken können dabei je nach kulturellen Gegebenheiten und sozialen Normen einer Gesellschaft oder Epoche variieren und sind somit wandelbar. Körpertechniken müssen laut Mauss daher als Ergebnisse soziokultureller Sozialisationsprozesse verstanden werden. Vgl. MAUSS, Marcel: Die Techniken des Körpers. In: Texte zur Kulturtheorie und Kulturwissenschaft. Hrsg. von R. Borgards. Stuttgart 2010, S. 111–119; FARZIN, Sina/ JORDAN, Stefan: Lexikon Soziologie und Sozialtheorie. Hundert Grundbegriffe. Stuttgart 2008, Stichwort „Körper", S. 142.

GutsMuths (1759–1839), Johann Peter Frank (1745–1821) oder Friedrich Ludwig Jahn (1778–1839) in Anlehnung an Jean-Jacques Rousseaus Naturismustheorie verstärkt das Baden und Schwimmen in der freien Natur aus gesundheitlichen und erzieherischen Gründen und damit verbunden die Einrichtung von Badeplätzen für die breite Bevölkerung propagiert hatten, war in Augsburg, wie in anderen europäischen und deutschen Städten auch, zwischen den 1830er und 1890er Jahren mit der Anlage öffentlicher Flussbadeanstalten begonnen worden, in welchen zu festgelegten Zeiten und unter Aufsicht kostenlos oder gegen ein geringes Entgelt von drei bis 30 Pfennig *kalte* Bäder genommen werden konnten.[86] Von der körperlichen Bewegung im *kalten* Wasser wurde dabei nicht nur eine reinigende, sondern vielmehr auch eine abhärtende Wirkung erwartet, was ganz der bürgerlichen Vorstellung eines disziplinier- wie reizbaren Körpers entsprach.[87] Diese öffentlichen Badeanstalten in der freien Natur können laut Manuel Frey als frühe Form von Volksbädern angesehen werden, da sich hier bereits ein erster Versuch von Bürgern und Behörden offenbarte, innerhalb der städtischen Unterschichten einen gruppenspezifischen Reinlichkeitsstandard durchzusetzen.[88] Die verschiedenen Flussbäder wurden vom Stadtmagistrat in diesem Sinne auch ausdrücklich als wesentlicher Beitrag zur öffentlichen Gesundheitspflege verstanden, zumal die bayerische Regierung infolge der 1854 herrschenden Choleraepidemie deren flächendeckende Ein-

86 Vgl. StAA Bestand 11, Nr.1230 (Schwimmbadeplätze 1844–1853); STEINHÄUßER, Festschrift, 1902, S. 92/93; EDER, Ernst G.: Revolution des Schwimmens. In: Sport. Zwischen Disziplinierung und neuen sozialen Bewegungen. Hrsg. von H. Ehalt/O. Weiß. Wien/Köln 1993, S. 102–135, hier: S. 103–110.

87 Vgl. EDER, Revolution des Schwimmens, 1993, S. 103–110; SARASIN, Reizbare Maschinen, 2001, S. 269.

88 Vgl. FREY, Bürger, 1997, S. 234–241.

richtung zur Seuchenprophylaxe gefordert hatte.[89] Aufgrund bürgerlicher Moral- und Schamvorstellungen wurden die Badeanstalten dabei streng nach Geschlechtern getrennt eingerichtet, da jeglicher Anschein sinnlicher Gelüste einer gemäßigten Lebensführung widersprach.[90] Für die männliche Augsburger Bevölkerung war somit bereits 1830 ein öffentlicher Schwimm- und Badeplatz an der Wertach, 1848 ebenfalls an der Wertach die Männer- und Knabenschwimmschule in der Schwimmschulstraße sowie eine allgemeine Männerbadeanstalt, 1876 ein Badeplatz am Schäfflerbach und 1893 eine Badeanstalt in der Friedbergerstraße am Stadtbach eingerichtet worden (Abb. 1).[91] Für die weibliche Augsburger Bevölkerung wurde im Jahr 1876 die Frauen- und Mädchenschwimmschule in der Schwimmschulstraße an der Wertach und 1895 eine weitere Frauenbadeanstalt an der Friedbergerstraße am Stadtbach eingerichtet (Abb. 2).[92]

---

89 Vgl. REIF, Hygiene Oberbayern, 1996, S. 22; STEINHÄUßER, Festschrift, 1902, S. 92/93. Der seit 1891 als Augsburger Stadtbaurat tätige Fritz Steinhäußer (1852–1929) hatte 1902 im Auftrag der Stadt Augsburg eine Festschrift mit dem Titel „Augsburg in kunstgeschichtlicher, baulicher und hygienischer Beziehung" verfasst, die den Teilnehmern der 15. Wanderversammlung des Verbandes Deutscher Architekten- und Ingenieurvereine gewidmet war. In dieser Festschrift werden die verschiedenen öffentlichen Flussbadeanstalten bezeichnenderweise unter der Kapitelüberschrift „Allgemeine Gesundheitspflege und Wohlfahrtseinrichtungen" zusammengefasst.

90 Vgl. StAA Bestand 11, Nr.1230 (Schwimmbadeplätze 1844–1853); EDER, Revolution des Schwimmens, 1993, S. 128–130.

91 Vgl. StAA Bestand 11, Nr.1230 (Schwimmbadeplätze 1844–1853); Bestand 18, Nr.387 (Öffentliche Badeanstalt Jakobertor); STEINHÄUßER, Festschrift, 1902, S. 92/93.

92 Vgl. STEINHÄUßER, Festschrift, 1902, S. 92/93. Die deutlich spätere und in wesentlich geringerem Umfang betriebene Einrichtung von Flussbädern für die weibliche Augsburger Bevölkerung erklärt sich vermutlich in erster Linie damit, dass Schwimmen

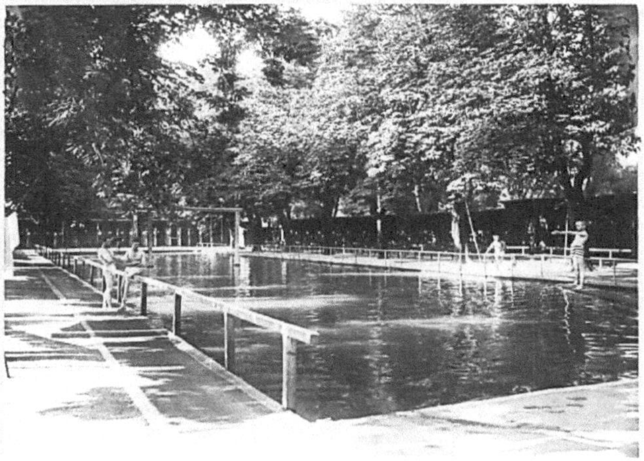

Abb. 1: Innenansicht der Männer- und Knabenschwimmschule an der Wertach, um 1900

und Baden in der freien Natur von Vertretern des Bürgertums zwar als Mittel zur Gesundheitsförderung betrachtet wurde, die körperliche Bewegung im kalten Wasser im Hinblick auf das weibliche Geschlecht allerdings auch als unästhetisch und nicht ganz ungefährlich galt, da die vermeintlich schwachen Nerven von Frauen dem plötzlichen Kälteschock nicht Stand halten konnten. Vgl. KRAUß, Martin: Schwimmen. Geschichte, Kultur, Praxis. Göttingen 2002, S. 32–35; BACHMANN, Vera: Bademode. Zwischen Schamgefühl und Lebenslust. Begleitbuch zur Ausstellung „Bademode zwischen Schamgefühl und Lebenslust", 1. Oktober bis 31. Dezember 1997 im Hallenbad Ost, Kassel. Hrsg. vom Verein zur Förderung der Badekultur e.V.. Kassel 1997, S. 24–28.

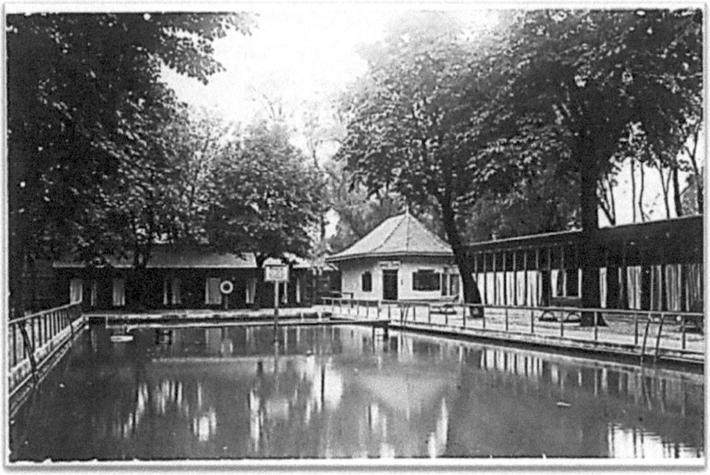

Abb. 2: Innenansicht der Frauen- und Mädchenschwimmschule an der Schwimmschulstraße, um 1900

Die verschiedenen Augsburger Flussbäder waren dabei alle ähnlich gestaltet. Bei den Schwimmbecken handelte es sich entweder um die bassinartige Erweiterung des Kanalprofils oder ein separat angelegtes Becken, in welches Flusswasser eingeleitet wurde, während um den Badebereich herum auf asphaltierten Wegen mehrere Ankleidehüttchen sowie Kaltwasserduschapparate aufgestellt waren, wobei die gesamte Anlage aus Sittlichkeitsgründen jeweils von einem Sichtschutz umgeben war, wie auch aus den Abbildungen von der Frauen- und Mädchenschwimmschule an der Schwimmschulstraße und der Männerbadeanstalt an der Wertach hervorgeht.[93]

Bereits 1826 war darüber hinaus auf Beschluss des Augsburger Stadtmagistrates der ortsansässigen Militärbehörde die Anlage einer Militärschwimmschule am Senkelbach ge-

93 Vgl. STEINHÄUßER, Festschrift, 1902, S. 92/93.

nehmigt worden, die aus finanziellen Gründen von Anbeginn auch der männlichen Zivilbevölkerung kostengünstig zur Benutzung offen stand.[94] Mit der Einrichtung der Militärschwimmschule waren die Magistratsmitglieder dabei den Forderungen des bayerischen Kriegsministers von Maillot (1779–1866) nachgekommen, der im Zusammenhang mit den napoleonischen Kriegen zu Beginn des 19. Jahrhunderts und der damit aufblühenden Nationalbewegung die flächendeckende Anlage von Militärschwimmschulen in ganz Bayern gefordert hatte, da durch systematische Schwimmübungen die kriegstaktische Ausbildung und Wehrhaftigkeit der Soldaten optimiert werden sollte.[95]

Mit der Intensivierung des Industrialisierungsprozesses seit der Mitte des 19. Jahrhunderts und dem wiederholten Ausbruch der Cholera konnten derartige kalte Bäder in der freien Natur jedoch dem wachsenden Hygienebedürfnis bald nicht mehr gerecht werden, zumal deren Benutzung nur in den Sommermonaten möglich war und die Flüsse durch die Abwässer und Müllrückstände der Fabriken zunehmend verschmutzt wurden.[96] Zwar entstanden im Verlauf des 19. Jahrhunderts wie andernorts in Europa auch in Augsburg neben

94 Vgl. StAA Bestand 34, Nr. 817 (Militärschwimmschule 1825–1935).

95 Vgl. StAA Bestand 34, Nr.817 (Militärschwimmschule 1825–1935); Bestand 11, Nr.1230 (Schwimmbadeplätze 1844–1853); FREY, Bürger, 1997, S. 241–247. Als Vorbild diente von Maillot vermutlich der preußische General Ernst von Pfuel (1779–1866), der als Begründer des militärischen Schwimmunterrichts gilt, da er bereits 1811 in Prag die erste Militärschwimmschule der Welt gegründet hatte und 1817 in Berlin an der Spree die erste deutsche Militärschwimmanstalt einrichten ließ. Vgl. KRAUß, Schwimmen, 2002, S. 25.

96 Vgl. STEINHÄUßER, Fritz: Das Augsburger Stadtbad. In: Schweizerische Bauzeitung. Wochenschrift für Bau-, Verkehrs- und Maschinentechnik. Bd.43/44 (1904). Hrsg. von A. Waldner, Zürich 1904, S. 231–235 und S. 255–260, hier: S. 231.

Flussbädern vermehrt Badeanstalten, in welchen im Zusammenhang mit fortschreitenden medizinischen Erkenntnissen von der Beschaffenheit der menschlichen Haut als atmungsfähigem Organ, nun das ganze Jahr über *warme* Wannenbäder einschließlich der Verwendung von Seife zur umfassenden Körperreinigung, aber auch Dampf- bzw. Schwitzbäder angeboten wurden, die ebenfalls zur Gesundheitsförderung beitragen sollten.[97] Diese Badeanstalten, zu welchen in Augsburg unter anderem die Ott'sche Wasserheil- und Badeanstalt vor dem Roten Tor, das Augustus-Bad am Katzenstadel oder das vom Naturheilverein für seine Mitglieder eingerichtete „Hygienische Bad" zählten, wurden jedoch meist auf privatwirtschaftlicher Basis betrieben und waren aufgrund hoher Eintrittspreise vornehmlich der wohlhabenderen Bevölkerung zugänglich.[98] In Hamburg und Berlin war ange-

97 Vgl. StAA Bestand 34, Nr.814 (Stadtbad Korrespondenzen 1896–1939), Vermerk des Stadtmagistrates über verschiedene Privatbadeanstalten, die im Verlauf des 19. Jahrhunderts eingerichtet wurden; VIGARELLO, Wasser und Seife, 1992, S. 203. In den 1830er Jahren fanden in ganz Europa das russische, türkische und römische Dampfbad Eingang in die bestehenden bzw. neu errichteten Warmbadeanstalten, da von diesen eine gesundheitsfördernde Wirkung erhofft wurde. Ihre Einführung verdanken sie dabei dem britischen Diplomaten David Uquhart (1805–1877), der durch seine Reisen und Auslandsaufenthalte Erfahrungen mit fremdländischen und antiken Badesitten sammeln konnte. Vgl. PIRHOFER, G./REICHERT, R./WURZACHER, M.: Bäder für die Öffentlichkeit. Hallen- und Freibäder als urbaner Raum. In: Das Bad. Eine Geschichte der Badekultur im 19. und 20. Jahrhundert. Hrsg. von H. Lachmayer. Salzburg 1991, S. 151–181, hier: S. 156.

98 Vgl. STADTFÜHRER AUGSBURG 1899, S. 18/19; HOFFMANN, Robert: Die Augsburger Bäder und das Handwerk der Bader. In: Zeitschrift des Historischen Vereins für Schwaben und Neuburg, Nr.12 (1885). Augsburg 1885, S. 1–35, hier: S. 20; StAA Bestand 34, Nr.814 (Stadtbad Korrespondenzen 1896–1939). In einem vom Augsburger Stadtmagistrat ausgefüllten Fragebogen des Stuttgarter Stadtschultheißenamtes vom 24. Dezember 1904 werden

sichts der permanenten Seuchenbedrohung und der zunehmenden Verelendung der Fabrikarbeiterschaft daher bereits in den 1850er Jahren mit der Errichtung ganzjährig benutzbarer Volksbade- und Waschanstalten begonnen worden, deren Bau durch philanthropisch gesinnte Mitglieder des städtischen Bürgertums initiiert und mithilfe gemeinnütziger Aktiengesellschaften finanziert wurde und in denen für die minder bemittelte Arbeiterbevölkerung *warme* Wannenbäder zur Körperreinigung angeboten wurden, nachdem derartige Volksbäder bereits einige Jahre zuvor in England erfolgreich in Betrieb genommen und durch den Dunkingfield Act 1846 gesetzlich zur kommunalen bzw. staatlichen Aufgabe erklärt worden waren.[99] Allerdings erbrachten diese Bä-

Angaben über in Augsburg bestehende private und öffentliche Badeanstalten gemacht, wobei vermerkt wird, dass die privaten Badeanstalten in erster Linie von der wohlhabenden Bevölkerung besucht und dort keine Bäder zu billigen Preisen abgegeben werden.

99 Vgl. BEHLER, Reinlichkeit, 1991, S. 7–12; MUTHESIUS, Stephan: „The Sanitary Revolution"– Englische Badekultur als Vorbild im 19. Jahrhundert. In: Das Bad. Eine Geschichte der Badekultur im 19. und 20. Jahrhundert Hrsg. von H. Lachmayer. Salzburg 1991, S. 122–136, hier: S. 128/132/133. Bereits in den 1840er Jahren hatte sich der britische Rechtsanwalt Edwin Chadwick (1800–1890) für eine Verbesserung der Lebensverhältnisse in den englischen Industriearbeiterquartieren eingesetzt, wobei er 1842 seinen „Sanitary Report" veröffentlichte, der maßgeblichen Einfluss auf die britische Gesundheitsgesetzgebung haben sollte. Im Jahr 1842 wurde in der englischen Industriestadt Liverpool schließlich die erste öffentliche, kostengünstige Bade- und Waschanstalt für die Arbeiterbevölkerung mit acht Badewannen eröffnet, die darüber hinaus auch noch über mehrere Waschstände verfügte, an denen Arbeiterfrauen die Möglichkeit hatten, ihre Wäsche nicht in ihren feuchten, engen Wohnungen trocknen zu müssen, wodurch die Ausbreitung von Krankheiten durch klamme, schmutzige Kleidung vermieden werden sollte. Das englische Prinzip der kombinierten Bade- und Waschanstalten wurde in der Folgezeit auch

der in Deutschland nicht den gewünschten Erfolg, da der durchschnittliche Eintrittspreis von 35 Pfennig für die Industriearbeiter weiterhin unerschwinglich war.[100] Erst nach der Gründung des deutschen Kaiserreiches 1871 und dem damit erstarkenden Nationalgefühl sowie durch verbesserte technische Möglichkeiten in der Warmwasserbeschaffung im Zuge der vorangetriebenen Städteassanierungen kam wieder Schwung in den deutschen Volksbäderbau.[101] Dieser wurde im Gegensatz zu England zwar nie gesetzlich geregelt, nun aber als unbedingt notwendige öffentliche Aufgabe angesehen, zumal laut Ira Spieker das Bewusstsein einer nicht befriedigend gelösten Reinlichkeitsfrage im krassen Gegensatz zum wirtschaftlich aufstrebenden deutschen Nationalstaat stand, der nun zunehmend als ökonomisch produktiver „Kollektivkörper" wahrgenommen wurde, zu dessen „Gesunderhaltung" jeder Einzelne seinen Beitrag durch die Pflege des eigenen Körpers und damit verbunden die Aufrechterhaltung der individuellen Arbeitsfähigkeit zu leisten hatte.[102]

auf dem übrigen europäischen Kontinent aufgenommen und in die Tat umgesetzt.

100 Vgl. BEHLER, Reinlichkeit, 1991, S. 14; MARTIN, Alfred: Deutsches Badewesen in vergangenen Tagen. Nebst einem Beitrage zur Geschichte der deutschen Wasserheilkunde. Jena 1906, S. 221.

101 Vgl. BEHLER, Reinlichkeit, 1991, S. 27/28.

102 Vgl. SPIEKER, Volksbäder, 1996, S. 114. „Ein unreinliches Volk konnte schwerlich die politische, wirtschaftliche und kulturelle Führerrolle für sich beanspruchen." Vgl. auch PIRHOFER/REICHERT/WURZACHER, Hallen- und Freibäder, 1991, S. 165/166; MEYER'S KONVERSA-TIONSLEXIKON. Verlag des Bibliographischen Instituts Leipzig/Wien. Vierte Auflage 1885–1892, 7. Band: Gehirn-Hainichen, Stichwort „Öffentliche Gesundheitspflege", S. 257–260, hier: S. 257. „[...] Das Interesse des Staates an der öffentlichen Gesundheitspflege hängt zusammen mit der nationalökonomischen Bedeutung der Gesundheit seiner Bürger. Auf der Gesundheit beruht die geistige und wirtschaftliche Produktionskraft des Einzelnen wie des ganzen Volkes. [...] Der

Gesundheit wurde zum höchsten erstrebenswerten Gut mit wirtschaftlichem Wert erklärt und Reinlichkeit bekam in diesem Zusammenhang den Status einer nationalen Tugend zugesprochen.[103] Treibende Kraft bei der Propagierung des Badens in der deutschen Bevölkerung war dabei der 1873 unter dem Vorsitz von Georg von Bunsen (1824–1896) gegründete *Berliner Verein für Volksbäder*, aus dem 1899 die *Deutsche Gesellschaft für Volksbäder* (DGV) hervorging.[104] Der zentrale Gedanke vom Baden als einer *„gesundheitstechnischen Normierung des Arbeiterkörpers"*[105] war dabei verbunden mit dem Ziel *„[...] den ‚gereinigten' Körper in die bürgerliche Gesellschaftsordnung zu integrieren [...]"*[106], denn nur ein *„[...] normierter, sauberer Körper gibt Sicherheit, jederzeit mit jedermann in vorzeigbarer Form kommunizieren zu können."*[107]

1.2.2 Volksbrausebäder

Als bedeutendster Vertreter der deutschen Volksbadebewegung gilt der sozial engagierte Berliner Dermatologe Dr. med. Oskar Lassar (1849–1907), der 1886 im Rahmen einer statistischen Erhebung bezüglich des Badeangebotes in Deutschland festgestellt hatte, dass einerseits die Anzahl der vorhandenen Warmbadeanstalten gemessen an der Einwohnerzahl in einem beschämenden Missverhältnis stehe, während ande-

Kranke leistet nichts für die Gesamtheit, er wird häufig sogar zu einem störenden und lästigen Element für diese. [...]."

103 Vgl. WALDNER, Tiroler Wildbäder, 2003, S. 56; LABISCH, Homo hygienicus, 1992, S. 142/143.

104 Vgl. BEHLER, Reinlichkeit, 1991, S. 27/28.

105 PIRHOFER/REICHERT/WURZACHER, Hallen- und Freibäder, 1991, S. 166.

106 Ebd., S. 166.

107 MÖNKEMEYER, Diskurs, 1990, S. 73.

rerseits dort, wo ausreichend Einrichtungen vorhanden waren, diese aufgrund hoher Eintrittspreise von durchschnittlich 50 Pfennig kaum genutzt würden.[108] Lassar war daher zu dem Schluss gekommen, dass die bestehenden Badeanstalten billiger und darüber hinaus eine Vielzahl an neuen Volksbädern errichtet werden müsse, die sich durch eine ausgeklügelte Kalkulation selbst erhalten sollten, um einen Badepreis von höchstens 25 Pfennig nicht zu überschreiten.[109] Aus diesem Grund propagierte Lassar das sogenannte „Volksbrausebad" (Abb. 3, Abb. 4), welches er anlässlich der 1883 in Berlin stattfindenden Hygieneausstellung entwickelt hatte, als Badeform der Zukunft mit der eine Badegewohnheit in der deutschen Bevölkerung verankert und seine Parole „Jedem Deutschen wöchentlich ein Bad!" so schnell wie möglich in die Tat umgesetzt werden könnte.[110]

108 Vgl. LASSAR, Über Volksbäder, 1887, S. 5/11.

109 Vgl. LASSAR, Über Volksbäder, 1887, S. 12.

110 Vgl. Ebd., S. 14.

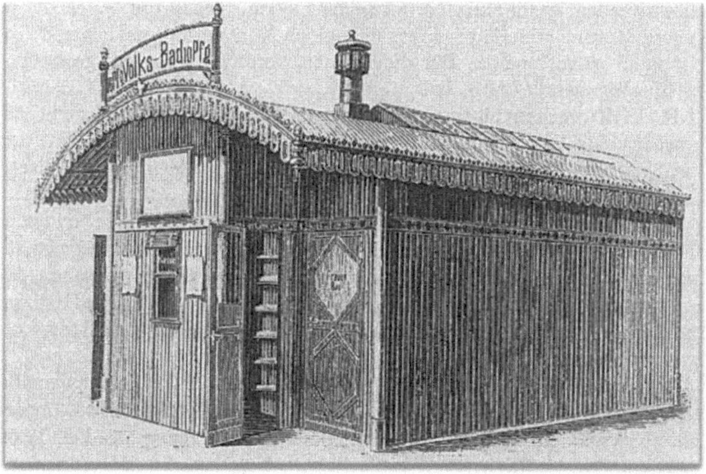

Abb. 3: Volksbrausebad von Oskar Lassar 1883

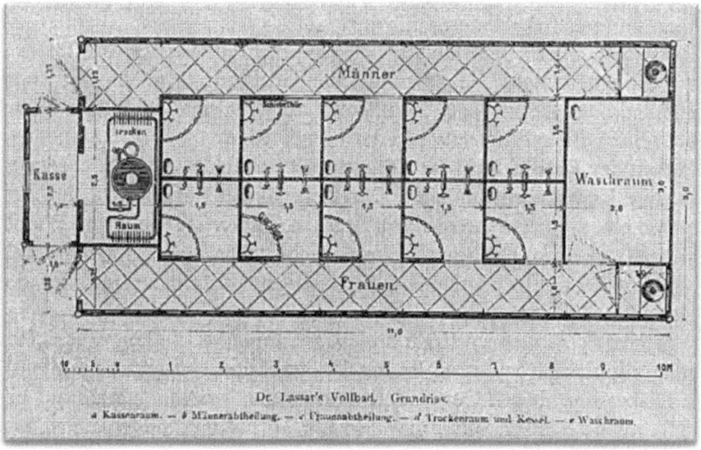

Abb. 4: Volksbrausebad von Oskar Lassar 1883, Grundriss

Für 10 Pfennig inklusive Seife und Handtuch hatte Lassar sein Brausebad, bei welchem es sich um eine Wellblechkonstruktion von 40 Quadratmetern Grundfläche handelte, die in ihrem Inneren mit jeweils fünf geschlossenen Duschzellen für Männer und Frauen mit separaten Eingängen sowie einem Vorraum, zwei Wasserklosetts, einer Waschküche und einem Trocken- und Heizraum ausgestattet war, den Besuchern der Hygieneausstellung für die jeweils 5-minütige Benutzung zur Verfügung gestellt.[111] Insgesamt 10.000 verabreichte Duschbäder während des Ausstellungsverlaufes wertete der Dermatologe schließlich als vollen Erfolg, weshalb er das lauwarme Dusch- bzw. Brausebad als effektivste und reinlichste Badeform propagierte, da dieses im Gegensatz zum bisher bevorzugten Wannenbad aufgrund des geringeren Wasserverbrauchs nicht nur kostengünstiger, sondern auch hygienischer sei, indem Schmutzwasser sofort wieder abfließen würde.[112] Lassars Vorschläge wurden schließlich in der Folgezeit von immer mehr Kommunen aufgenommen, sodass ab den 1880er Jahren in sämtlichen größeren deutschen Industriestädten kostengünstige Volksbrausebäder erbaut wurden, die rein auf den Aspekt der Gesundheitsförderung durch Körperreinigung ausgelegt waren.[113] Auch in Augsburg wurden die Ideen Lassars ab den 1890er Jahren vom Stadtmagistrat aufgegriffen und in die Tat umgesetzt, denn

111 Vgl. Ebd., S. 14/ 16. Als Vorbild für dieses Brausebad diente Lassar nach eigenen Angaben die preußische Armee, die nach dem deutsch-französischen Krieg 1870/71 angesichts zahlreicher Scharlach- und Pockenerkrankungen unter französischen Kriegsgefangenen auf Betreiben von Generalstabsärzten Duschanstalten in den Kasernen einrichten ließ, in denen täglich 500 bis 1000 Gefangene schnell und gründlich abgebraust werden konnten.

112 Vgl. Ebd., S. 12–16.

113 Vgl. SPIEKER, Volksbäder, 1996, S. 116–119.

> „[…] so brach sich doch allmählich die Erkenntnis bei den städtischen Behörden Bahn, dass es ein dringendes Gebot der Gesundheitspflege sei, auch den Minderbemittelten das ganze Jahr über die Wohltat eines Bades zu bieten."[114]

Bereits 1887 war dabei vom Stadtmagistrat und den Gemeindebevollmächtigten die Errichtung eines kostengünstigen Volksbrausebades diskutiert worden, wobei den Anreiz zum Bau direkt Lassars Prototyp auf der Hygieneausstellung in Berlin 1883 gegeben haben könnte, die vom damaligen Augsburger Stadtbaurat Ludwig Leybold im Rahmen der 10. Versammlung des *Deutschen Vereins für öffentliche Gesundheitspflege* in Berlin besucht worden war.[115] In den Akten des Augsburger Stadtarchives findet sich zudem ein Abdruck des von Lassar 1886 gehaltenen Vortrages „Über Volksbäder", in welchem dieser nicht nur die positive Auswirkung des Badens bzw. Duschens auf die körperliche Gesundheit, sondern auch auf das allgemeine sittliche Leben betont sowie ein Prospekt des Ingenieurs David Grove, welcher Lassars Brausebad-Prototyp für die Hygieneausstellung 1883 konstruiert hatte und in dieser Badeform nicht nur eine Reinigungsanstalt sah, sondern auch einen *„[…] Kampfgenossen gegen den das Familienglück vernichtenden Dämon Alkohol […]"*.[116] Denn

114 STEINHÄUßER, Fritz: Das Augsburger Stadtbad. In: Süddeutsche Bauzeitung. Publikations-Organ für die meisten süddeutschen Staats- und Kommunalbehörden, Nr.23 (1906), S. 177–180 und Nr. 32 (1906), S. 253–255. München 1906, hier: Nr.23, S. 178.

115 Vgl. StAA Bestand 18, Nr.388 (Errichtung eines öffentlichen Volksbrausebades). Sitzungsprotokoll vom 24. Dezember 1887; Bestand 11, Nr.1254 (Deutscher Verein für öffentliche Gesundheitspflege 1875–1898). Brief Leybolds an den Stadtmagistrat vom 9. Mai 1883.

116 Vgl. StAA Bestand 18, Nr.388 (Errichtung eines öffentlichen Volksbrausebades). Prospekt David GROVE 1889, S. 7; LASSAR,

wenn einem Arbeiter nach einem langen Fabriktag die Möglichkeit zu einem Brausebad gegeben würde, müsste dieser nach der Ansicht Groves sein Vergnügen nicht mehr in *„der fuselgeschwängerten Atmosphäre eines Schnapsladens"*[117] suchen, da der Körper dann derartiger stimulierender Mittel überhaupt nicht mehr bedürfe. Solche von Vertretern der Volksbadebewegung hervorgebrachten Argumente könnten die Mitglieder des Augsburger Stadtmagistrates letztendlich zu ihrer Überzeugung gebracht haben, ein Volksbrausebad zu errichten, da nach deren Meinung

> „[...] nur eine ganz billige Gelegenheit die Gewohnheit des Badens in weitere Kreise zu verbreiten vermag [...]", zumal „[...] Nichts so sehr geeignet ist, den physischen und moralischen Zustand einer Bevölkerung günstig zu beeinflussen, als eben der regelmäßige Gebrauch von Bädern und der dadurch geförderte Sinn für Reinlichkeit und Pflege des Körpers [...]."[118]

Nach längeren Planungen und der Suche nach einem geeigneten Standort, bei dem es sich laut Lassar bestenfalls um einen Platz im Mittelpunkt des täglichen Lebens handeln sollte, konnte somit schließlich 1894 das erste **Volksbrausebad** in Augsburg in der Wertachvorstadt **an der Langenmantelstraße** eröffnet werden (Abb. 5), dem 1901 das **Volksbrausebad in der Jakobervorstadt** (Abb. 6) folgen sollte, dessen Bau vom Stadtmagistrat bereits 1898 beschlossen worden war.[119]

Über Volksbäder, 1887, S. 16.

117 Vgl. StAA Bestand 18, Nr.388 (Errichtung eines öffentlichen Volksbrausebades). Prospekt David GROVE 1889, S. 7.

118 Vgl. StAA Bestand 18, Nr.388 (Errichtung eines öffentlichen Volksbrausebades). Sitzungsprotokoll vom 24. Dezember 1887.

119 Vgl. STEINHÄUßER, Festschrift, 1902, S. 93; LASSAR, Über Volksbäder, 1887, S. 18.

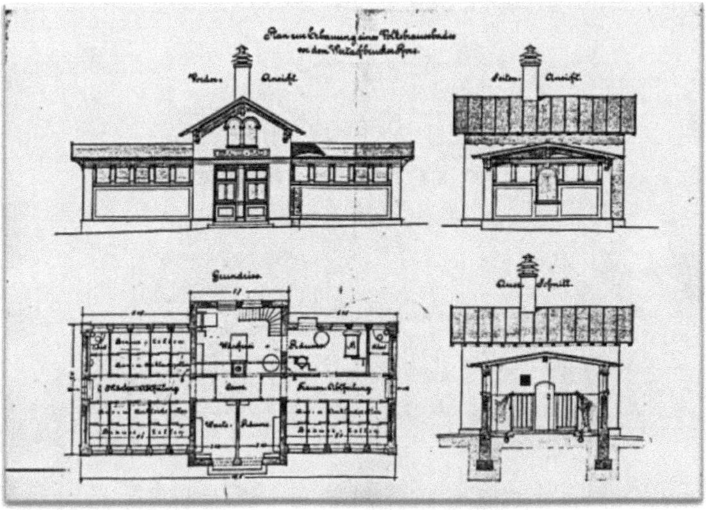

Abb. 5: Entwurfsskizze für das Volksbrausebad
an der Langenmantelstraße vom Mai 1894

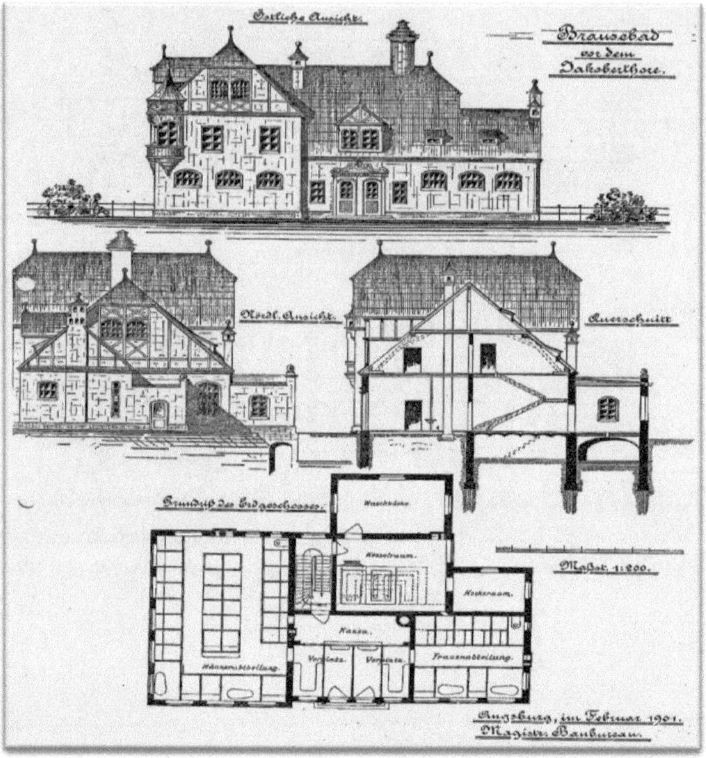

Abb. 6: Entwurfsskizze für das Volksbrausebad in der Jakobervorstadt vom Februar 1901

Die beiden Badeanstalten waren dabei relativ schlicht gestaltet, wobei sich die Inneneinrichtung in erster Linie am Prinzip der Zweckmäßigkeit orientierte, was genau den Vorstellungen Lassars entsprach, der stets betont hatte, dass die architektonische Ausführung von Volksbrausebädern zwar einladend wirken sollte, allerdings unter jeglichem Verzicht auf übermäßigen Luxus, um nicht vom eigentlichen Zweck der körperlichen Reinigung abzulenken.[120] Im Erdgeschoss befanden sich somit getrennte Vorplätze für Männer und Frauen an die sich jeweils mehrere separate Brausezellen sowie auch Wannenbäder in geringerem Umfang samt Auskleidekabinen anschlossen.[121] Die Gebühr für ein Brausebad inklusive Seife betrug dabei in beiden Badeanstalten entsprechend der Lassar`schen Forderung 10 Pfennig, für ein Wannenbad inklusive Seife war ein Preis von 20 Pfennig zu entrichten. Als Leihgebühr für ein Handtuch wurden 5 Pfennig veranschlagt.[122] Die Brausebäder wurden von der Augsburger Arbeiterbevölkerung offenbar von Beginn an reichlich besucht und wiesen im Jahr 1902 eine jährliche Besucherfrequenz von 27.000 bzw. 30.000 Menschen auf.[123]

Von regelrechtem Badevergnügen in den Volksbrausebädern konnte dabei allerdings kaum die Rede sein, was schon die zeitgenössische Bezeichnung als Dusch- bzw. Bade**zelle**

120 Vgl. LASSAR, Über Volksbäder, 1887, S. 18.

121 Vgl. STEINHÄUßER, Festschrift, 1902, S. 93.

122 Vgl. Ebd., S. 93.

123 Vgl. STEINHÄUßER, Festschrift, 1902, S. 93; STEINHÄUßER, Fritz: Öffentliche Schwimm- und Badeanstalten. Das Stadtbad. Hrsg. anlässlich der 31. Versammlung des Deutschen Vereins für öffentliche Gesundheitspflege vom 12.–14. September 1906 in Augsburg. Augsburg 1906, S. 5. Dass in den beiden Augsburger Brausebädern zusätzlich nun auch noch Badewannen eingerichtet wurden, erklärt sich vermutlich vor allem aus Rentabilitätsgründen, da bereits von Lassar selbst die Beobachtung gemacht worden war, dass diese oftmals den Brausebädern vorgezogen wurden. Der Dermatologe hatte diesen Umstand in erster Linie mit der geringen Preisdifferenz zwischen den beiden Badeformen erklärt, wodurch viele Personen veranlasst wären, ein Vollbad zu nehmen, welches ihnen eine größere Gegenleistung für ihr Entgelt darstellen würde. Der wahre Grund war aber wohl eher darin zu sehen, dass Wannenbäder im Gegensatz zum rationellen Brausebad als angenehmer und erholsamer empfunden wurden. Vgl. LASSAR, Culturaufgabe, 1889, S. 24/25.

verdeutlicht, woran sich laut H.P. Zimmermann eine regelrechte Zwangsatmosphäre offenbart.[124] Die von Lassar propagierten Volksbrausebäder sollten keinen Ort des geselligen Zusammentreffens darstellen, sondern als Zweckbad ausschließlich der rationalen, massenbetriebsartigen Körperreinigung und der damit verbundenen Erziehung der Arbeiterbevölkerung zur Reinlichkeit dienen.[125] Gleichzeitig werden daran aber auch zunehmende Schamängste und Intimitätsbedürfnisse im Umgang mit dem menschlichen Körper sichtbar, denn die Angst vor dem Zusammentreffen fremder, nackter und schmutziger Körper, machte das Baden in Einzelkabinen erforderlich.[126]

Die von Lassar propagierte Idee des Brausebades wurde des Weiteren auch von Schulen aufgenommen, zumal der Dermatologe die Schulpädagogik als wesentliches Hilfsmittel angesehen hatte, mit dem in der Bevölkerung allmählich eine Badegewohnheit verankert werden konnte.[127] So sollte bereits dem Kind in der Schule einerseits durch hygienischen Unterricht richtiges Sauberkeitsverhalten quasi als automatisch wirkender Selbstzwang bzw. internalisierter Fremdzwang anerzogen und dieses andererseits durch die Einrichtung von Schulbrausebädern gefördert werden.[128] Schulen

124 Vgl. ZIMMERMANN, Bäder für das Volk, 1998, S. 78.

125 Vgl. FREY, Bürger, 1997, S. 234. „Es ging den bildungsbürgerlichen Funktionseliten in den städtischen und staatlichen Behördenapparaten um die Etablierung von Instituten der Zwangshygienisierung, denen statt Freiheit, Individualität und Geselligkeit die Betonung von Disziplin und Ordnung im Kollektiv zugrunde lag, um so die Weichen des Übergangs zur modernen Gesellschaft zu stellen."

126 Vgl. ZIMMERMANN, Bäder für das Volk, 1998, S. 78/79.

127 Vgl. LASSAR, Culturaufgabe, 1889, S. 16.

128 Vgl. LASSAR, Culturaufgabe, 1889, S. 16; MÖNKEMEYER, Sauberkeit, 1988, S. 35. „Ein von außen formuliertes Postulat nach Reinlichkeit, maßgeblich durch die Wissensmonopole der Medi-

bzw. Schulbäder fungierten in diesem Sinne als soziale Kontrollinstanzen bzw. Institutionen der Verhaltenskonditionierung, da durch den permanenten Verweis, dass ein schmutziger Körper nicht nur gesundheitsschädlich, sondern auch peinlich sei, Kindern regelrechte Schamängste anerzogen und auf diese Weise eine Änderung des Reinlichkeitsverhaltens erzielt werden sollte.[129] 1884 war schließlich in Göttingen auf Veranlassung des dortigen Oberbürgermeisters das erste deutsche Schulbrausebad eröffnet worden.[130] Der Augsburger Stadtmagistrat folgte diesem Beispiel und ließ ebenfalls verschiedene Schulbrausebäder einrichten, unter anderem in der zwischen 1900 und 1901 errichteten Schule vor dem Roten Tor, das über einen großen Duschraum mit mehreren separaten Duschnischen verfügte (Abb. 7).

zin, der Pädagogik usw. bestimmt, wird zu einem nach innen formulierten Bedürfnis nach Sauberkeit."

129 Vgl. LASSAR, Oskar: Das Volksbad. Vortrag gehalten am 13. Mai 1896 im Chemie-Gebäude der Berliner Gewerbe-Ausstellung. In: Die Thätigkeit des Berliner Vereins für Volksbäder. Hrsg. von Berliner Verein für Volksbäder. Berlin 1896, S. 4–28, hier: S. 24; ELIAS, Zivilisation I, 1997 [1939] S. 296; BACHMANN, Schwimmpalast, 1993, S. 22.

130 Vgl. SPIEKER, Volksbäder, 1996, S. 137.

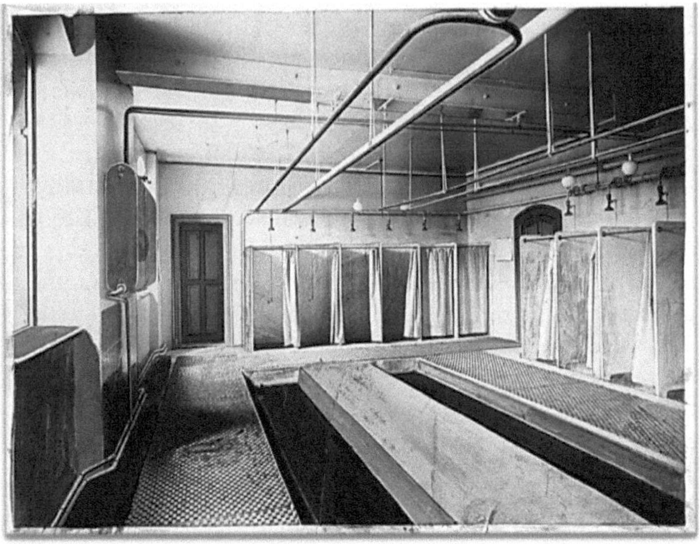

Abb. 7: Schulbrausebad in der Schule am Roten Tor

Das Lassar`sche Prinzip des Brausebades wurde teilweise aber auch von Unternehmern aufgegriffen, die in ihren Fabriken Brausezellen, manchmal auch in Verbindung mit Wannenbädern, für ihre Arbeiterschaft einrichten ließen, wodurch die Gesundheit der Mitarbeiter gefördert und somit deren Leistungsfähigkeit erhalten werden sollte, was neben sozial-fürsorglichen Aspekten sicherlich vor allem auch ökonomisch motiviert war.[131] Auch in Augsburg gab es diverse Fabrikbäder, wie aus den Akten des Stadtarchives hervorgeht, wobei die Baumwollspinnerei am Stadtbach von Lassar selbst in seinem 1886 gehaltenen Vortrag „Über Volksbäder" als *„[...] erfreuliches Zeugniss von dem Bestreben leitender Kreise,*

131 Vgl. BEHLER, Reinlichkeit, 1991, S. 48/58.

dem erkannten Bedürfniss nach Vermehrung der Arbeiterbäder entgegenzukommen [...]"[132] rühmend hervorgehoben wird.

Bis zur Eröffnung des Alten Stadtbades am 01. März 1903 gab es in Augsburg somit insgesamt verschiedene private Warmbadeanstalten, sieben öffentliche Flussbäder, eine Militärschwimmschule, zwei Volksbrausebäder sowie diverse Badeeinrichtungen in Schulen und Fabriken. Parallel zu den Bestrebungen Lassars und des *Berliner Vereins für Volksbäder* war jedoch eine weitere Entwicklung in der deutschen Volksbadebewegung in Gang gekommen, in deren Folge sich bis zum Beginn des 20. Jahrhunderts die ganzjährig benutzbare Schwimmhalle als fester Bestandteil jeder größeren städtischen Badeanstalt etablieren sollte.[133] Von Vertretern des *Deutschen Vereins für öffentliche Gesundheitspflege* war seit den 1880er/90er Jahren verstärkt der Bau von öffentlichen Hallen- bzw. Volksschwimmbädern propagiert worden, bei denen nun im Gegensatz zu Lassars Volksbrausebad nicht mehr nur die Reinigung, sondern vielmehr das Schwimmen sowie die Erholung bzw. Regeneration zur Förderung der Gesundheit im Vordergrund standen, wobei am ganzjährig benutzbaren Schwimmangebot auch die bürgerlichen Gesellschaftsmitglieder interessiert waren, die sich zur umfassenden Körperreinigung in die bestehenden Privatbadeanstalten zurückziehen konnten.[134]

---

132 LASSAR, Über Volksbäder, 1887, S. 9; Vgl. StAA Bestand 34, Nr.814 (Stadtbad Korrespondenzen 1896–1939). Vom Augsburger Stadtmagistrat ausgefüllter Fragebogen des Stuttgarter Stadtschultheißenamtes vom 24. Dezember 1904, aus dem hervorgeht, dass in Augsburg verschiedene Fabrikbäder eingerichtet wurden.

133 Vgl. BEHLER, Reinlichkeit, 1991, S. 61–63.

134 Vgl. BEHLER, Reinlichkeit, 1991, S. 15–18/61/66; BACHMANN, Bademode, 1997, S. 24. Im britischen Liverpool war bereits 1828 das erste Hallenschwimmbad Europas eröffnet worden und auch auf dem übrigen europäischen Kontinent wurden in der Folgezeit vereinzelt ganzjährig benutzbare Schwimmbadeanstalten errich-

Als einer der bedeutendsten Verfechter des öffentlichen Hallenschwimmbades gilt dabei der deutschnational gesinnte Stuttgarter Kommerzienrat Leo Vetter, der das ganzjährig benutzbare Volksschwimmbad als „Krone aller Badeformen" propagierte.[135] Seit den 1890er Jahren entstanden somit in sämtlichen größeren deutschen Städten neben den Brausebädern Lassar`scher Prägung zunehmend auch öffentliche Hallenschwimmbäder, die als *„Universalbadeanstalt für alle Stände des Volkes"*[136] nun sowohl der minderbemittelten als auch der wohlhabenden Bevölkerung offen stehen sollten. Als erstes seiner Art in Süddeutschland hatte 1889 schließlich in Stuttgart das von Leo Vetter erbaute Volksschwimmbad die Pforten geöffnet, dem 1901 mit der Inbetriebnahme des unter der Leitung von Carl Hocheder errichteten Müller`schen Volksbades in München das erste öffentliche Hallenschwimmbad Bayerns folgen sollte, dessen Bau durch eine 1894 getätigte Stiftung des Münchner Zivilingenieurs Karl Müller ermöglicht worden war.[137] Auch beim Augsburger Stadtmagistrat war gegen Ende des 19. Jahrhunderts erstmals der Gedanke zur Errichtung eines Volksschwimmbades aufgekommen.

---

tet, wie beispielsweise das Sophienbad in Leipzig 1869 oder das Dianabad in Wien 1842. Diese Hallenschwimmbäder waren allerdings aufgrund relativ hoher Eintrittspreise meist der wohlhabenderen Bevölkerung vorbehalten. Der Typus des Volksschwimmbades setzte sich erst um die Wende zum 20. Jahrhundert durch.

135 Vgl. VETTER, Moderne Bäder, 1894, S. 57; VETTER, Bad der Neuzeit, 1904, S. 60; PIRHOFER/REICHERT/WURZACHER, Hallen- und Freibäder, 1991, S. 166/167.

136 BEHLER, Reinlichkeit, 1991, S. 63.

137 Vgl. VELTE, Volksbäder in Bayern, 1990, S. 8/9.

2 Die Planung, der Bau und die Eröffnung des Alten Stadtbades (1895–1903)

2.1 Die Idee für ein städtisches Volksschwimmbad reift

Bereits während der Planungsphase zum Brausebad in der Wertachvorstadt war 1887 von den Mitgliedern des Augsburger Stadtmagistrates und der Gemeindebevollmächtigten erstmals auch der Vorschlag gemacht worden, wie in anderen deutschen Städten eine größere Badeanstalt zu errichten, „*[...] welche die doppelte Bestimmung hätte, auch im Winter die Annehmlichkeit eines Schwimmbassins und für die minder bemittelten Klassen eine thunlichst billige Badegelegenheit zu bieten.*"[138] Allerdings musste diese Idee aus finanziellen Gründen zunächst wieder verworfen werden.[139] Erst nach der Eröffnung des Brausebades in der Langenmantelstraße wurde der Gedanke an ein Volksschwimmbad wieder aufgenommen. So wurde 1894 vom Stadtmagistrat und den städtischen Kollegien beschlossen, einen Baufonds zur Errichtung eines öffentlichen Hallenschwimmbades anzulegen.[140] Zu diesem Zweck wurden jährlich 10.000 Mark aus den Stadtkämmereimitteln entnommen und in den Haushaltsplan einbezahlt, sodass alsbald die Verwirklichung des Vorhabens ermöglicht

---

138 Vgl. StAA Bestand 18, Nr. 388 (Errichtung eines öffentlichen Volksbrausebades).Sitzungsprotokoll des Magistrates und der Gemeindebevollmächtigten vom 24. Dezember 1887.

139 Vgl. StAA Bestand 18, Nr.388 (Errichtung eines öffentlichen Volksbrausebades). Dies geht aus einem Brief der Gemeindekollegien an den Stadtmagistrat vom Dezember 1890 hervor.

140 Vgl. StAA Bestand 11, Nr.1235 (Errichtung eines Volksbades, Bildung eines Fonds). Dass 1894 die Einrichtung eines Fonds zum Bau eines öffentlichen Volksschwimmbades beschlossen wurde, geht aus Briefen und Protokollen der Gemeindebevollmächtigten und des Magistrates vom 24. Januar und 24. April 1896 hervor.

und der Wunsch erfüllt werden sollte, *„[…] ein Werk zu schaffen, das ebenso der Gesundheit wie der Annehmlichkeit der Bevölkerung […] dienen […]“*[141] würde. Der Entschluss der städtischen Verwaltungsbeamten, ein größeres Volksschwimmbad zu errichten, wurde dabei vermutlich wesentlich durch den Bau bzw. die Planung der Hallenschwimmbäder in den beiden süddeutschen Industriestädten Stuttgart und München beeinflusst, zumal von Leo Vetter, aber auch schon von Oskar Lassar, neben der hygienischen immer wieder die hohe *kulturelle* Bedeutung der Förderung des Badewesens betont worden war.[142] Nach deren Meinung stellte der Stand der öffentlichen Gesundheitspflege eines Staates den Gradmesser für dessen „Kultur“ dar, wobei mit „Kultur“ weniger der äußerliche, technische und wissenschaftliche Fortschritt im Sinne von „Zivilisation“ gemeint war, sondern vielmehr spezifische menschliche Produkte bzw. Leistungen, in welchen die Eigenart eines Volkes zum Ausdruck kam und die vor allem von der geistig-sittlichen, künstlerischen sowie moralischen

141 Mit diesen Worten begründete der zweite Augsburger Bürgermeister Gentner in seiner Rede bei der Eröffnung des Stadtbades am 01. März 1903 den Anlass für ein derartiges Bauvorhaben. Vgl. StAA Bestand 50, Nr.1470 (Stadtbad Allgemeines). Zeitungsausschnitt der Neuen Augsburger Zeitung vom 02. März 1903 über die Eröffnung des Stadtbades.

142 Vgl. VETTER, Moderne Bäder, 1894, S. 53; LASSAR, Culturaufgabe, 1889, S. 15. Der Augsburger Stadtmagistrat tauschte sich regelmäßig mit anderen deutschen Städten, so auch mit Stuttgart, über den Bau öffentlicher Badeanstalten aus, wie aus den verschiedenen Akten des Stadtarchives hervorgeht. Zudem war der Augsburger Stadtbaurat Fritz Steinhäußer mit Carl Hocheder, dem Architekten des Müller`schen Volksbades in München befreundet. Vgl. ARNOLD, Mattias: Architektur des 19. Jahrhunderts in Augsburg. Zeichnungen vom Klassizismus bis zum Jugendstil. Ausstellung der Städt. Kunstsammlungen Augsburg vom 10. März bis 27. Mai 1979. Augsburg 1979, S. 167.

Höherentwicklung einer Gesellschaft zeugten.[143] Der Bäderbau wurde daher zur Kulturaufgabe vornehmsten Ranges erklärt, mit der sich Deutschland von anderen Nationen absetzen wollte und mit der nach der Meinung Oskar Lassars *„[...] die Gewohnheiten unserer Existenz im Sinne einer veredel-*

143 Vgl. VETTER, Bad der Neuzeit, 1904, S. IX–XII/S. 60–63. Der Kulturbegriff spielte in Deutschland eine bedeutende Rolle bei der Definition nationalen Selbstbewusstseins, was vor allem damit zusammenhing, dass Deutschland im Gegensatz zu Frankreich oder England lange Zeit keinen einheitlichen Nationalstaat dargestellt hat. Aus diesem Grund war bei der Suche nach einer gemeinsamen nationalen Identität innerhalb des deutschen Bürgertums vor der Reichsgründung die Idee vom Urmythos eines schicksalhaft verbundenen Volkes entstanden, das sich vor allem durch kulturelle Eigenschaften wie gemeinsame Geschichte, Sprache, Bräuche, Werte, Normen etc. von anderen Personen oder Gruppen unterschied. Der deutsche Kulturbegriff wurde dabei auch bewusst vom Begriff der „Zivilisation" abgegrenzt, der nach deutscher Meinung vor allem Frankreich und England kennzeichnete und lediglich den äußerlichen Fortschritt, das Mechanische, Praktische beschrieb, während „Kultur" vielmehr auch auf die innere Veredelung eines Menschen, auf die Ausbildung seiner sittlichen, künstlerischen und geistigen Kräfte abzielte. Nach Norbert Elias wurde „Zivilisation" gegenüber dem deutschen Kulturbegriff lediglich als Wert zweiten Ranges betrachtet bzw. „Kultur" als eine höhere Form der „Zivilisation" angesehen. „Kultur" ist nach Elias daher „[...] das Wort, durch das man im Deutschen sich selbst interpretiert, durch das man den Stolz auf die eigene Leistung und das eigene Wesen in erster Linie zum Ausdruck bringt, [...]. [...] der spezifisch deutsche Sinn des Begriffs ‚Kultur' kommt am reinsten in seinem Derivat, dem Eigenschaftswort ‚kulturell' zum Ausdruck, das nicht Seins-Werte eines Menschen, sondern Wert und Charakter bestimmter menschlicher Produkte bezeichnet." ELIAS, Zivilisation I, 1997 [1939], S. 0/91. Vgl. auch SCHÄFER, Michael: Geschichte des Bürgertums. Köln 2009, S. 72/173; MEYER`S KONVERSATIONSLEXIKON. Verlag des Bibliographischen Instituts Leipzig/Wien. Vierte Auflage 1885–1892, 10. Band: Königshofen-Luzon, Stichwort „Kultur", S. 293 und 16. Band: Uralsk- Zz, Stichwort „Zivilisation", S. 943.

ten Gesundheitscultur [...]"[144] verändert werden könnten. Besonders das öffentliche Hallenschwimmbad, welches sämtliche Badeformen und als „volkstümliche" Einrichtung alle gesellschaftlichen Schichten unter einem Dach vereinen sollte, wurde dabei von Leo Vetter, aber auch anderen Vertretern der deutschen Volksbadebewegung wie dem Vorstandsvorsitzenden der Breslauer Hallenschwimmbad-Aktiengesellschaft Dr. Eugen Kabierske, als höchstes erstrebenswertes Ziel hinsichtlich der Förderung der „Volksgesundheit" angesehen.[145] In diesem Sinne konnten die Augsburger Verwaltungsbeamten mit dem Bau eines ganzjährig benutzbaren Hallenschwimmbades nicht nur ihr Engagement für eine Verbesserung der hygienischen Situation der Augsburger Bevölkerung zum Ausdruck bringen, sondern mit der prestigeträchtigen Bauaufgabe auch das Ansehen Augsburgs als moderner und fortschrittlicher Industriestadt steigern. Unter der Parole „Duschen ist gut, aber Schwimmen ist besser" hatten sich Leo Vetter und Eugen Kabierske zudem für den deutschlandweiten Bau öffentlicher Hallenschwimmbäder eingesetzt, da ihrer Meinung nach Schwimmen im Gegensatz zum Baden und Duschen nicht nur der Reinigung dienen würde, sondern den Körper abhärte und zur moralischen Festigung beitrage, denn Schwimmen bedeutete Willenskraft, Körper-

144 LASSAR, Oskar: Volksgesundheit und menschliche Gesellschaft in ihren Wechselbeziehungen. Rede gehalten am 28. Oktober 1891 vor dem Verein für Volksunterhaltung im Bürgersaale des Berliner Rathauses. Hrsg. vom Verein für Volksunterhaltung. Berlin 1892, S. 5.

145 Vgl. VETTER, Bad der Neuzeit, 1904, S. 60–63; KABIERSKE, Breslauer Hallenschwimmbad, 1899, S. 149. Besonders Leo Vetter sah im öffentlichen Hallenschwimmbad eine „volkstümliche" Anstalt, welche eine „[...] hygienische Wohlthat nicht nur für einzelne, sondern für die breite Massen der Gesamtbevölkerung [...]" darstellen würde. VETTER, Moderne Bäder, 1894, S. 68.

disziplin und damit verbunden auch Affektkontrolle.[146] Darüber hinaus besitze der Schwimmsport zusätzlich auch noch eine „lebensbejahende Tendenz", die zur „Erquickung des Leibes und der Seele" und somit zur Förderung der „geistigen" Gesundheit und Regeneration der Nervenkräfte beitrage, was in den gegenwärtigen von Unsicherheit und Nervosität geprägten Zeiten bitter notwendig sei.[147] Schwimmen als spezifische *sportliche* Übung wurde in diesem Sinne zudem als Möglichkeit erkannt, der körperlichen Bewegungseinschränkung infolge der monotonen Fabrik- und Büroarbeit entgegenzuwirken.[148] Gleichzeitig rückte aber auch zunehmend der Wettkampfgedanke in den Vordergrund, denn Schwimmen förderte nicht nur die Gesundheit, sondern auch die Leitungsfähigkeit der Bevölkerungsmitglieder, was sich letztendlich positiv auf die ökonomische Entwicklung des gesamten Staates im aufblühenden Wettstreit der Nationen um die allgemeine Vormachtstellung in Europa auswirken würde.[149] Es ging daher nicht mehr nur um die Reinigung des schmutzigen, krankheitsanfälligen Körpers zu seuchenprophylaktischen Zwecken, sondern vielmehr um

---

146 Vgl. KABIERSKE, Breslauer Hallenschwimmbad, 1899, S. 146/149; VETTER, Moderne Bäder, 1894, S. 57.

147 Vgl. KABIERSKE, Breslauer Hallenschwimmbad 1899, S. 152. „Mit der Schöpfung von Schwimmhallen heben wir aber nicht nur die körperliche Gesundheit unseres Volkes und damit die wirtschaftliche Kraft desselben, wir fördern auch seine geistige Gesundheit. Das Gefühl der Lebensfrische, das jeden gesunden Menschen durchdringt, nimmt – wie das Wasser den Schmutz vom Körper, so diese den Schmutz von der Seele." Vgl. auch VETTER, Moderne Bäder, 1894, S. 40/57.

148 Vgl. VETTER, Moderne Bäder, 1894, S. 40; KABIERSKE, Breslauer Hallenschwimmbad, 1899, S. 147/148.

149 Vgl. KABIERSKE, Breslauer Hallenschwimmbad, 1899, S. 150/151; VETTER, Bad der Neuzeit, 1904, S. IX–X; Vgl. auch BACHMANN, Schwimmpalast, 1993, S. 19.

eine Verbesserung und Optimierung des *gesunden* Körpers, seiner Funktionen und Leistungen, wobei nun vor allem der (Schwimm-) Sport als *„[...] Königsweg individueller Gesundheitspflege [erschien] und [...] in das bürgerliche Konzept methodischer Lebensführung eingepasst [wurde], das die Grundlage gesellschaftlicher Rationalität und Modernisierung bildete.“*[150] So war auch der Augsburger Stadtmagistrat zu der Erkenntnis gekommen, dass sich

> „[...] grössere Städte [...] der Notwendigkeit der Einrichtung vollständiger Badeanstalten mit Schwimmhallen nicht mehr verschliessen [können], da sich das Schwimmen als ein der Gesundheit ausserordentlich zuträglicher Sport erweist [...]“,[151]

zumal bereits die sommerlichen Augsburger Flussbadeanstalten einen regen Zuspruch seitens der Bevölkerung erfahren hätten.[152] Allerdings waren die vom Stadtmagistrat in den eigens für den Bau eines Volksschwimmbades angelegten Fonds einbezahlten Beträge zu gering, weshalb eine Verwirklichung des Bauvorhabens in Augsburg zunächst nicht mög-

150 FLEIG, Anne: Körperkultur und Moderne. Robert Musils Ästhetik des Sports (Quellen und Forschungen zur Literatur- und Kulturgeschichte, Bd.51). Berlin 2008, S. 79; Vgl. auch SHORTER, Edward: Sport, Körper und Körperimage um die Jahrhundertwende. In: Sport. Zwischen Disziplinierung und neuen sozialen Bewegungen. Hrsg. von H. Ehalt/O. Weiß. Wien/ Köln 1993, S. 15–30, hier: S. 15. Nach Edward Shorter entwickelte sich in den westlichen Gesellschaften zwischen 1870 und 1900 im Zusammenhang mit Bestrebungen um Verbesserungen der Volksgesundheit das Zeitalter des modernen Sportes, da in diesem Zeitraum rational betriebene, sportliche Übungen von Hygienikern als wesentliches Mittel zur Gesundheitsförderung erkannt worden waren.

151 STEINHÄUßER, Süddeutsche Bauzeitung, 1906, Nr.23, S. 178.

152 Vgl. Ebd., S. 178.

lich schien.[153] Erst durch eine großherzige Schenkung der bedeutenden Augsburger Industriellenfamilie Forster im April 1895 war das nötige Kapital vorhanden, um den Traum vom städtischen Volksschwimmbad in die Tat umzusetzen.[154]

2.2 „Ein Volksbad für alle Kreise und für beide Geschlechter der Bevölkerung" – Die Forster`sche Schenkung

Als im Jahr 1895 Emilie Forster, geb. Sander, starb, hatte diese ihren drei Söhnen Karl, Hugo und Albert Forster sowie den beiden Töchtern Caroline von Stetten und Julie von Sauer ein stattliches Erbe hinterlassen, welches auf Wunsch der Verstorbenen für gemeinnützige Zwecke gestiftet werden sollte.[155] In einem Brief vom 18. April 1895 (Abb. 8) hatten die Kinder der Emilie Forster somit der Stadtgemeinde Augsburg ein Kapital von 300.000 Mark mit der ausdrücklichen Bestimmung zur Verfügung gestellt, dass von diesem Betrag 250.000 Mark zur Errichtung eines ganzjährig benutzbaren Volksbades herangezogen werden sollten. Über die Verwendung der restlichen 50.000 Mark wollten sich die Geschwister noch vorbehalten.[156]

153 Vgl. STEINHÄUßER, Festschrift, 1902, S. 94.

154 Vgl. Ebd., S. 94.

155 Vgl. StAA Bestand 50, Nr.1470 (Stadtbad Allgemeines). Zeitungsausschnitt der Neuen Augsburger Zeitung vom 02. März 1903 über die Eröffnung des Stadtbades. Dies geht u.a. aus einer von Hugo Forster gehaltenen Rede anlässlich der Eröffnung des Augsburger Stadtbades am 01. März 1903 hervor.

156 Vgl. StAA Bestand 11, Nr.1232 (Schenkung der Emilie Forster`schen Erben, Erbauung eines Volksbades). Brief der Geschwister Forster an den Augsburger Stadtmagistrat vom 18. April 1895. Der Brief der Geschwister Forster ist das einzige schriftliche Zeugnis bezüglich der Schenkung zur Erbauung eines Volksbades an die Stadt Augsburg. Ob eine offizielle Schenkungs-

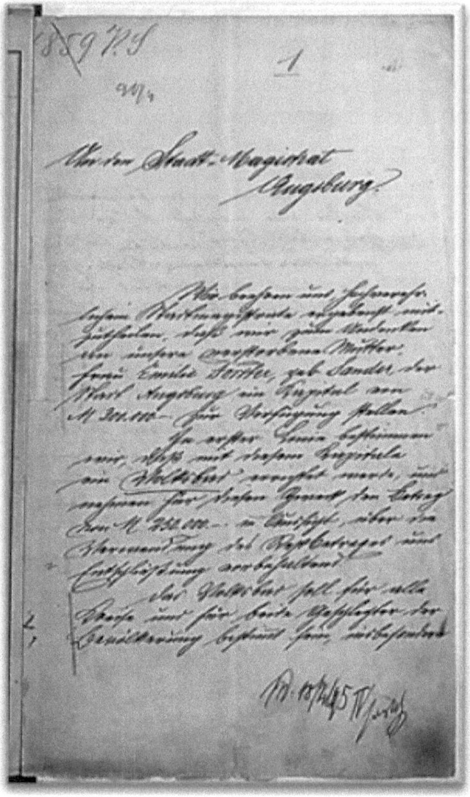
An den Stadt-Magistrat Augsburg

Abb. 8.1: Schenkungsbrief der Geschwister Forster vom 18. April 1895

urkunde oder dergleichen existiert, ist nach Angaben der Mitarbeiter des Augsburger Stadtarchives und Franz Ragutzkis nicht bekannt. Auch im Rahmen der vorliegenden Arbeit konnte keine offizielle Schenkungsurkunde ausfindig gemacht werden. Allerdings fiel bei den Recherchen auf, dass in Protokollen und Briefen des Stadtmagistrates immer wieder auf das Schreiben vom 18. April 1895 mit der Bezeichnung „Schenkungsurkunde" verwiesen wird, weshalb die Vermutung berechtigt scheint, dass vielleicht nie eine Urkunde existiert hat.

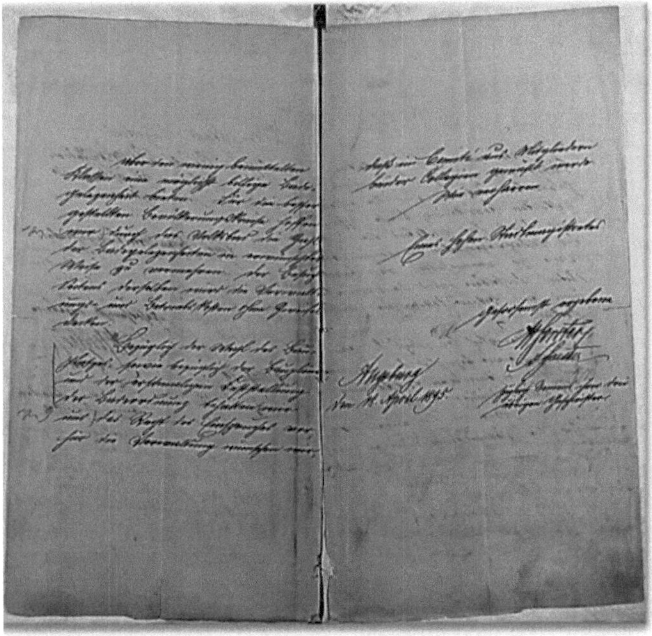
Augsburg
den 18. April 1895

Abb. 8.2: Schenkungsbrief der Geschwister Forster vom 18. April 1895[157]

Das von dem Betrage errichtete Volksbad sollte dabei *„[…] für alle Kreise und für beide Geschlechter der Bevölkerung bestimmt sein, insbesondere aber den wenig bemittelten Klassen eine möglichst billige Badegelegenheit bieten."*[158] Die Badeanstalt sollte sich zudem bestenfalls selbst erhalten, wobei es zur Gewährleistung günstiger Eintrittspreise für die ärmeren Bevöl-

157 Eine vergrößerte Abbildung des Briefes findet sich im Anhang der vorliegenden Arbeit.

158 Vgl. StAA Bestand 11, Nr.1232 (Schenkung der Emilie Forster`schen Erben, Erbauung eines Volksbades). Brief der Geschwister Forster an den Augsburger Stadtmagistrat vom 18. April 1895.

kerungsschichten nötig sei, dass auch Angehörige der besser gestellten Gesellschaftskreise mit dem Bad angesprochen werden, die durch das Zahlen höherer Preise ausgleichend für das geringe Entgelt der Unbemittelten eintreten und auf diese Weise die Betriebskosten decken sollten.[159] Diese von den Geschwistern Forster aufgestellte Forderung entsprach dabei ganz den Vorstellungen der Vertreter der deutschen Volksbadebewegung, da schon Leo Vetter postuliert hatte, dass durch die Einteilung des Badeangebotes in verschiedene Preisklassen nicht nur eine bestmögliche Rentabilität erzielt werden könne, sondern auch „*[…] billige Volksbäder und zwar in seltener Vollkommenheit und Schönheit finanziell zu ermöglichen […]*"[160] seien.

Darüber hinaus sollte auf Wunsch der Emilie Forster`schen Erben ein Komitee aus Mitgliedern der städtischen Gemeindekollegien gegründet werden, welchem die Verwaltung des Bauvorhabens obliegen würde. Als Anlass für die Schenkung wurde von der Familie Forster auf der Eröffnungsfeier des Stadtbades am 01. März 1903 schließlich erwähnt, damit einerseits dem Wunsch ihrer verstorbenen Mutter entsprochen zu haben und andererseits auf diese Weise ein Werk geschaffen zu wissen, welches den Wünschen weitester Kreise entsprechen und der Allgemeinheit dienen würde.[161] Susann Velte vermutet zudem, dass die Stiftung Karl Müllers zum Bau

159 Vgl. Ebd.

160 VETTER, Moderne Bäder, 1894, S. 64; Vgl. StAA Bestand 11, Nr.1232 (Schenkung der Emilie Forster`schen Erben, Erbauung eines Volksbades). Brief der Geschwister Forster an den Augsburger Stadtmagistrat vom 18. April 1895.

161 Mit diesen Worten begründete Hugo Forster den Anlass zur Schenkung in einer Ansprache auf der Eröffnungsfeier des Stadtbades am 01. März 1903. Vgl. StAA Bestand 50, Nr.1470 (Stadtbad Allgemeines). Zeitungsausschnitt der Neuen Augsburger Zeitung vom 02. März 1903 über die Eröffnung des Stadtbades; Bestand 11, Nr.1232 (Schenkung der Emilie Forster`schen Erben, Erbauung ei-

des Volksschwimmbades in München, die nur ein Jahr vor der Forster'schen Schenkung getätigt wurde, die Geschwister Forster in ihrer Entscheidung beeinflusst haben könnte, das Erbe ihrer Mutter ebenfalls für einen derartigen Zweck zur Verfügung zu stellen.[162] Am 20. April 1895 wurde vom Stadtmagistrat in einer Sitzung schließlich beschlossen, den

nes Volksbades). Brief der Geschwister Forster an den Augsburger Stadtmagistrat vom 18. April 1895.

162 Vgl. VELTE, Volksbäder in Bayern, 1990, S. 20. Velte stellt zudem die Vermutung auf, dass eine Frau namens Barbara Forster, von welcher sich ein Brief an den Stadtmagistrat und die Geschwister Forster in den Akten des Archivs findet und die Velte offenbar fälschlicherweise für die Schwägerin der verstorbenen Emilie Forster hält, Veranlassung zum Stiftungszweck gegeben haben könnte. Barbara Forster habe, so Velte, bereits in früheren Jahren durch einen Englandaufenthalt die Idee zur Errichtung eines Volksbades geäußert. Allerdings geht aus dem Brief, auf welchen sich Velte bezieht, eindeutig hervor, dass es sich bei Barbara Forster weder um die Schwägerin der Emilie Forster handelte, noch dass diese jemals in England verweilte. Vielmehr war diese Frau offenbar die alleinerziehende Witwe eines Herrn Josef Forster aus Bleistadt zu Böhmen, die von ihrem verstorbenen Manne seinerzeit erfahren hatte, dass reiche Anverwandte ihres Namens, die sich in England einst mit Schifffahrt befasst hätten, später nach Bayern übergesiedelt seien. Durch einen Zeitungsartikel habe Barbara Forster schließlich von der Augsburger Schenkung erfahren, weshalb sie die Bitte an den Stadtmagistrat bzw. die Familie Forster formuliert, dass falls es sich bei den Geschwistern Forster um ferne Verwandte von ihr handeln sollte, diese sie bei der Verwendung des Restbetrages von 50.000 M berücksichtigen möchten, da sie als Witwe mit vier Kindern nur über wenig Geld verfüge. Die Vermutung Veltes, dass Barbara Forster einen Anreiz zur Verwendung des Schenkungsbetrages zum Bau eines Volksbades gegeben haben könnte, kann somit ausgeschlossen werden. Vgl. StAA Bestand 11, Nr.1232 (Schenkung der Emilie Forster`schen Erben, Erbauung eines Volksbades). Brief von Barbara Forster an den Stadtmagistrat und die Geschwister Forster vom 26. April 1895.

Schenkungsbetrag in 3 ½-prozentigen Pfandbriefen verzinslich anzulegen.[163] Daneben wurden weitere 10.000 Mark dem Stadtetat entnommen und in den Baufonds zur Errichtung eines Volksschwimmbades einbezahlt, sodass der konkreten Planung des Vorhabens nun nichts mehr im Wege stand.[164]

2.3 Gut Ding will Weile haben – Die Gründung eines Volksbadkomitees, Standortprobleme und Volksbäderreise

2.3.1 Das Volksbadkomitee und dessen Projektvorstellungen

Entsprechend den Vorgaben der Stifterfamilie wurde bereits im Mai 1895 ein Komitee aus Mitgliedern der städtischen Gemeindebevollmächtigten und des Stadtmagistrates zum Bau eines Volksschwimmbades gegründet.[165] Dem Komitee gehörten darüber hinaus auch der Arzt R. Wolfrum sowie Albert Forster, der die Schenkung im Namen seiner Geschwister abgewickelt hatte, und der Stadtbaurat Fritz Steinhäußer an, dem auch die Bauleitung über das Bad unter Mithilfe der beiden Architekten Stein und Schempp übertragen wurde.[166] Bevor mit der Aufstellung eines konkreten

163 Vgl. StAA Sitzungsprotokolle des Stadtmagistrates vom 20. und 30. April 1895.

164 Vgl. StAA Bestand 11, Nr.1232 (Schenkung der Emilie Forster\`schen Erben, Erbauung eines Volksbades). Brief der Stadtkämmerei an den Stadtmagistrat vom 09. Mai 1895.

165 Vgl. StAA Bestand 11, Nr.1232 (Schenkung der Emilie Forster\`schen Erben, Erbauung eines Volksbades). Beschluss des Magistrates und der Gemeindekollegien vom 07.Mai 1895.

166 Vgl. StAA Bestand 11, Nr.1232 (Schenkung der Emilie Forster\`schen Erben, Erbauung eines Volksbades). Beschluss des Magistrates und der Gemeindekollegien vom 07. und 09. Mai 1895.

Bauprojektes begonnen werden konnte, wurden vom Komitee in mehreren Sitzungen zwischen 1896 und 1898 zunächst die wesentlichen Gesichtspunkte bezüglich der Finanzierung, des Standortes, der Größe und der Ausstattung des geplanten Volksschwimmbades diskutiert. Nach Berechnungen der Komiteemitglieder vom April 1896 würden dabei für den Bau der Badeanstalt etwa zwischen 280.000 und 330.000 Mark zur Verfügung stehen, die sich aus dem Schenkungsbetrag und dem angelegten Baufonds zuzüglich Zinsen ergeben würden, wobei die Hoffnung geäußert wurde, dass die Geschwister Forster möglicherweise auch noch die restlichen 50.000 Mark, über deren Verwendung noch vorbehalten wurde, für den Bau des Schwimmbades zur Verfügung stellen möchten.[167] Darüber hinaus war zunächst auch überlegt worden, die noch nötigen Mittel durch die Ausgabe von Anteilscheinen mit der Zusicherung einer mäßigen Verzinsung zu gewinnen, was nach Meinung der Komiteemitglieder jedoch vermutlich dem Willen der Schenker widersprochen hätte, weshalb von dieser Idee letztendlich abgesehen wurde.[168]

Als wichtigster Grundsatz wurde schließlich nochmals ausdrücklich festgelegt, dass ein *Volksbad* geschaffen werden sollte, das heißt

> „[...] ein Bad, welches bestimmt sein soll, nicht nur einer einzelnen Klasse der Bevölkerung, der wohlhabenden sowohl als der minderbemittelten, der männlichen u. weiblichen, das ganze Jahr über eine Badegelegenheit zu schaffen, in erster Linie Gelegenheit zu einem Schwimmbad [...]".[169]

---

167 Vgl. StAA Bestand 11, Nr.1232 (Schenkung der Emilie Forster`schen Erben, Erbauung eines Volksbades). Referat des Volksbadkomitees vom 01. April 1896.

168 Vgl. Ebd.

169 Ebd.

In diesem Zusammenhang wurde die Einteilung des Badeangebotes in zwei Preisklassen vorgesehen, denn die Arbeiterbevölkerung sollte die Möglichkeit haben,

> „[…] ein Schwimmbad – ohne Wäsche – um 10 Pf zu erhalten, ein Wannenbad um 20–25 Pf […]", während „[…] man von der bemittelten Bevölkerung, wenn das Bad entsprechend schön ausgestattet ist, sich den vollen Werth bezahlen lassen [könne]."[170]

Darüber hinaus war von Anbeginn diskutiert worden, ob das Bad lediglich mit einem oder aber aus Rentabilitätsgründen mit zwei Schwimmbassins ausgestattet werden sollte. So wurde unter anderem der Vorschlag gemacht, ein Bassin für die wohlhabenderen Gesellschaftsmitglieder und ein etwas einfacher Gestaltetes für die ärmere Bevölkerung einzurichten, wobei in den beiden Abteilungen die erforderliche Geschlechtertrennung jeweils zeitlich erfolgen würde.[171] Allerdings wurde gegen diese Idee der Einwand vorgebracht, dass im Falle der Einrichtung von zwei Schwimmbecken nicht nach Klassen, sondern lediglich nach Geschlechtern getrennt werden sollte, da die Teilung der Bassins in Klassen in keiner anderen Stadt der Fall sei.[172] Die Abendstunden sollten dabei in den Schwimmhallen der minder bemittelten Bevölkerung als sogenannte „Volksabende" bzw. „Volkstage" für die Hälfte des regulären Eintrittspreises freigehalten werden. Aus finanziellen Gründen könne letztendlich jedoch zunächst nur ein Bad mit *einem* Schwimmbassin errichtet werden, wobei der Bauplatz allerdings so gewählt und die Anlage so geplant werden sollte, dass sie *„[…] der Erweiterung fähig ist, daß insbesondere ein zweites Schwimmbassin […] eingebaut und […] das*

170 Ebd.

171 Vgl. Ebd.

172 Vgl. Ebd.

Bad später in eine Männer- u. Frauenabteilung abgetheilt werden kann."[173] Vorerst müsse die Geschlechter- und Klassentrennung durch unterschiedliche Badezeiten erfolgen.[174] Darüber hinaus sollte die Badeanstalt neben dem Schwimmbad aber auf jeden Fall auch Wannenbäder in kleinerem Umfang, die nötigen Reinigungsduschen und wenn möglich auch noch separate Brausebäder, Dampf- und Schwitzbäder sowie unter Vorbehalt Medizinalbäder erhalten, die alle zur Rentierlichkeit beitragen würden.[175] Des Weiteren wurde immer wieder betont, dass für ausreichende Luft- und Lichtverhältnisse in der Badeanstalt Sorge zu tragen sei und in Bezug auf Reinlichkeit nicht gespart werden dürfe, weshalb das Bad so eingerichtet werden müsse, *„[...] daß stets die größte Sauberkeit aufrecht erhalten werden kann."*[176] Oberster Grundsatz sollte zudem sein, dass das Bad die Betriebs- und Unterhaltungskosten, die vom Komitee mit 20.000–30.000 Mark berechnet worden waren, selbst deckt, was jedoch in Anbetracht der regen Besucherfrequenz der bereits bestehenden öffentlichen Badeanstalten zu erreichen sein müsste.[177] In diesem Zusammenhang wurde vom Komitee mit einer jährlichen Besucherzahl von 80.000 bis 100.000 Personen für das neue städtische Volksschwimmbad gerechnet, sodass sich bei einem durchschnittlichen Badepreis von 20 Pfennig jährliche Einnahmen von 16.000 bis 20.000 Mark ergeben würden. Eine 2-prozentige Verzinsung des Anlagekapitals mit 280.000 Mark würde schließlich 5.600 Mark jährlich betragen, was als Erneuerungsfonds angelegt werden könnte, sodass der restliche Betrag die Betriebs- und Unterhaltungskosten nach Meinung der Magis-

173 Ebd.

174 Vgl. Ebd.

175 Vgl. Ebd.

176 Ebd.

177 Vgl. Ebd.

tratsmitglieder und des Volksbadkomitees decken müsste.[178] Da es zur Deckung der Betriebs- und Unterhaltungskosten jedoch äußerst wichtig sei, dass das Bad gemäß den Vorstellungen der Stifterfamilie auch von der wohlhabenden Bevölkerung gerne genutzt werde, müsse die innere Ausstattung desselben unter Verzicht auf übermäßigen Luxus doch so gewählt werden, dass es auch dem reichen Privatmanne ein Bedürfnis sei dort zu verweilen.[179] Im Gegensatz zu der von Lassar propagierten rein funktionalen Gestaltung von Brausebädern sollte daher entsprechend den Vorstellungen der Hallenschwimmbadbefürworter mehr Wert auf die künstlerische Ausstattung der Baderäumlichkeiten gelegt werden, was den Erholungsaspekt und das Gefühl des Wohlbefindens zusätzlich betonen würde und der Förderung der Badebereitschaft in der Bevölkerung nur dienlich sein konnte.[180] Durch einen stärker künstlerisch-ästhetisch geprägten Volksbäderbau konnte laut Leo Vetter zudem zum Ausdruck gebracht werden, *„[...] welch hohe Bedeutung wir [die Deutschen, Anm. d. V.] dem Bade beimessen, welche Stelle es in dem Kulturleben unsers Volkes einzunehmen bestimmt ist."*[181]

Nach einigen Sitzungen des Volksbadkomitees und des Stadtmagistrates hatte sich allerdings herausgestellt, dass das zur Verfügung stehende Kapital immer noch nicht für den Bau eines Hallenschwimmbades mit den für eine Stadt wie Augs-

178 Vgl. Ebd.

179 Vgl. StAA Bestand 11, Nr.1232 (Schenkung der Emilie Forster`schen Erben, Erbauung eines Volksbades). Referat des Volksbadkomitees vom 01. April 1896; Protokollbericht vom 17. Dezember 1898.

180 Vgl. StAA Bestand 11, Nr.1232 (Schenkung der Emilie Forster`schen Erben, Erbauung eines Volksbades). Referat des Volksbadkomitees vom 01. April 1896; VETTER, Moderne Bäder, 1894, S. 63; VETTER, Bad der Neuzeit, 1904, S. 63.

181 VETTER, Bad der Neuzeit, 1904, S. 63; Vgl. auch VETTER, Moderne Bäder, 1894, S. 63/64.

burg erforderlichen Ausmaßen ausreichen würde, weshalb vom Stadtmagistrat am 16. Mai 1896 ein Brief an Albert Forster mit der Frage geschickt wurde, ob sich dieser und seine Geschwister schon über die Verwendung des Restbetrages von 50.000 Mark schlüssig seien.[182] Im Antwortschreiben vom 20. Mai 1896 erklärten sich die Geschwister Forster schließlich bereit, auch die restlichen 50.000 Mark für den Bau des Volksbades zur Verfügung zu stellen, *„[...] so daß für dasselbe die ganze Schenkung von M. 300.000 zur Verwendung kommen kann."*[183] Nachdem nun der gesamte Betrag von 300.000 Mark zuzüglich der Einlagen aus dem Baufonds zum Bau des Schwimmbades herangezogen werden konnte, erfolgte in einem nächsten Schritt die Suche nach einem passenden Standort, was sich für die Augsburger Gemeindekollegien und das Volksbadkomitee jedoch als ungeahnt schwierige Aufgabe herausstellen sollte, deren Lösung es letztendlich vier Jahre bedurfte.

2.3.2 Die Wahl des richtigen Bauplatzes

Die Schwierigkeit, einen geeigneten Bauplatz für das städtische Volksschwimmbad zu finden, geht aus mehreren Protokollberichten zwischen 1896 und 1898 hervor, in welchen verschiedene Standorte von den Mitgliedern des Volksbadkomitees diskutiert wurden. Da die Existenzfähigkeit und Wirtschaftlichkeit eines Volksbades nach den Vorstellungen der zeitgenössischen Volksbäderliteratur von einer günsti-

182 Vgl. StAA Bestand 11, Nr.1232 (Schenkung der Emilie Forster`schen Erben, Erbauung eines Volksbades). Brief des Stadtmagistrates an Albert Forster vom 16. Mai 1896.

183 Vgl. StAA Bestand 11, Nr.1232 (Schenkung der Emilie Forster`schen Erben, Erbauung eines Volksbades). Brief der Geschwister Forster vom 20. Mai 1896 an den Stadtmagistrat Augsburg.

gen Platzwahl an den Hauptverkehrsadern des städtischen Lebens abhängig war, musste der Standort für das Bad nach Meinung der Komiteemitglieder so gewählt werden, *„[...] daß er den weitesten Kreisen der Bevölkerung möglichst leicht zugänglich u. erreichbar ist, u. zwar sowohl der wohlhabenden als der Arbeiterbevölkerung."*[184] Darüber hinaus müsse der Bauplatz aber auch einer ausreichenden Versorgung mit Wasser Genüge leisten.[185] Aus finanziellen Gründen war vom Komitee dabei beschlossen worden, dass für den Bauplatz die Stadtgemeinde sorgen sollte, da der Standort für das Volksschwimmbad zwar möglichst in der Mitte der Stadt in einem bevölkerten Stadtteil liegen, gleichzeitig aber in den Erwerbskosten nicht allzu teuer sein sollte, weshalb zunächst nach billigen, bereits im Besitz der Gemeinde befindlichen Baugrundstücken gesucht wurde.[186] Vorgeschlagen wurden in diesem Zusammenhang das Gelände vor dem alten Theater, der Jesuitenkasernhof, ein Platz vor dem Vogeltor, Bauplätze vor dem Roten Tor sowie ein Platz in der Jakobervorstadt, für die Fritz Steinhäußer im Februar 1897 erste Planskizzen anfertigte (Abb. 9).[187]

---

184 Vgl. StAA Bestand 11, Nr.1232 (Schenkung der Emilie Forster`schen Erben, Erbauung eines Volksbades). Referat des Volksbadkomitees vom 01. April 1896; VETTER, Moderne Bäder, 1894, S. 54/55; LASSAR, Über Volksbäder, 1887, S. 18.

185 Vgl. StAA Bestand 11, Nr.1232 (Schenkung der Emilie Forster`schen Erben, Erbauung eines Volksbades). Protokoll über die Sitzung des Volksbadkomitees vom 01. April 1896.

186 Vgl. StAA Bestand 11, Nr.1232 (Schenkung der Emilie Forster`schen Erben, Erbauung eines Volksbades). Referat des Volksbadkomitees vom 01. April 1896 und Sitzungsprotokoll vom 17. Dezember 1898.

187 Vgl. StAA Bestand 11, Nr.1232 (Schenkung der Emilie Forster`schen Erben, Erbauung eines Volksbades). Sitzungsprotokolle des Volksbadkomitees vom 26. Februar und 04. März 1897, sowie Planskizzen Steinhäußers vom Februar 1897.

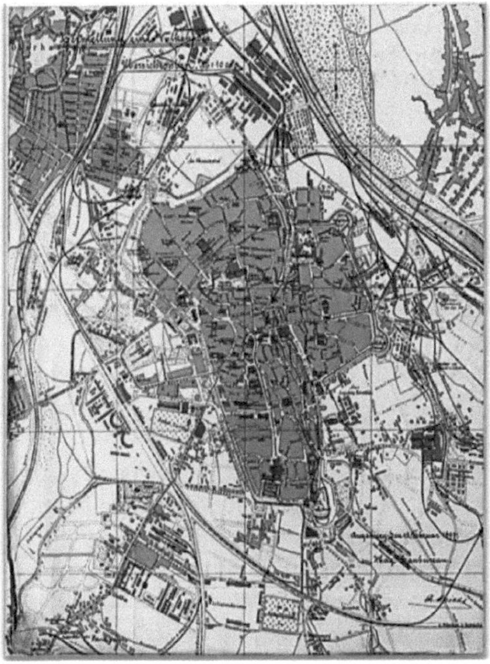

Abb. 9: Planskizze von Fritz Steinhäußer mit Einzeichnung der verschiedenen Standorte für das Volksschwimmbad vom 12. Februar 1897[188]

Die Wahl schwankte schließlich zwischen dem Gelände beim alten Theater und vor dem Roten Tor, wobei sich das Komitee am 16. Juli 1897 einstimmig für den Bauplatz vor dem Roten Tor aussprach und Steinhäußer mit der Ausarbeitung konkreter Pläne beauftragt wurde.[189] Im März 1898 war al-

188 Eine vergrößerte Abbildung des Planes findet sich im Anhang der vorliegenden Arbeit.

189 Vgl. StAA Bestand 11, Nr.1232 (Schenkung der Emilie Forster`schen Erben, Erbauung eines Volksbades). Beschluss des

lerdings eine Petition samt einer seitenlangen Unterschriftensammlung von einem Bürgerkomitee an den Stadtmagistrat gerichtet worden, in welchem die Bitte formuliert wurde,

> „[...] das Dank der hochherzigen Stiftung der verehrten Familie Forster für hiesige Stadt in Ausblick genommene ‚Volksbad' geneigtest nach dem Jakoberviertel verlegen & vom Platze vor dem roten Thore absehen zu wollen [...]"[190],

denn während von den städtischen Behörden bereits 1894 für die Arbeiterbevölkerung der beiden Wertachvorstädte das Brausebad an der Langenmantelstraße errichtet worden sei,

> „[...] fehlt dagegen der Jakobervorstadt jede öffentliche, sommerliche wie winterliche, Badegelegenheit [...]. Wir bitten daher dringenst, durch Verlegung des geplanten Volksbades nach der Jakobervorstadt [...] namentlich die vielen tausend Arbeiter, welche die großen Fabriken vor dem Jakoberthore beherbergen, beglücken zu wollen."[191]

Diese Agitation hatte den Stadtmagistrat und das Volksbadkomitee schließlich veranlasst, nochmals über den vorgesehenen Standort am Roten Tor zu diskutieren, zumal die Einrichtung einer Badegelegenheit in der Jakobervorstadt

---

Volksbadkomitees vom 16. Juli 1897 und Sitzungsprotokoll vom 17. Dezember 1898.

190 Vgl. StAA Bestand 11, Nr.1232 (Schenkung der Emilie Forster`schen Erben, Erbauung eines Volksbades). Petition eines Bürgerkomitees vom 03. März 1898 an den Stadtmagistrat.

191 Ebd.

einstimmig als unbedingtes Bedürfnis angesehen wurde.[192] Allerdings wurde von den Mitgliedern der Gemeindekollegien und des Stadtmagistrates befürchtet, dass ein Schwimmbad im Arbeiterviertel der Jakobervorstadt von der wohlhabenderen Bevölkerung nicht in der gewünschten Häufigkeit besucht werden würde, um die anfallenden Betriebskosten zu decken.[193] Aus diesem Grund wurde einerseits der Bau des in Kapitel 1.2.2 beschriebenen Volksbrausebades in der Jakobervorstadt beschlossen und darüber hinaus wurde andererseits auch vom Bauplatz vor dem Roten Tor als Standort für das zu errichtende Volksschwimmbad abgesehen, da dieser nun offenbar doch als zu teuer und zu weit vom Stadtzentrum entfernt erschien.[194]

Nachdem sich somit alle vorgeschlagenen Standorte letztendlich als unpassend erwiesen hatten, ruhten die letzten Hoffnungen des Volksbadkomitees auf dem Richter`schen Anwesen am Schmiedberg, auf welches Albert Forster und Fritz Steinhäußer aufmerksam gemacht hatten (Abb. 10).[195]

---

192 Vgl. StAA Bestand 11, Nr.1232 (Schenkung der Emilie Forster`schen Erben, Erbauung eines Volksbades). Sitzungsprotokoll vom 04. November und 17. Dezember 1898.

193 Vgl. Ebd.

194 Vgl. StAA Bestand 11, Nr.1232(Schenkung der Emilie Forster`schen Erben, Erbauung eines Volksbades). Sitzungsprotokoll vom 17. Dezember 1898.

195 Vgl. StAA Bestand 11, Nr.1232 (Schenkung der Emilie Forster`schen Erben, Erbauung eines Volksbades). Sitzungsprotokoll vom 04. November und 17. Dezember 1898; Brief Fritz Steinhäußers an den Stadtmagistrat vom 01. Dezember 1898.

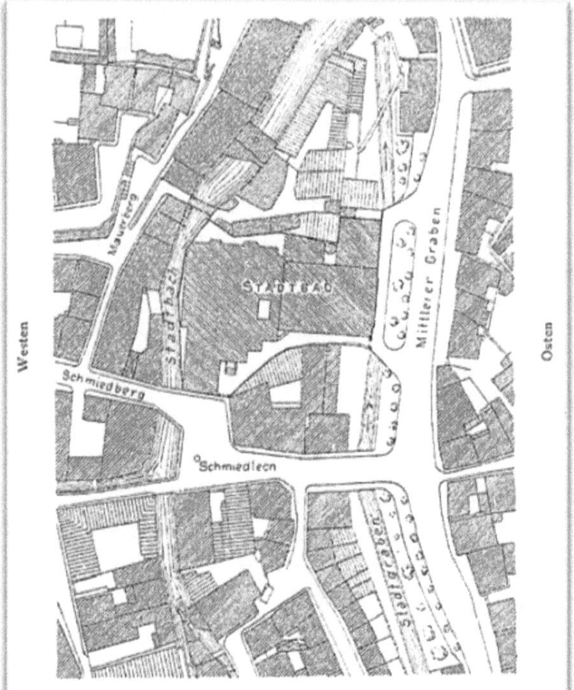

Abb. 1. Lageplan. — Masstab 1 : 2000.

Abb. 10: Historischer Lageplan des Stadtbades

Bei dem Anwesen handelte es sich um einen zentral gelegenen Platz an einer der Hauptverkehrsadern der Stadt, der an westlicher und östlicher Seite von den Wasserläufen des Stadtbaches und Stadtgrabens umschlossen und vom sogenannten Findelhauskanal durchflossen wurde und der sich zudem in nächster Nähe aller Mittelschulen sowie an der Peripherie eines ausgedehnten Arbeiterwohnviertels mit vielen

Fabrikanlagen befand.[196] Darüber hinaus stand das Grundstück noch in Verbindung mit dem gemeindlichen Eigentum am Stadtgraben und mittleren Graben, was in finanzieller Hinsicht einen Vorteil bedeutete, da keine allzu teuren Grundstücke mehr dazu erworben werden mussten. Am 24. Mai 1899 wurde der Standort am Schmiedberg schließlich zusammen vom Komitee, dem Stadtmagistrat und den Gemeindekollegien endgültig als Bauplatz für das Volksschwimmbad bestimmt.[197] Nach längeren Preisverhandlungen konnte im Juni 1899 der Stadtmagistrat das Grundstück am Schmiedberg von der Besitzerin Maria Richter für den stattlichen Preis von 150.000 Mark erwerben.[198] Die Suche nach einem geeigneten Bauplatz für das erste städtische Hallenschwimmbad in Augsburg hatte sich somit über vier Jahre lang hingezogen, dieser entsprach jedoch in seiner Lage allen Anforderungen der zeitgenössischen Volksbäderliteratur in bestmöglicher Weise.[199] Der Ausarbeitung eines konkreten Bauprojektes stand somit nichts mehr im Wege.

196 Vgl. StAA Bestand 11, Nr.1232 (Schenkung der Emilie Forster`schen Erben, Erbauung eines Volksbades). Protokollberichte des Volksbadkomitees vom 04. November und 17.Dezember 1898; STEINHÄUßER, Festschrift, 1902, S. 94.

197 Vgl. StAA Bestand 11, Nr.1232 (Schenkung der Emilie Forster`schen Erben, Erbauung eines Volksbades). Beschluss des Stadtmagistrates und der Gemeindekollegien vom 24. Mai 1899.

198 Vgl. STEINHÄUßER, Festschrift, 1902, S. 94; StAA Bestand 11, Nr.1232 (Schenkung der Emilie Forster`schen Erben, Erbauung eines Volksbades). Kaufvertrag zwischen der Stadtgemeinde Augsburg und Maria Richter vom 06. Juni 1899.

199 Vgl. VELTE, Volksbäder in Bayern, 1990, S. 25/31; VETTER, Moderne Bäder, 1894, S. 54/55; LASSAR, Über Volksbäder, 1887, S. 18.

2.3.3 Volksbäderreise und die Aufstellung eines Bauprojektes

Nachdem die Platzfrage und die wesentlichen Kriterien bezüglich der Ausstattung und architektonischen Gestaltung des Bades geklärt waren, wurde von Steinhäußer am 01. April 1900 ein konkretes Bauprojekt vorgelegt, das mit 485.000 Mark berechnet worden war.[200] Gleichzeitig wurde vom zweiten Augsburger Bürgermeister Gentner und dem Gemeindebevollmächtigten Grotz zusammen mit Steinhäußer eine Besichtigung von großen Badeanlagen in anderen deutschen Städten vorgenommen, *„[...] um sich über alle Neuerungen in derartigen Anstalten zu informieren."*[201] Besucht wurden dabei die städtische Volksbadeanstalt in Heilbronn, die städtische Volksbadeanstalt in Frankfurt a. M., das Gießener Volksbad, das städtische Volksbad in Düsseldorf, die Volksbadeanstalt in Eberfeld, die Volksbadeanstalt in Bochum, das Wilhelmsbad und Friedrichsbad in Magdeburg, das Volksbad in Karlsruhe, das Volksschwimmbad in Stuttgart sowie das Müller`sche Volksbad in München, wobei nach der Aussage Steinhäußers die Kommission überall *„[...] auf das freundlichste aufgenommen worden [ist] und [...] von allen Verwaltungen die eingehendsten Auskünfte und Ratschläge erhalten [hat]."*[202]

200 Vgl. STEINHÄUßER, Festschrift, 1902, S. 94; StAA Bestand 11, Nr.1232 (Schenkung der Emilie Forster`schen Erben, Erbauung eines Volksbades). Baupläne Steinhäußers; Bestand 11, Nr.1233 (Schenkung der Emilie Forster`schen Erben, Erbauung eines Volksbades). Sitzungsprotokolle des Stadtmagistrates vom 01. April und 02. Juni 1900.

201 STEINHÄUßER, Festschrift, 1902, S. 94; Vgl. StAA Bestand 11, Nr.1233 (Schenkung der Emilie Forster`schen Erben, Erbauung eines Volksbades). Protokoll des Stadtmagistrates und des Volksbadkomitees vom 01. und 13. Juni 1900.

202 STEINHÄUßER, Süddeutsche Bauzeitung, 1906, Nr.23, S. 179; Vgl. StAA Bestand 18, Nr.361 (Erbauung eines Volksbades). In einer Notiz vom 25. Juli 1902 werden sämtliche besichtigte Volksba-

Des Weiteren finden sich in den Akten des Stadtarchives auch eine Vielzahl an Prospekten und Werbezetteln der verschiedensten Hersteller von Badeeinrichtungen, was Auskunft darüber gibt, dass sich die Augsburger Gemeindekollegien äußerst intensiv mit der Ausstattung und Ausführung des ersten städtischen Hallenschwimmbades befasst haben und nichts dem Zufall überlassen wurde.[203] Aufgrund der gesammelten Erfahrungen wurde schließlich das Vorprojekt Steinhäußers nochmals einer Überarbeitung unterzogen und nun doch die Errichtung eines zweiten Schwimmbassins von Anbeginn beschlossen, nachdem sich das Vermögen aus der Stiftung auf 360.000 Mark erhöht hatte, das Kapital des angelegten Fonds auf 11.500 Mark verzinst war und die Stadtkommission überdies eine Geldsumme von 125.500 Mark bereit gestellt hatte.[204] Zudem wurde von der Einrichtung von separaten Brausebädern aufgrund der Erbauung des Volksbrausebades vor dem Jakobertor abgesehen und stattdessen die Einteilung der Wannenbäder nicht wie ursprünglich geplant in zwei, sondern in drei Klassen beschlossen. Darüber hinaus wurde auf die Einrichtung medizinischer Bäder vorerst verzichtet.[205] Im Januar 1901 wurden die von Steinhäußer ausgearbeiteten

deanstalten aufgelistet; Bestand 11, Nr.1233 (Schenkung der Emilie Forster`schen Erben, Erbauung eines Volksbades). Protokoll des Stadtmagistrates und des Volksbadkomitees vom 01. und 13. Juni 1900.

203 Vgl. StAA Bestand 11, Nr.1232–1235 (Schenkung der Emilie Forster`schen Erben, Erbauung eines Volksbades).

204 Vgl. STEINHÄUßER, Festschrift, 1902, S. 92; StAA Verwaltungsbericht des Stadtmagistrates Augsburg für das Jahr 1903; Bestand 11, Nr.1233 (Schenkung der Emilie Forster`schen Erben, Erbauung eines Volksbades). Magistratsbeschluss vom 02. Juni 1900 über die Einrichtung von zwei Schwimmbassins, sowie Protokollbericht vom 28. August 1900.

205 Vgl. STEINHÄUßER, Süddeutsche Bauzeitung, 1906, Nr.23, S. 180.

Baupläne samt Kostenvoranschlägen zur Begutachtung an die Geschwister Forster geschickt, wobei zudem vom Volksbadkomitee der Vorschlag unterbreitet worden war, das Bad als „Forster`sches Volksschwimmbad" zu bezeichnen.[206] Karl Forster erklärte sich im Namen seiner Geschwister mit dem vorgesehenen Projekt einverstanden, bat jedoch darum, von der Bezeichnung als „Forster`sches Bad" abzusehen und stattdessen eine Gedenktafel bezüglich der Stiftung im Eingangsbereich des Bades anzubringen.[207] Im Februar 1901 wurde das endgültige Bauprojekt schließlich auch von den städtischen Kollegien genehmigt.[208] Gleichzeitig waren die für den Bau noch notwendigen Mittel mit 535.000 Mark bewilligt worden, die sich aus einem detaillierten Kostenvoranschlag ergeben hatten, sodass mit der Ausführung des Baus am 01. Mai 1901 begonnen werden konnte.[209] Im Mai 1901 war darüber hinaus auch der Wettbewerb für die maschinellen und sanitären Einrichtungen eröffnet worden, aus dem die Gießener Firma Schaffstaedt erfolgreich hervorging, welche laut Rolf Behler zu den damaligen Marktführern bezüglich der Herstellung von Badeeinrichtungen zählte.[210] Alle übrigen Arbeiten am Bau sollten dagegen von heimischen Gewerbemeistern ausgeführt werden, weshalb das Volksschwimmbad laut Stein-

206 Vgl. StAA Bestand 11, Nr.1233 (Schenkung der Emilie Forster`schen Erben, Erbauung eines Volksbades). Protokoll des Stadtmagistrates und Volksbadkomitees vom 13. Januar 1901.

207 Vgl. Ebd.

208 Vgl. STEINHÄUßER, Süddeutsche Bauzeitung, 1906, Nr.23, S. 179.

209 Vgl. STEINHÄUßER, Festschrift, 1902, S. 94/95.

210 Vgl. StAA Bestand 11, Nr.1233 (Schenkung der Emilie Forster`schen Erben, Erbauung eines Volksbades). Sitzungsprotokolle des Volksbadkomitees vom Mai 1901; STEINHÄUßER, Schweizer Bauzeitung, 1904, S. 259; BEHLER, Reinlichkeit, 1991, S. 133/134.

häußer *„[...] ein Denkmal der Bedeutung heimischen Gewerbefleißes und heimischer Leistungsfähigkeit darstellen wird."*[211]

2.4 Bauausführung und Verwaltung des Stadtbades

Bevor mit dem eigentlichen Bau des Augsburger Volksschwimmbades begonnen werden konnte, mussten von Steinhäußer und seinen Mitarbeitern zunächst einige technische Schwierigkeiten bezüglich des Baugrundes behoben werden, der sich aufgrund der beiden angrenzenden Kanalläufe des Stadtbaches und Stadtgrabens sowie dem durchfließenden Findelhauskanal als äußerst schlammig erwiesen hatte.[212] Nachdem in einem ersten Schritt die bestehenden Gebäude auf dem Bauplatz abgerissen worden waren, wurde zur Fundierung des geplanten Bauwerkes als nächstes ein umfassender Pfahlrost erstellt sowie die Kanalwandungen erneuert, der Stadtgraben aufgeschüttet und der Findelhauskanal frisch gefasst (Abb. 11).[213]

211 STEINHÄUßER, Festschrift, 1902, S. 99.

212 Vgl. STEINHÄUßER, Festschrift, 1902, S. 94/95; VELTE, Volksbäder in Bayern, 1990, S. 32.

213 Vgl. STEINHÄUßER, Festschrift, 1902, S. 95; VELTE, Volksbäder in Bayern, 1990, S. 32.

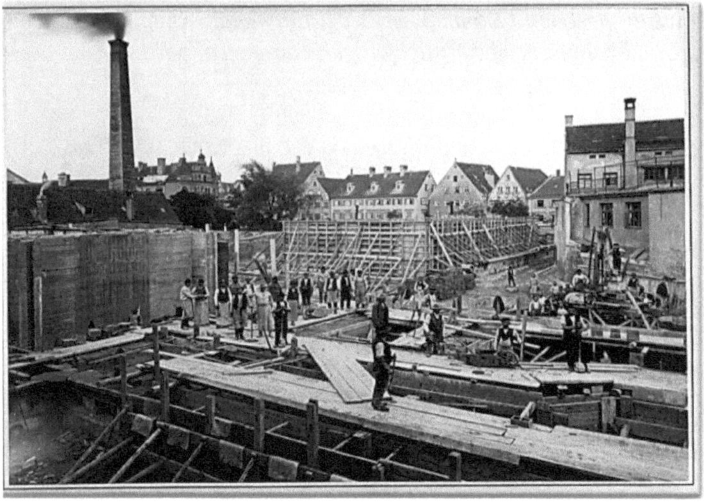

Abb. 11: Fundierungsarbeiten des Frauenschwimmbades, um 1901

Allein die Kosten für die Absicherung des Baugrundes beliefen sich dabei auf 277.900 Mark, wie aus einem Brief des städtischen Baubüros an den Magistrat vom Juni 1901 hervorgeht.[214] Sämtliche Fundamente des Gebäudes wurden schließlich bis auf Sockelhöhe in Portlandzementstampfbeton ausgeführt, während das darüber aufgehende Mauerwerk aus hartgebrannten, roten Maschinensteinen hergestellt und gegen aufsteigende Feuchtigkeit durch Bleiisolierplatten geschützt wurde.[215] Zudem erhielten sämtliche Außenmauern der Baderäume eine zehn Zentimeter dicke Luftschichtisolierung, um ein Durchdringen von kalter Luft und Feuchtigkeit

214 Vgl. StAA Bestand 11, Nr.1232 (Schenkung der Emilie Forster`schen Erben, Erbauung eines Volksbades). Brief des Baubüros an den Stadtmagistrat vom Juni 1901.

215 Vgl. STEINHÄUßER, Festschrift, 1902, S. 94/95.

zu verhindern.[216] Die beiden Schwimmbassins wurden ebenfalls aus Portlandzementstampfbeton hergestellt und mussten aufgrund des hohen Grundwasserspiegels auf Pfeilern aus Klinkermauerwerk angebracht werden, die durch eisenarmierte Betonbögen miteinander verbunden waren. Sämtliche Zwischendecken des Bades wurden darüber hinaus in Beton ausgeführt, während Holz nur sehr sparsam verwendet wurde.[217]

Am 14. Mai 1902 konnten die Rohbauarbeiten schließlich beendet und sämtliche Gerüste entfernt werden.[218] Am 16. Mai 1902 hatten die Mitglieder der städtischen Gemeindekollegien die Möglichkeit, das Bad zu besichtigen und im Dezember des gleichen Jahres wurde die Bezeichnung des Volksschwimmbades als „Stadtbad" beschlossen.[219] In einem Plenarbeschluss vom 31. Januar 1903 wurde bezüglich der Verwaltung des Hallenschwimmbades zudem festgelegt, dass dieses als Gemeindeanstalt unter der Aufsicht des Magistrates stehen sollte, wobei zusätzlich ein Verwaltungsrat bestellt wurde, der sich aus den magistratischen Referenten, einem bürgerlichen Magistratsmitglied sowie einem Mitglied der städtischen Gemeindekollegien zusammensetzten soll-

216 Vgl. Ebd., S. 95.

217 Vgl. Ebd., S. 95.

218 Vgl. StAA Bestand 18, Bauakte 33; Bestand 11, Nr.1233 (Schenkung der Emilie Forster`schen Erben, Erbauung eines Volksbades). Magistratisches Circular an die Herren Gemeindebevollmächtigten vom 14. Mai 1902; VELTE, Volksbäder in Bayern, 1990, S. 33.

219 Vgl. StAA Verwaltungsberichte des Augsburger Stadtmagistrates für die Jahre 1901/1902; Bestand 11, Nr.1233 (Schenkung der Emilie Forster`schen Erben, Erbauung eines Volksbades). Magistratisches Circular an die Herren Gemeindebevollmächtigten vom 14. Mai 1902 mit Einladung zur Besichtigung des Bades am 16. Mai 1902; VELTE, Volksbäder in Bayern, 1990, S. 33.

te.[220] Als Stadtbadverwalter wurde Ludwig Rebel festgesetzt, bei dem es sich um einen seit 1883 in städtischen Diensten stehenden Beamten handelte, welchem im Rahmen der ausgiebigen Planung des Stadtbades offenbar die Möglichkeit gegeben worden war, sich in verschiedenen größeren Badeanstalten über seine zukünftigen Aufgaben zu informieren.[221]

Am 01. März 1903 konnte das erste Augsburger Hallenschwimmbad schließlich feierlich der Öffentlichkeit übergeben werden. Die endgültige Bauzeit hatte insgesamt eineinhalb Jahre betragen und die finalen Baukosten beliefen sich auf die für die damalige Zeit stattliche Summe von 952.246 Mark.[222]

2.5 „Mens sana in corpore sano" – Die feierliche Eröffnung und Inbetriebnahme des Augsburger Stadtbades am 01. März 1903

> „Von den Giebelseiten des stattlichen Gebäudes wehten Flaggen in den städtischen und bayerischen Farben. Das Portal zeigte liebliches Kranzgewinde, während der Eingang zur Freitreppe in eine Festtribüne verwan-

220 Vgl. StAA Bestand 11, Nr.1236 (Stadtbad, Betriebsetat, Gebührentarif 1902–1905). Plenarbeschluss des Augsburger Stadtmagistrates vom 31. Januar 1903 bezüglich der Verwaltung des Stadtbades; Bestand 34, Nr.814 (Stadtbad Korrespondenzen 1896–1939). Brief des Augsburger Stadtmagistrates an die Stadtgemeinde Dortmund vom 14. Februar 1907, in welchem Auskunft über die Planungsgeschichte und Verwaltung des Stadtbades gegeben wird.

221 Vgl. StAA Bestand 11, Nr.1236 (Stadtbad, Betriebsetat, Gebührentarif 1902–1905). Plenarbeschluss des Augsburger Stadtmagistrates vom 31. Januar 1903 bezüglich der Verwaltung des Stadtbades; Bestand 34, Nr.814 (Stadtbad Korrespondenzen 1896–1939). Brief des Augsburger Stadtmagistrates an die Stadtgemeinde Dortmund vom 14. Februar 1907, in welchem Auskunft über die Planungsgeschichte und Verwaltung des Stadtbades gegeben wird.

222 Vgl. STEINHÄUßER, DVöG, 1906, S. 30.

delt ward, die Schmuck von Tannengrün und solchen von Tüchern in städtischen Farben aufwies."[223]

Mit diesen Worten beschreibt der Verfasser eines Artikels in der *Neuen Augsburger Zeitung* vom 02. März 1903 das Bild, welches sich ihm einen Tag zuvor auf der Einweihungsfeier des Stadtbades geboten hatte. Die Eröffnung des Volksschwimmbades stand dabei unter dem Motto „In den Wellen sich bewegen, bringt an Leib und Seele Segen", wie aus der Überschrift der „Ordnung für das Schauschwimmen" hervorgeht, welches anlässlich der Inbetriebnahme des Stadtbades von der Schwimmabteilung des 1847 gegründeten Augsburger Turnvereins veranstaltet wurde (Abb. 12). Den geladenen Gästen, bei welchen es sich ausschließlich um wichtige Persönlichkeiten des öffentlichen und geistlichen Lebens handelte, sollte dabei durch die Vorführung verschiedener Schwimmarten, der Musterabhaltung eines Schwimmunterrichts, Gesellschafts- und Gruppensprünge, Tauch- und Rettungsübungen sowie Kürschwimmen der Betrieb eines Hallenschwimmbades aufgezeigt werden.[224]

223 Artikel in der Neuen Augsburger Zeitung vom 02. März 1903 über die Eröffnung des Stadtbades. StAA Bestand 50, Nr.1470 (Stadtbad Allgemeines).

224 Vgl. StAA Bestand 50, Nr.1470 (Stadtbad Allgemeines). Artikel in der Neuen Augsburger Zeitung vom 02. März 1903; Vgl. auch Artikel in der Augsburger Abendzeitung vom 02. März 1903.

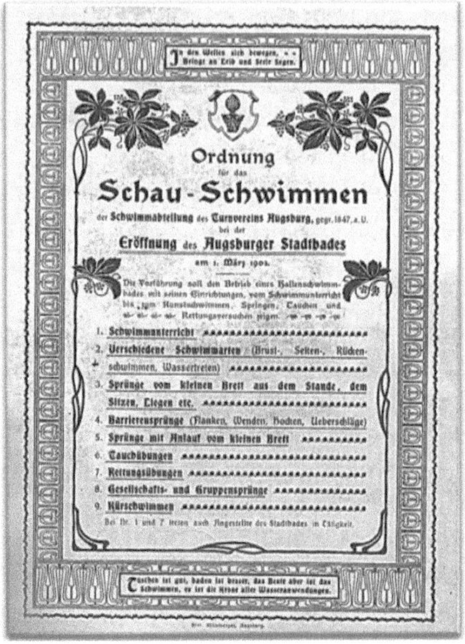
In den Wellen sich bewegen,
Bringt an Leib und Seele Segen.

Ordnung
für das
Schau-Schwimmen
der Schwimmabteilung des Turnvereins Augsburg, gegr. 1847, e.V.
bei der
Eröffnung des Augsburger Stadtbades
am 1. März 1903.

Die Vorführung soll den Betrieb eines Hallenschwimmbades mit seinen Einrichtungen, vom Schwimmunterricht bis zum Kunstschwimmen, Springen, Tauchen und Rettungsversuchen zeigen.

1. Schwimmunterricht
2. Verschiedene Schwimmarten (Brust-, Seiten-, Rückenschwimmen, Wassertreten)
3. Sprünge vom kleinen Brett aus dem Stande, dem Sitzen, Liegen etc.
4. Barrierensprünge (Flanken, Wenden, Hocken, Ueberschläge)
5. Sprünge mit Anlauf vom kleinen Brett
6. Tauchübungen
7. Rettungsübungen
8. Gesellschafts- und Gruppensprünge
9. Kürschwimmen

Bei Nr. 1 und 7 treten auch Angestellte des Stadtbades in Tätigkeit.

Duschen ist gut, baden ist besser, das Beste aber ist das Schwimmen, es ist die Krone aller Wasseranwendungen.

Abb. 12: Ordnung für das Schauschwimmen zur Eröffnung des Stadtbades am 01. März 1903

Zuvor hatte Fritz Steinhäußer eine Rede über die Entstehungsgeschichte des Stadtbades gehalten, in welcher er einleitend die Notwendigkeit der öffentlichen Gesundheitspflege und daraus resultierend der Förderung des Badewesens betonte und die er mit den Worten schloss, *„[...] daß das Bad jederzeit zum Wohle der Einwohnerschaft beitragen möge."*[225] Im Anschluss daran hatte der zweite Augsburger Bürgermeister Gentner den Geschwistern Forster, von welchen lediglich der Rittmeister a.D. Hugo Forster zur Eröffnungsfeier kommen

225 Fritz Steinhäußer auf der Eröffnungsfeier des Stadtbades. StAA Bestand 50, Nr.1470 (Stadtbad Allgemeines). Zeitungsartikel der Neuen Augsburger Zeitung vom 02. März 1903; Vgl. auch Artikel in der Augsburger Abendzeitung vom 02. März 1903.

konnte, seinen herzlichsten Dank ausgesprochen, da mit deren Schenkung der von den städtischen Kollegien längst gehegte Wunsch verwirklicht werden konnte, durch den Bau eines ganzjährig benutzbaren Volksschwimmbades einen Beitrag zur öffentlichen Gesundheitspflege zu leisten, nachdem Augsburg

> „[…] in den letzten Jahrzehnten nichts versäumt [hat], um die Gesundheitsverhältnisse hier vorzüglich zu gestalten, so durch ihre Trinkwasserversorgung und durch eine großartige Anlage, welche der Reinhaltung, Sanirung des Bodens und des Untergrundes dienen."[226]

Mit dem Stadtbad sei schließlich zusätzlich ein Werk geschaffen worden,

> „[…] das jedem Einzelnen Gelegenheit geben soll, seine Gesundheit zu erhalten und zu stärken, und welches damit auch zur Gesundheit und kräftigen Entwicklung der Generation selbst beitragen soll. Das Sprichwort „Nur in einem gesunden Körper wohnt ein gesunder Geist" ist in unserer Zeit mit ihrer hastenden, nervenerregenden Thätigkeit mehr als je zu beachten. Wir glauben mit dieser Anstalt eine volksthümliche Anlage ersten Ranges geschaffen zu haben, da nicht leicht eine andere Anstalt wie die unsrige so sehr geeignet ist, ein Gemeingut aller zu sein. Das Bad ist bestimmt für alle Stände ohne Unterschied des Ranges. […] Wir haben all` das zu verwerten gesucht, was man anderweitig,

226 Der zweite Augsburger Bürgermeister Gentner in seiner Rede anlässlich der Eröffnung des Stadtbades. StAA Bestand 50, Nr.1470 (Stadtbad Allgemeines). Zeitungsartikel der Neuen Augsburger Zeitung vom 02. März 1903.

> wo solche Anstalten bestehen, mit gutem Erfolge angewendet hat."[227]

Wie in der Ansprache Gentners und auch schon dem Motto der Eröffnung deutlich wird, war in Augsburg der Bau eines Volksschwimmbades nicht nur als Beitrag zur Förderung der körperlichen Gesundheit und Leistungsfähigkeit verstanden worden, sondern entsprechend der zeitgenössischen Vorstellungen auch mit der Hoffnung verbunden, eine Stätte der Regeneration für den von der Industrialisierung geprägten Stadtmenschen geschaffen zu haben, die eine positive Auswirkung auf die physische wie psychische Entwicklung der Bevölkerungsmitglieder haben würde. Dass mit dem Stadtbad nicht nur der Gedanke an eine Förderung der körperlichen, sondern auch der geistigen Gesundheit verbunden war, geht aber nicht nur aus der Rede Gentners hervor, sondern auch aus einem Prospekt (Abb. 13), der anlässlich der Eröffnung des Stadtbades gedruckt worden war und in welchem der Zweck des Bades direkt angesprochen wird, nämlich *„[…] eine Stätte zu sein der Erhaltung der Gesundheit und der Erfrischung und Stärkung des Körpers und des Geistes."*[228]

227 Ebd.

228 Schlusswort im Prospekt zur Eröffnung des Stadtbades. StAA Bestand 18, Nr.361 (Erbauung eines Volksbades).

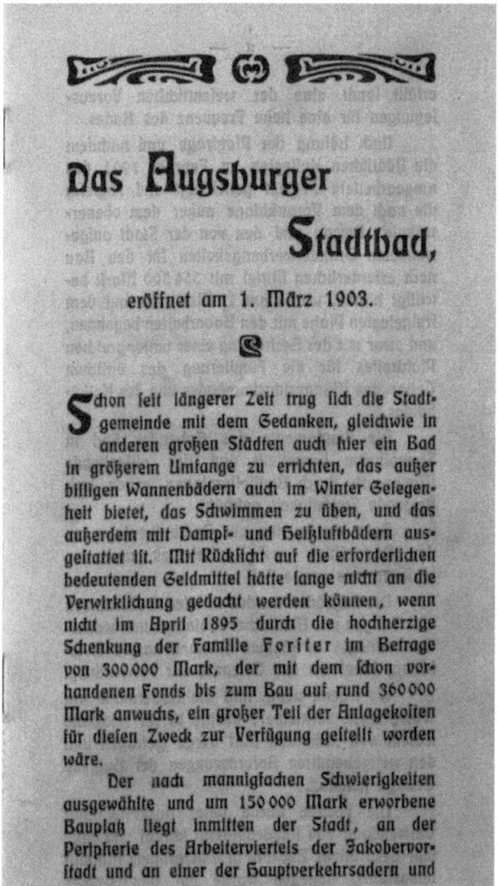

Das Augsburger Stadtbad,

eröffnet am 1. März 1903.

Schon seit längerer Zeit trug sich die Stadtgemeinde mit dem Gedanken, gleichwie in anderen großen Städten auch hier ein Bad in größerem Umfange zu errichten, das außer billigen Wannenbädern auch im Winter Gelegenheit bietet, das Schwimmen zu üben, und das außerdem mit Dampf- und Heißluftbädern ausgestattet ist. Mit Rücksicht auf die erforderlichen bedeutenden Geldmittel hätte lange nicht an die Verwirklichung gedacht werden können, wenn nicht im April 1895 durch die hochherzige Schenkung der Familie Forster im Betrage von 300 000 Mark, der mit dem schon vorhandenen Fonds bis zum Bau auf rund 360 000 Mark anwuchs, ein großer Teil der Anlagekosten für diesen Zweck zur Verfügung gestellt worden wäre.

Der nach mannigfachen Schwierigkeiten ausgewählte und um 150 000 Mark erworbene Bauplatz liegt inmitten der Stadt, an der Peripherie des Arbeiterviertels der Jakobervorstadt und an einer der Hauptverkehrsadern und

Abb. 13: Prospekt zur Eröffnung des Stadtbades

Als Zeichen des Dankes an die Geschwister Forster wurde schließlich eine Gedenktafel im Vestibül des Stadtbades enthüllt (Abb. 14).

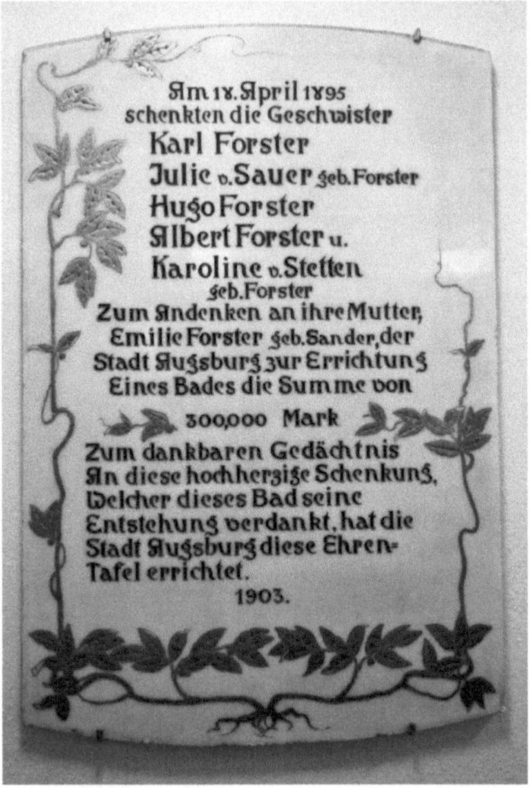

Abb. 14: Original Gedenktafel an die Geschwister Forster
im heutigen Saunabereich des Stadtbades

Darüber hinaus sollten den Schenkern Ehrenkarten ausgestellt werden, welche diese samt ihre Familien zur unentgeltlichen Benutzung des Stadtbades in allen einzelnen Abteilungen berechtigte (Abb. 15).[229]

229 Vgl. StAA Bestand 11, Nr.1236 (Stadtbad, Betriebsetat, Gebührentarif 1902–1905). Beschluss des Stadtbad–Verwaltungsrates vom

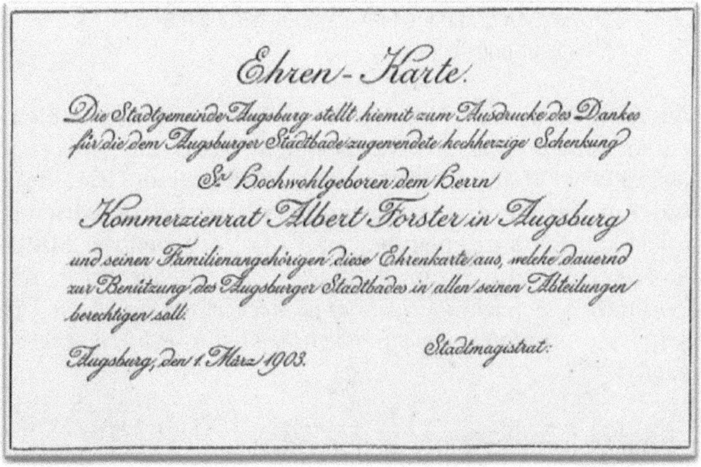

Ehren-Karte.

Die Stadtgemeinde Augsburg stellt hiemit zum Ausdrucke des Dankes für die dem Augsburger Stadtbade zugewendete hochherzige Schenkung

Sr. Hochwohlgeboren dem Herrn

Kommerzienrat Albert Forster in Augsburg

und seinen Familienangehörigen diese Ehrenkarte aus, welche dauernd zur Benützung des Augsburger Stadtbades in allen seinen Abteilungen berechtigen soll.

Augsburg, den 1. März 1903. Stadtmagistrat:

Abb. 15: Ehrenkarte für Albert Forster

Nachdem abschließend auch noch Hugo Forster den städtischen Kollegien und allen am Bau des Stadtbades mitwirkenden Personen im Namen seiner Geschwister den größten Dank ausgesprochen hatte, konnte das Stadtbad unter der von Vertretern der deutschen Volksbadebewegung vielfach postulierten Parole „Duschen ist gut, baden ist besser, das Beste aber ist das Schwimmen, es ist die Krone aller Wasseranwendungen“[230] der Öffentlichkeit übergeben werden.

23. Februar 1903 über die Anfertigung von Ehrenkarten für die Geschwister Forster und Brief von Albert Forster vom 14. März 1903, in welchem sich dieser über die zugesandte Ehrenkarte bedankt.

230 Schriftzug auf der Ordnung zum Schauschwimmen.

2.6 Schwimmen und Baden im Jugendstilambiente – Architektur und Technik

Mit dem Stadtbad (Abb. 16, Abb. 17) war von Fritz Steinhäußer nach eigenen Angaben ein Volksbad *„solidester Konstruktion“*[231] geschaffen worden, das in seiner Gestaltung und Ausstattung den Anforderungen der zeitgenössischen Volksbäderliteratur entsprach und die Vorgaben der Stifterfamilie erfüllte, nicht nur *„[...] dem Volke im allgemeinen, sondern auch dem reichen Privatmanne noch etwas bieten zu können, was er in seiner eigenen Häuslichkeit sich nicht zu schaffen vermag.“*[232]

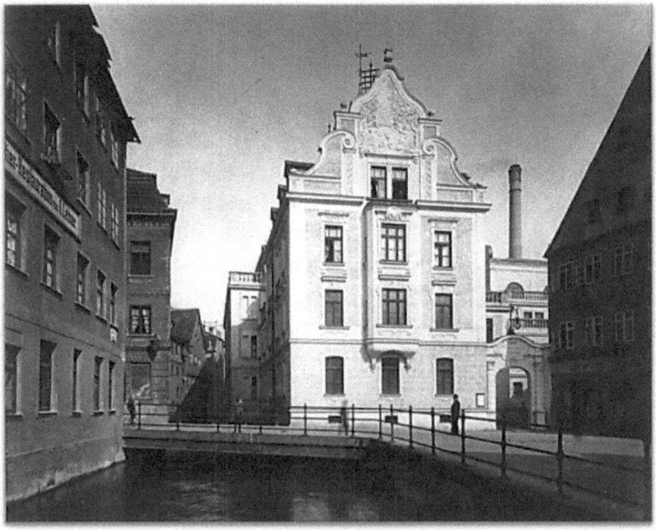

Abb. 16: Hauptfassade des Stadtbades mit dem Haupteingang am Schmiedlech, um 1903/1906

231 STEINHÄUßER, Festschrift, 1902, S. 95.

232 Ebd., S. 95.

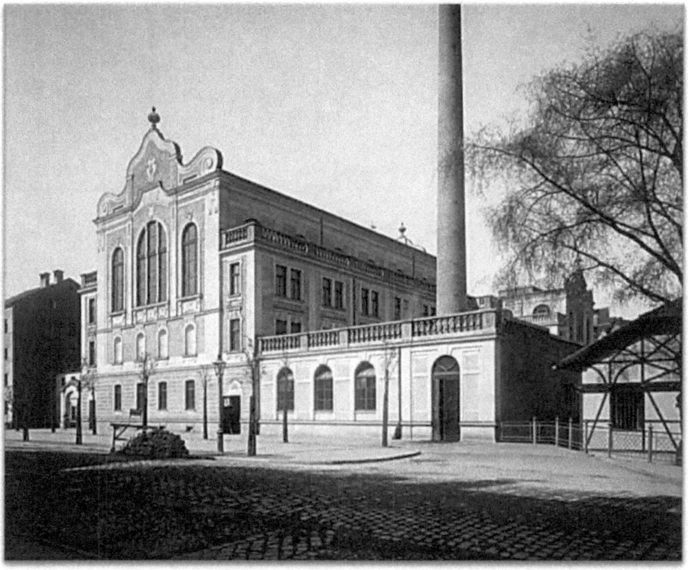

Abb. 17: Rückfassade des Stadtbades, um 1903/1906

Die Außenfassade war dabei von Steinhäußer „*[...] unter ausschließlicher Verwendung von Putzarchitektur äußerst schlicht, ohne viel dekoratives Beiwerk und doch dem Zwecke entsprechend würdig [...]*"[233] in silbergrauem Maltalit ausgeführt worden, wobei das schmale Vordergebäude gegen Süden für Wannenbäder I., II. und III. Klasse sowie Verwaltungszwecke ausgenützt worden war, während gegen Westen eine Frauenschwimmhalle, gegen Osten eine Männerschwimmhalle angelegt und in der Mitte des gesamten Gebäudes Schwitzbäder I. und II. Klasse samt dazugehörigen Ruheräumen sowie ein Knet- bzw. Massageraum untergebracht waren (Abb. 18, Abb. 19).[234]

233 Ebd., S. 95.

234 Vgl. STEINHÄUßER, Süddeutsche Bauzeitung, 1906, Nr.23, S. 179.

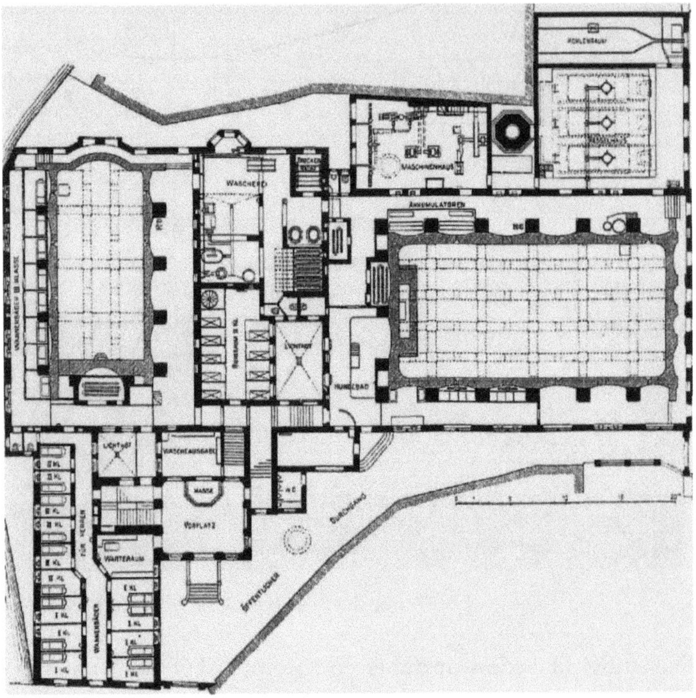

Abb. 18: Grundriss vom Erdgeschoss des Stadtbades[235]

235 Eine vergrößerte Abbildung der beiden Grundrisse findet sich im Anhang der vorliegenden Arbeit.

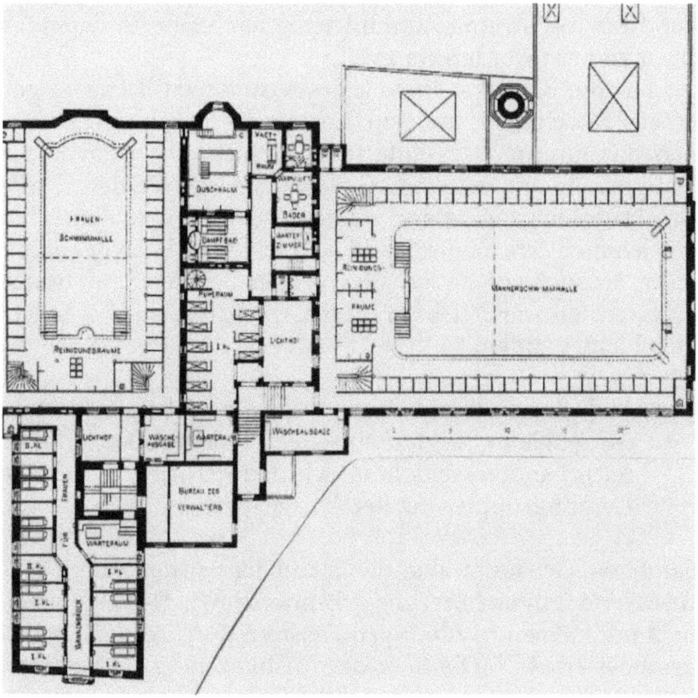

Abb. 19: Grundriss vom Ersten Obergeschoss des Stadtbades

Des Weiteren beherbergte das Stadtbad auch noch eine maschinell betriebene Wäscherei, einen Friseurladen, zwei Dienstwohnungen sowie mehrere Pissoirs und Aborte mit Wasserspülung, wobei das Abwasser einem dafür eingerichteten Caisson im Keller zugeführt und von dort geklärt in den Straßenkanal eingeleitet wurde.[236] Zudem war entsprechend den Vorstellungen der Vertreter der Volksbadebewegung sogar ein Hundebad mit eigenem, kleinen Bassin eingerichtet worden, da ungepflegte Hunde als regelrechte Brutstätten

236 Vgl. STEINHÄUßER, Festschrift, 1902, S. 94–99.

von Krankheitskeimen und hygienische Gefahr für deren Besitzer erkannt worden waren.[237]

Für die Bewerkstelligung des technischen Betriebes gab es ein Maschinen- und ein Kesselhaus mit Kohlenschuppen, das aufgrund des einfacheren Kohlentransportes an der Hauptstraße am mittleren Graben angelegt worden war.[238] Der Haupteingang befand sich dagegen zum Stadtbach hin am Schmiedlech, da das Stadtbad dort sowohl von der Stadtmitte, als auch von außerhalb von allen Seiten aus am besten zu erreichen war.[239] Durch diese Grunddisposition war laut Steinhäußer zudem

> „[...] einerseits eine entsprechende Uebersichtlichkeit der Zugänge zu den einzelnen Badegruppen, [...], erreicht, andererseits liess sich dadurch eine malerische Gesamtgruppierung der Anlage erzielen."[240]

Sämtliche Gebäudetrakte des Stadtbades waren durch eine rustizierte Erdgeschosszone gekennzeichnet, die sich über einem mit kleinen rechteckigen Fenstern durchsetzten Sockelgeschoss erhob.[241] Die über der Rustikazone glatt verputzte Wandfläche war dagegen durch umlaufende schmale Gesimsbänder und hochrechteckige Fenster gegliedert.[242] Den Abschluss der Hauptgebäude bildeten zudem hohe Giebel, die zu den Seiten volutenartig ausliefen und in ihren Feldern mit Stuckreliefs geschmückt waren, die der damals verbrei-

237 Vgl. VETTER, Moderne Bäder, 1894, S. 143.

238 Vgl. STEINHÄUßER, Süddeutsche Bauzeitung,1906, Nr.23, S. 179.

239 Vgl. STEINHÄUßER, Schweizer Bauzeitung, 1904, S. 232/233.

240 Vgl. STEINHÄUßER, Süddeutsche Bauzeitung, 1906, Nr.23, S. 179.

241 Vgl. VELTE, Volksbäder in Bayern, 1990, S. 35.

242 Vgl. Ebd., S. 36.

teten Kunstrichtung des Jugendstils entsprechend badende Nymphen, Fische oder florale Ornamentik zeigten.[243]

Bei der Gestaltung der Innenräume war von Steinhäußer insgesamt auf die Wahl des besten Materials und *„[...] künstlerisches Gepräge [...], jedoch mit Ausschluß von allem unnötigen Luxus, [...]“*[244] besondere Rücksicht genommen worden.

So waren die Fußböden in allen Baderäumen und Gängen mit Mettlacher Mosaikplatten wasserdicht verlegt und die Wände *„im Interesse der Reinlichkeit“*[245] mit Wandfliesen verkleidet worden. Sämtliche Badegarnituren in den Warteräumen waren darüber hinaus in poliertem Rotguss hergestellt worden.[246] Das hinter dem Haupteingang gelegene Vestibül mit dem Kassenhäuschen (Abb. 20) war *„[...] architektonisch etwas reicher ausgestattet, behaglich durchwärmt, mit Sitzgelegenheiten versehen und zeigt an einer Wandfläche die Ehrentafel für die Familie Forster.“*[247]

---

243 Vgl. Ebd., S. 36/38.

244 STEINHÄUßER, Festschrift, 1902, S. 95.

245 STEINHÄUßER, Schweizer Bauzeitung, 1904, S. 256.

246 Vgl. STEINHÄUßER, Festschrift, 1902, S. 95.

247 STEINHÄUßER, Schweizer Bauzeitung, 1904, S. 233.

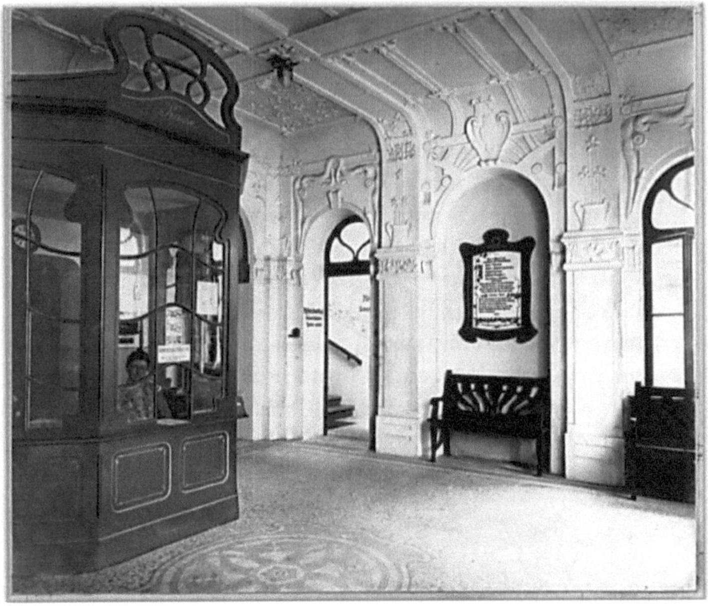

Abb. 20: Vestibül des Stadtbades mit Kassenhäuschen und Stiftertafel

Die Wände und Decken waren mit floralen Stuckverzierungen geschmückt, der Fußboden bestand aus einem ornamental gestalteten Terrazzoboden und das Kassenhäuschen war mit kunstvollem Schnitzwerk verziert.[248] Vom Vestibül aus waren sämtliche Bade- und Betriebsräume unmittelbar erreichbar, zudem fand bereits hier die Trennung der Badegäste nach Geschlechtern statt. Frauen gelangten über eine breite Kunststeintreppe auf der linken Seite zu den ihnen zugewiesenen Abteilungen, während eine zweite steinerne Treppe auf der rechten Seite zu den Badebereichen für Männer führte.[249]

248 Vgl. VELTE, Volksbäder in Bayern, 1990, S. 39.

249 Vgl. STEINHÄUßER, Festschrift, 1902, S. 96.

Das Zentrum des Stadtbades bildeten die beiden Schwimmhallen, die insgesamt ähnlich gestaltet waren und sich hauptsächlich in ihrer Größe unterschieden (Abb. 21, Abb. 22).

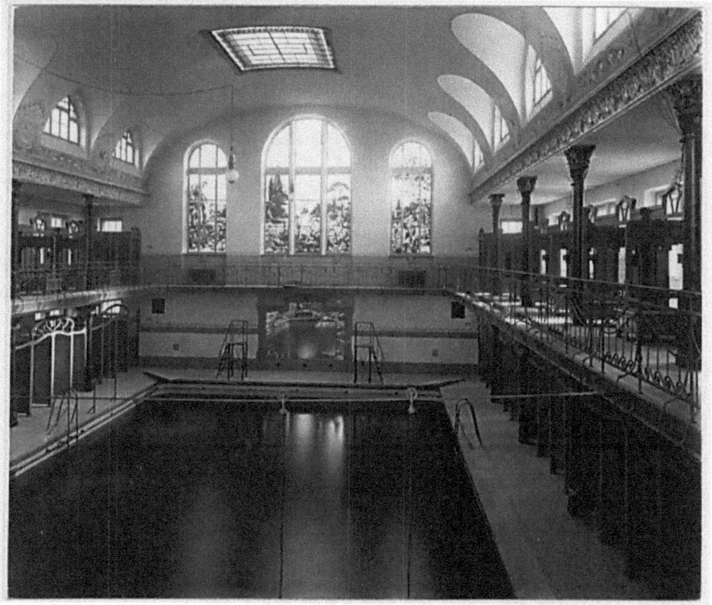

Abb. 21: Innenansicht der Männerschwimmhalle

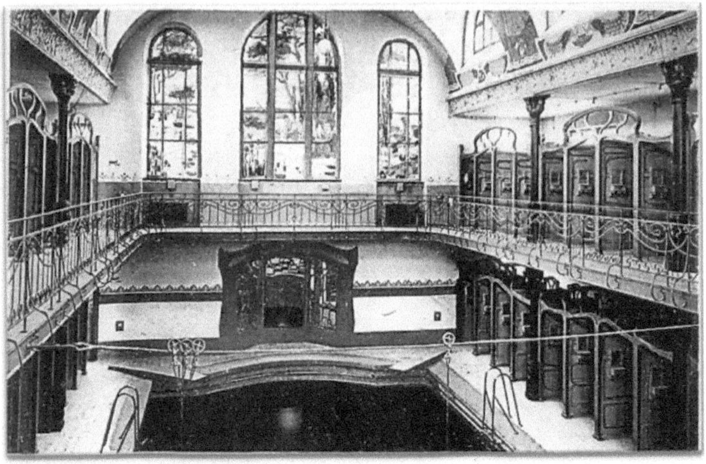

Abb. 22: Kolorierte Innenansicht der Frauenschwimmhalle

Während für Männer ein Schwimmbassin mit den Ausmaßen von 12 m : 24,4 m zur Verfügung stand, mussten sich Frauen mit einer Beckengröße von 8 m :17,9 m zufrieden geben.[250] Dies hing vermutlich einerseits damit zusammen, dass von Vertretern der Volksbadebewegung generell die Beobachtung gemacht worden war, dass von Frauen im Vergleich zu Männern das bestehende Badeangebot weitaus weniger in Anspruch genommen wurde, andererseits aber auch als Ausdruck für die gesellschaftliche Stellung von Frauen im frühen 20. Jahrhundert verstanden werden könnte, denen im Gegensatz zu Männern trotz der allgemeinen Bemühungen hinsichtlich der Förderung der Körperpflege außerhalb der Sphäre von Familie und Haushalt noch eine deutlich geringere Teilhabe am öffentlichen Leben zugestanden wurde.[251]

250 Vgl. STEINHÄUßER, Festschrift, 1902, S. 96/97.

251 Vgl. SPIEKER, Volksbäder, 1996, S. 131; PIRHOFER/REICHERT/WURZACHER, Hallen- und Freibäder, 1991, S. 159;

Die offensichtliche „Badescheu" des weiblichen Geschlechtes wurde dabei in erster Linie auf deren vermeintlich größere Schamhaftigkeit im Gegensatz zu Männern zurückgeführt, allerdings wurde aber auch die stärkere zeitliche Eingebundenheit vor allem von Arbeiterfrauen erkannt, die der doppelten Belastung von Erwerbstätigkeit und häuslichen bzw. familiären Verpflichtungen ausgesetzt waren und somit oftmals nicht die Zeit zum Gang in die öffentliche Badeanstalt fanden.[252]

Abgesehen von der unterschiedlichen Größengestaltung der Schwimmbecken handelte es sich bei beiden Hallen um dreischiffige Räume, die von einem elliptischen Tonnengewölbe in Monierkonstruktion überspannt wurden, wobei dem Jugendstil entsprechende filigrane gusseiserne Säulen mit Kapitälen aus Wassertieren und -pflanzen die tragenden Elemente darstellten, die im Gegensatz zu starken Mauerpfeilern *„[...] den ganzen Raum lichter und freier machen."*[253] Die Wände des Gewölbes waren dabei in beiden Hallen durch seitliche Rundbogenfenster sowie bunte Oberlichter gegliedert, die neben großen Giebelfenstern, welche in Glasmalerei ausgeführt waren und Gruppen badender Faune und Najaden zeigten, für ausreichend Belüftung und Beleuchtung sorgten.[254]

In den Abendstunden boten dagegen Hängeleuchten aus Milchglas in Metallfassungen genügend Licht, zumal die gesamte Badeanstalt über elektrische Lichtquellen verfügte, wo-

SCHÄFER, Bürgertum, 2009, S. 117/118.

252 Vgl. SPIEKER, Volksbäder, 1996, S. 131; BEHLER, Reinlichkeit, 1991, S. 159, FN 16.

253 STEINHÄUßER, Schweizer Bauzeitung, 1904, S. 255.

254 Vgl. STEINHÄUßER, Festschrift, 1902, S. 96–98.

bei der dafür notwendige Strom durch eine Dampfmaschine im Maschinenhaus erzeugt wurde (Abb. 23).[255]

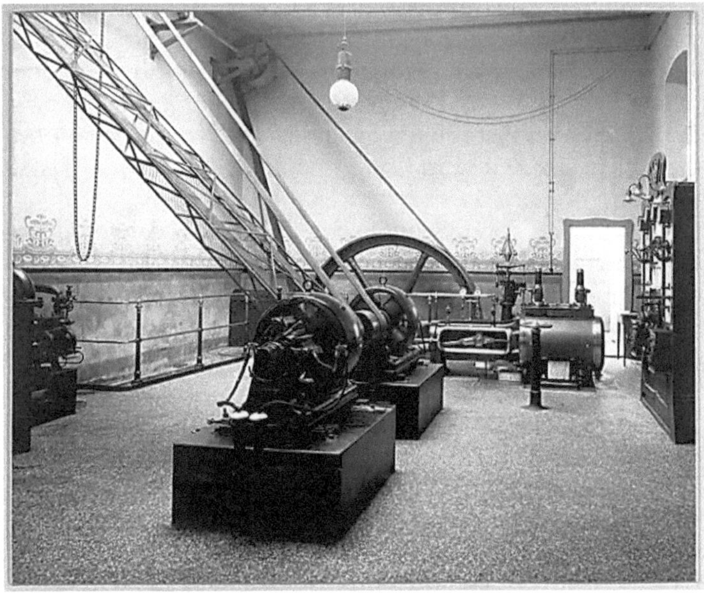

Abb. 23: Maschinenraum

Die Wände der beiden Schwimmhallen waren größtenteils weiß verputzt und mit Ornamenten aus der Tier- und Pflanzenwelt verziert.[256] Die Schwimmbassins selbst waren mit einer Einfassung aus dunkelrotem Sandstein versehen und mit graugrünen Mettlacher Fliesen belegt, welche das Wasser *„[...] in einer wunderbar seegrünen Farbe erschimmern lassen."*[257] An den Einstiegstreppen zu den Bassins waren darüber hin-

255 Vgl. STEINHÄUßER, Festschrift, 1902, S. 99; VELTE, Volksbäder in Bayern,1990, S. 43.

256 Vgl. VELTE, Volksbäder in Bayern, 1990, S. 40.

257 STEINHÄUßER, Festschrift, 1902, S. 96.

aus Wasserspeier angebracht, durch welche den Schwimmbecken entsprechend hygienischer Forderungen permanent frisches Wasser zugeführt wurde.[258] In der Männerschwimmhalle handelte es sich dabei um einen Löwenkopf, während in der Frauenschwimmhalle eine hockende Mädchengestalt dargestellt war, die mit einer Urne Wasser schöpft (Abb. 24).[259]

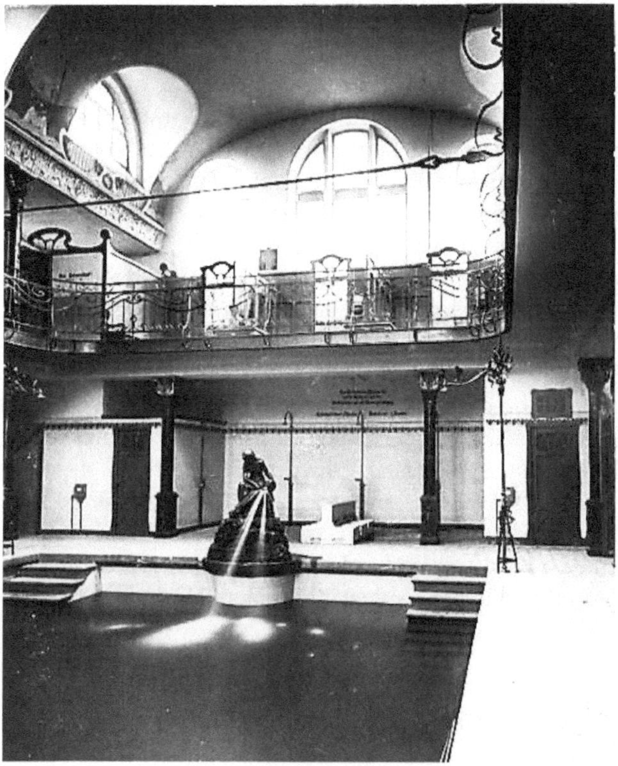

Abb. 24: Wasserspeier in der Frauenschwimmhalle

258 Vgl. STEINHÄUßER, Festschrift, 1902, S. 96.

259 Vgl. VELTE, Volksbäder in Bayern, 1990, S. 42.

Die Umwälzung des Badewassers in den Bassins wurde zudem über Dampfpumpen bewerkstelligt, die den Wasserinhalt der Schwimmbecken an deren tiefsten Punkt absaugten und mit frischem Wasser versetzt wieder zurückpumpten.[260] Durch Schieber wurde das Badewasser in den Bassins darüber hinaus wöchentlich zweimal nachts entleert und in die vorbeifließenden Kanäle eingeleitet.[261] Als besonderer Schmuck in der Männerschwimmhalle war in der hinteren Umfassungswand ein mit Marmor verkleideter Spiegel eingebaut worden, während in der Frauenhalle ein Kristallspiegel angebracht worden war.[262] Beide Schwimmbassins waren durch ein über das Becken gespanntes Drahtseil in einen Bereich für Nichtschwimmer und Schwimmer mit unterschiedlichen Wassertiefen unterteilt. Darüber hinaus befand sich in beiden Schwimmhallen ein sogenannter „Schwimmlernapparat", bei welchem es sich um ein weiteres über das Bassin gespanntes Drahtseil handelte, an dem Badegäste mit Hilfe eines Schwimmgürtels befestigt wurden.[263] Jeweils zwei Kaltwasserdüsen, die einen kühlen Sprühregen erzeugten, sorgten in den beiden Hallen zudem für Abkühlung während der Sommermonate.[264] In der Männerschwimmhalle waren im Erdgeschoss insgesamt 45 durch Vorhänge geschlossene Auskleidekabinen vorhanden, während weitere 92 offene Auskleideplätze für Erwachsene an den beiden Längsseiten der die Halle durchlaufenden, mit einem schmiedeeisernen Jugendstil-Geländer abgeschlossenen Galerie angebracht

260 Vgl. STEINHÄUßER, Festschrift, 1902, S. 98; STEINHÄUßER, DVöG, 1906, S. 28.

261 Vgl. STEINHÄUßER, DVöG, 1906, S. 26/28.

262 Vgl. STEINHÄUßER, Festschrift, 1902, S. 96–98.

263 Vgl. STEINHÄUßER, Schweizer Bauzeitung, 1904, S. 255.

264 Vgl. Ebd., S. 255.

waren.[265] Zusätzliche 40 offene Auskleideplätze für Kinder und Schüler befanden sich an der Kopfseite der Galerie. Den weiblichen Badegästen standen in der Frauenschwimmhalle 62 ebenfalls durch Vorhänge geschlossene Auskleidekabinen zur Verfügung. Für junge Mädchen war ein weiterer offener Auskleideraum mit 24 Plätzen eingerichtet worden.[266] Die Türrahmen der Umkleidekabinen zeigten dabei in beiden Schwimmhallen kunstvolles Schnitzwerk, wobei die Vorhänge mit Streifenmuster oder Blumenornamenten verziert waren.[267] An den Kopfseiten der beiden Schwimmhallen befanden sich des Weiteren Reinigungsräume mit Duschen und Fußreinigungsbecken, welche die Badegäste vor der Benutzung der Schwimmbassins aufsuchen mussten.[268]

Der von Steinhäußer gewählte dreischiffige Aufbau der beiden Schwimmhallen scheint dabei ein beliebtes Gestaltungselement in der zeitgenössischen Volksbäderarchitektur gewesen zu sein und erinnert an die architektonische Gliederung eines Kirchengebäudes. Nach den Angaben Susann Veltes waren unter anderem auch die Schwimmhallen des Müller`schen Volksbades in München und des Volksschwimmbades in Nürnberg durch einen dreischiffigen Aufbau geprägt.[269] Laut Velte entsprach diese Baugliederung dabei vor allem zeitgenössischen Architekturvorstellungen, die sich mit den neuen Bauaufgaben von großen Fabrik- und Bahnhofshallen und eben öffentlichen Badeanstalten ergeben hatten.[270] Überspitzt könnte jedoch auch behauptet werden, dass mit diesem basilikalen Aufbau der Schwimmhallen auf

265 Vgl. STEINHÄUßER, Festschrift, 1902, S. 96.

266 Vgl. Ebd., S. 97.

267 Vgl. VELTE, Volksbäder in Bayern, 1990, S. 41.

268 Vgl. STEINHÄUßER, Festschrift, 1902, S. 96.

269 Vgl. VELTE, Volksbäder in Bayern, 1990, S. 12/101.

270 Vgl. Ebd., S. 101.

die hohe gesellschaftliche Bedeutung angespielt wurde, welche Volksschwimmbädern von Zeitgenossen in Bezug auf die Förderung der öffentlichen Gesundheitspflege und die damit verbundene Hoffnung auf eine sittliche wie soziale Integration des Industrieproletariats in die bestehende Gesellschaftsordnung zugesprochen wurde. In einer Zeit, die geprägt war von Umbrüchen, Unsicherheit und Nervosität fungierten Volksschwimmbäder als Orte der Reinigung und Regeneration sozusagen als neue „Heilsstätten", die vor allem der Arbeiterbevölkerung nicht nur eine Möglichkeit zur körperlichen Reinigung und Ertüchtigung, sondern auch eine sinnvolle „Freizeit"beschäftigung bieten und auf diese Weise soziale Unruhen verhindern sowie die gesellschaftliche Stabilität aufrecht erhalten sollten.[271]

Zudem kann vermutet werden, dass der basilikale Aufbau der Schwimmhallen besonders bei der minderbemittelten Bevölkerung beim Betreten der Räumlichkeiten ein Gefühl von Ehrfurcht ausgelöst und allein schon dadurch zu erwünschtem angemessenen Verhalten wie in einer Kirche angeregt haben könnte.

Neben den beiden Schwimmhallen verfügte das Stadtbad, wie erwähnt, aber auch noch über Wannenbäder I., II. und III. Klasse. Während für die Besucher der I. Klasse jeweils sechs, für die Besucher der II. Klasse jeweils sieben separate Baderäume für Männer und Frauen im Erd- und Obergeschoss eingerichtet worden waren, standen den Gästen III. Klasse für beide Geschlechter zusammen nur acht Wannenbadezellen zur Verfügung, die zwischen den Mauerpfeilern der Frauenschwimmhalle und somit abseits vom „bürgerlichen" Wannenbadeverkehr angelegt worden waren.[272] In allen drei Abteilungen bestanden die Wannen aus gestampftem

271 Vgl. PIRHOFER/REICHERT/WURZACHER, Hallen- und Freibäder, 1991, S. 167; BEHLER, Reinlichkeit, 1991, S. 158.

272 Vgl. STEINHÄUßER, Festschrift, 1902, S. 97.

Beton mit weißer Fliesenverkleidung und verfügten zusätzlich über temperierbare Brausen (Abb. 25), wobei die Wände in den Räumen der I. und II. Klasse mit einem Seerosenrelief verziert und die Wannenbäder I. Klasse zudem noch mit weißen Trinkbrunnen aus Fayence ausgestattet waren, denn es wurde von Anbeginn am Grundsatz festgehalten, *„[...] den Unterschied zwischen den verschiedenen Klassen lediglich in der Mobiliarausstattung zu bewerkstelligen, nicht aber in der Ausstattung der Wannen, für die das beste gerade gut genug ist."*[273]

273 STEINHÄUßER, Schweizer Bauzeitung, 1904, S. 234; Vgl. auch STEINHÄUßER, Festschrift, 1902, S. 97. Vertreter der deutschen Volksbadebewegung, wie Leo Vetter, hatten aus hygienischen Gründen die zusätzliche Ausstattung von Wannenbädern mit Duschgelegenheiten gefordert, um eine umfassende körperliche Reinigung zu gewährleisten. Vgl. VETTER, Moderne Bäder, 1894, S. 59.

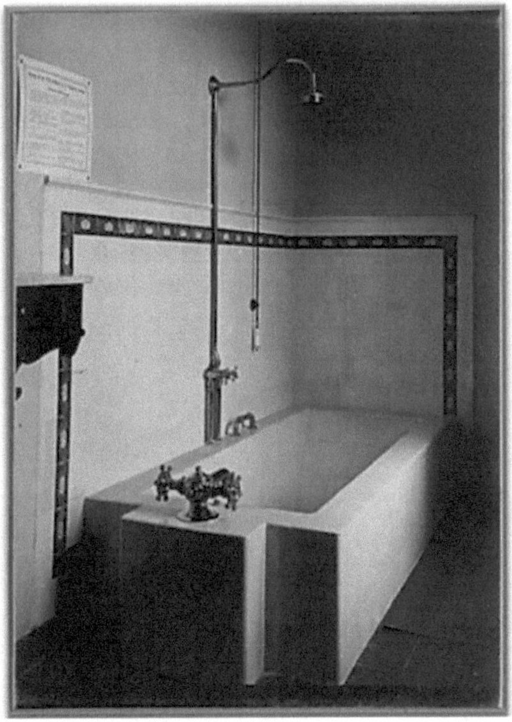

Abb. 25: Wannenbad II. Klasse

Beim Dampfbad, welches lediglich in zwei Preisklassen eingeteilt war, handelte es sich schließlich um einen weiß gefliesten Raum, wobei in eine Nische drei Wasserbecken mit Wasserspeiern eingelassen waren (Abb. 26).[274]

274 Vgl. STEINHÄUßER, Festschrift, 1902, S. 97.

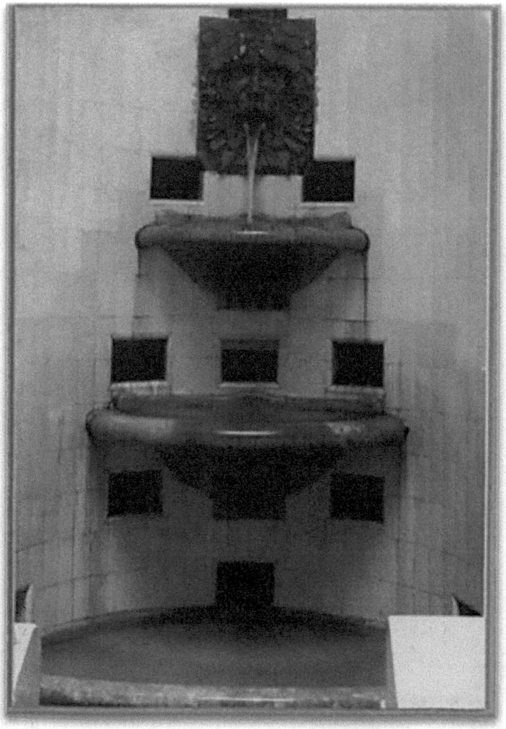

Abb. 26: Brunnen im Dampfbad

Zur Dampferzeugung wurde durch Öffnungen in der Nischenwand heiße Luft über die Wasseroberfläche getrieben, wobei für die Badegäste mehrere Sitz- bzw. Liegebänke an den Seitenwänden des Raumes angebracht waren.[275] Der dazugehörige Duschraum wurde von einem Klostergewölbe in Monierkonstruktion überspannt, wobei die Einrichtung aus einem warmen und kalten Wasserbecken mit graugrüner Fliesenverkleidung, Schwanenfries, fünf Brausen, einer Sitz-

275 Vgl. Ebd., S. 97.

dusche und einem in die Wand eingelassenen farbigen Rundbogenfenster bestand (Abb. 27, Abb. 28).[276]

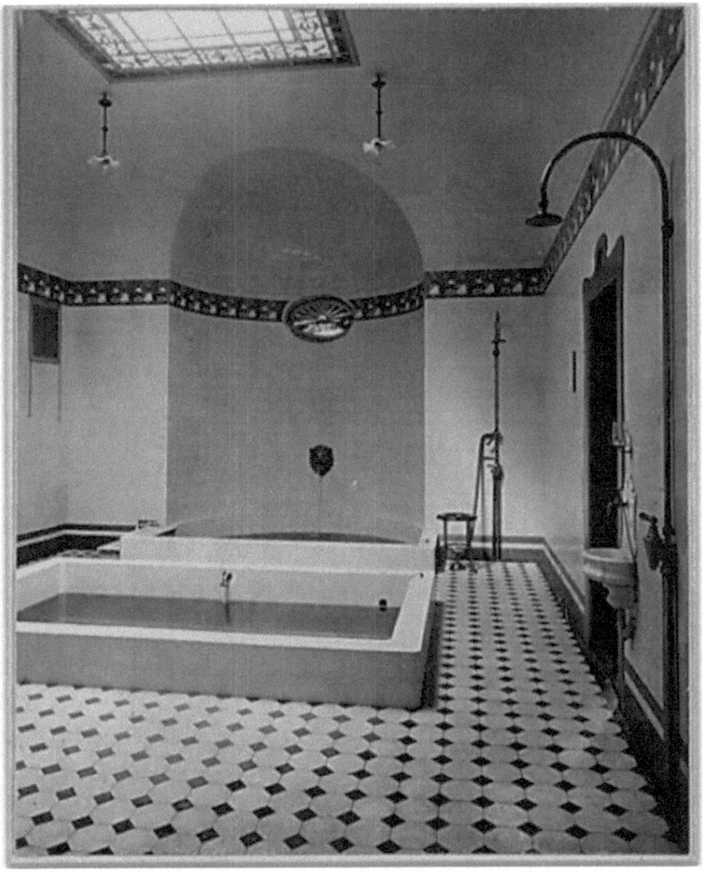

Abb. 27: Duschraum des Dampfbades

276 Vgl. Ebd., S. 96/97.

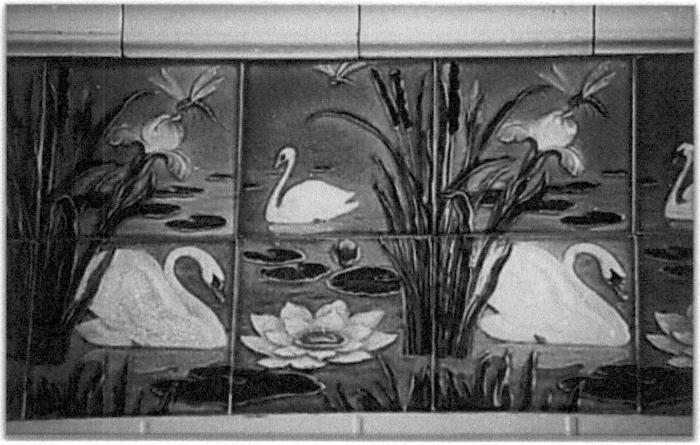

Abb. 28: Schwanenfries im Duschraum des Dampfbades

Im angrenzenden „Knetraum" waren zwei Massierpritschen und eine Schlauchdusche für lokale Körperbehandlungen aufgestellt.[277] Die für die Besucher der I. und II. Klasse zu Erholungszwecken eingerichteten Ruheräume bestanden schließlich aus hellgelb gestrichenen Einzelkabinen, die durch Abteilungswände getrennt und mit Ruheliegen ausgestattet waren (Abb. 29).[278]

277 Vgl. Ebd., S. 97.

278 Vgl. STEINHÄUßER, Festschrift, 1902, S. 97; VELTE, Volksbäder in Bayern, 1990, S. 43.

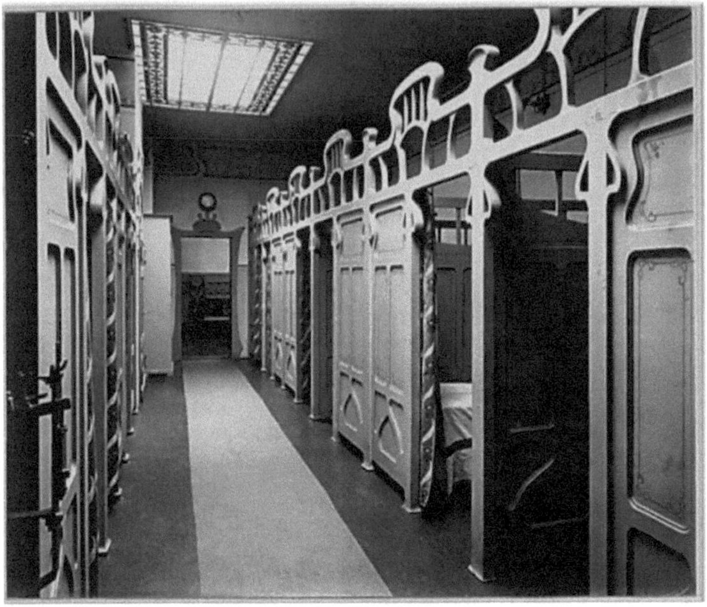

Abb. 29: Ruheraum des Dampfbades

Des Weiteren war im ganzen Bad für *„[...] reichliche Zufuhr von Luft und Licht [...] hauptsächlich Sorge getragen und den weitestgehenden Anforderungen der Hygiene Genüge geleistet [...]“*[279] worden. Durch eine unter dem Vestibül gelegene Frischluftkammer wurde die Frischluftzufuhr im Bad gewährleistet, indem über zwei elektrisch betriebene Ventilatoren zuvor durch Filter vom Staub gereinigte Luft in zwei große Frischluftkanäle gedrückt und von dort aus zu den Verbrauchsstellen geleitet wurde. Verbrauchte Luft wurde durch Abluftklappen in den Decken ins Freie geführt.[280] Die Wasserversorgung der gesamten Anlage erfolgte über zwei 30 Meter tief angelegte

279 STEINHÄUßER, Festschrift, 1902, S. 95.

280 Vgl. Ebd., S. 99.

Filterbrunnen, die mit Grundwasser gespeist wurden, wobei das Wasser über zwei Duplexdampfpumpen in die entsprechenden Rohrleitungen gedrückt und über einen Verteilungskörper im Maschinenhaus verteilt wurde.[281]

Überschüssiges Wasser wurde im eigens dafür errichteten Wasserturm gespeichert, der jeweils ein Kalt- und Warmwasserreservoir beinhaltete.[282] Die Warmwassererzeugung wurde mittels Dampf durch einen Zentralgegenstromapparat bewerkstelligt, wodurch das Wasser in der gesamten Badeanstalt auf eine Normaltemperatur zwischen 36°C und 40°C erhitzt werden konnte.[283] Für eine angenehme Temperatur in den verschiedenen Räumlichkeiten sorgten darüber hinaus eine Ventilationsluftheizung sowie lokale Heizflächen.[284] Über das ganze Bad waren außerdem Trinkbrunnen verteilt, die an die städtische Trinkwasserleitung angeschlossen waren.[285]

Insgesamt erfüllte das Stadtbad in seiner Ausstattung nicht nur die Vorstellungen der Stifterfamilie, sondern auch die Anforderungen, die von Vertretern der deutschen Hygiene- und Volksbadebewegung für den Bau von Volksschwimmbädern postuliert worden waren. Das Stadtbad zeichnete sich in seiner architektonischen und technischen Gestaltung durch ein hohes Niveau aus, das den damals modernsten Möglichkeiten entsprach.[286] Die von Fritz Steinhäußer gewählten Gestaltungselemente des Jugendstils können dabei als eine Art Synthese zwischen Baukunst und Zweckform verstanden werden, mit der einerseits der von Befür-

281 Vgl. Ebd., S. 98.

282 Vgl. Ebd., S. 98.

283 Vgl. Ebd., S. 98.

284 Vgl. Ebd., S. 99.

285 Vgl. Ebd., S. 98.

286 Vgl. VELTE 1990, Volksbäder in Bayern, S. 48/50.

wortern der Hallenschwimmbäder geforderte künstlerische Anspruch der Architektur sowie andererseits aber auch der funktionale Aspekt des Stadtbades als Ort der Gesundheits- und Körperpflege zum Ausdruck gebracht werden konnte. Der Jugendstil, der als künstlerische Stilrichtung um 1890 im Zusammenhang mit den allgemeinen reformerischen Bestrebungen bezüglich eines neuen, modernen und möglichst naturnahen Städtebaus hervorgegangen war, vereinte auf ideale Weise zeitgenössische Vorstellungen von Hygiene, Ästhetik und Technik und korrespondierte mit der Sehnsucht nach einer Harmonie zwischen Kunst, Alltag, Natur, Industrie und Handwerk.[287] Das Prinzip des gesundheits- und körperbewussten Lebensstils und das Bestreben nach einer menschengerechten, lebenswürdigen Stadtarchitektur fand somit im Jugendstil bzw. im Stadtbad als einer Art „künstlicher Naturlandschaft“ oder idealisierter Gegenwelt zur industrialisierten Massengesellschaft gewissermaßen seinen architektonischen Ausdruck.[288]

287 Vgl. LIEB, Stefanie: Was ist Jugendstil?. Darmstadt 2010, S. 11–15/S. 86–187; KRASNY, Elke: Ideologien der Reinheit. Von der Sauberkeit zum Rassenwahn. In: Das Bad. Eine Geschichte der Badekultur im 19. und 20. Jahrhundert. Hrsg. von H. Lachmayer, Salzburg 1991, S. 108–122, hier: S. 113; MEYHÖFER 1993, Badetempel, S. 18.

288 Vgl. LIEB, Jugendstil, 2010, S. 11–15/S. 186–187; MÖNKEMEYER, Diskurs, 1990, S. 71; Vgl. auch KASTENHOLZ, Angelika: Von der natura naturata zur natura naturans. Die Neuorientierung von Ornament und Naturbegriff während der Jugendstilbewegung auf der Grundlage der englischen Vorleistungen. Bonn 2001, S. 125. „Als Ausdruck eines neuen Lebensgefühls hatte das florale Ornament maßgebenden Anteil an einem gesamtkulturellen Erneuerungsprozess.“.

3 Die Entwicklung und der Betrieb des Stadtbades (1903–1933)

3.1 Das Stadtbad in den ersten Jahren seines Bestehens (1903-1914)

3.1.1 Werbestrategische Maßnahmen zur Propagierung des Stadtbades bzw. des Badens und Schwimmens in der Augsburger Bevölkerung

Bereits vor der feierlichen Eröffnung am 01. März war vom Verwaltungsrat des Stadtbades und dem Stadtmagistrat am 23. Februar 1903 beschlossen worden, zur Bekanntgabe der Inbetriebnahme des ersten Augsburger Hallenschwimmbades Plakate über das Stadtgebiet verteilt anbringen zu lassen, die im Gegensatz zur schwarz-weiß Optik von Photographien und kleinformatigen Zeitungsinseraten farbig gestaltet werden könnten und somit eine bessere Wirkung erzielen würden, zumal auf diese Weise auch Personen, die des Lesens nicht mächtig waren, die Aufforderung zum Besuch der Badeanstalt verstehen würden.[289] Die Plakate, von welchen sich leider keines erhalten hat, sollten dabei mit Bekanntgabe der Badezeiten und Badepreise angeschlagen werden

> „[...] a) an den hiesigen Plakat-Säulen und –Tafeln, b) in einer Anzahl von Mietshäusern und Gasthöfen hier und in der Umgegend, c) in den größeren Fabriken hier

289 Vgl. StAA Bestand 11, Nr.1236 (Stadtbad, Betriebsetat, Gebührentarif 1902–1905). Dies geht aus diversen Briefwechseln des Stadtmagistrates mit verschiedenen Anbietern über Reklame-Plakate zwischen Februar und September 1903 hervor.

> und in der Umgegend, d) in den hiesigen Kasernen, e) in den hiesigen Mittelschulen und Pensionaten, [...].“[290]

Die Werbeplakate wurden somit nicht nur in der Innenstadt, sondern auch gezielt in den Wohn- und Arbeitsstätten der Arbeiterbevölkerung, Bildungsinstituten und Militäreinrichtungen angeschlagen, zumal gemäß den Vorstellungen der Vertreter der Volksbadebewegung Arbeiter, Soldaten und Schüler bzw. Kinder die Hauptzielgruppen bei der Durchsetzung eines neuen Reinlichkeits- bzw. Gesundheitsverhaltens darstellten.[291] Des Weiteren war in der gleichen Sitzung beschlossen worden, zusätzlich aber auch in verschiedenen Augsburger Tageszeitungen Berichte und Inserate über die Inbetriebnahme des Stadtbades zu veröffentlichen. In diesem Zusammenhang wurde festgelegt, dass in der *Augsburger Abendzeitung*, den *Augsburger Neuesten Nachrichten*, der *Neuen Augsburger Zeitung*, sowie in der *Volkszeitung* und *Stadtzeitung* über die Baderöffnung berichtet werden sollte und zwar

> „[...] a) 2 mal die Einladung zur Besichtigung des Bades, b) 4 mal die Bekanntgabe von der Eröffnung des Bades, c) 1 mal die Bekanntgabe der Badezeiten und Badepreise, d) auf die Dauer eines Vierteljahres wöchentlich einmal eine kundige Notiz bezüglich des Bades.“ [292] (Abb. 30).

---

290 StAA Bestand 11, Nr.1236 (Stadtbad, Betriebsetat, Gebührentarif 1902–1905). Beschluss des Stadtbad- Verwaltungsrates und des Stadtmagistrates vom 23. Februar 1903 über werbestrategische Maßnahmen zur Propagierung des Stadtbades in der Bevölkerung.

291 Vgl. ZIMMERMANN, Bäder für das Volk, 1998, S. 69; BEHLER, Reinlichkeit, 1991, S. 156, FN 3.

292 StAA Bestand 11, Nr.1236 (Stadtbad, Betriebsetat, Gebührentarif 1902–1905). Beschluss des Stadtbad-Verwaltungsrates und des Stadtmagistrates vom 23. Februar 1903 über werbestrategische

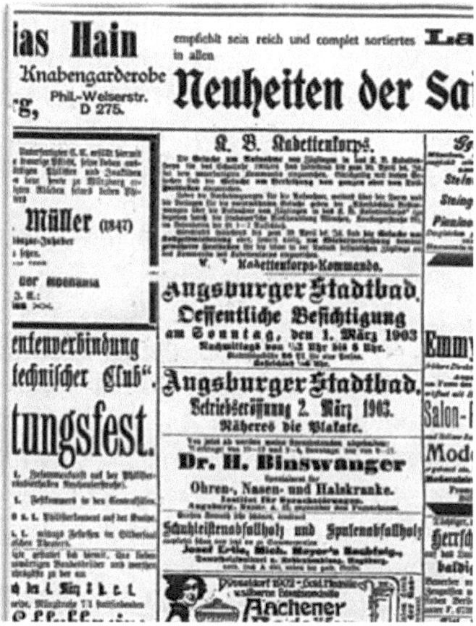

Neuheiten der Sa

Augsburger Stadtbad.
Oeffentliche Besichtigung
am Sonntag, den 1. März 1903

Augsburger Stadtbad.
Betriebseröffnung 2. März 1903.
Näheres die Plakate.

Dr. H. Binswanger
Ohren-, Nasen- und Halskranke.

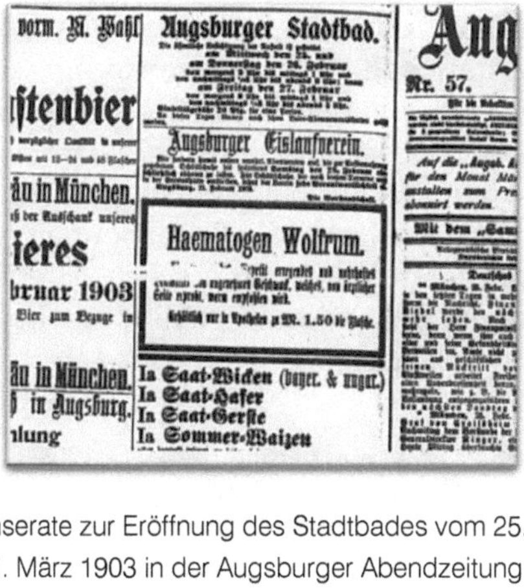

Augsburger Stadtbad.

Augsburger Eislaufverein.

Haematogen Wolfrum.

Ia Saat-Wicken (bayer. & ungar.)
Ia Saat-Hafer
Ia Saat-Gerste
Ia Sommer-Waizen

Abb. 30: Inserate zur Eröffnung des Stadtbades vom 25. Februar und 01. März 1903 in der Augsburger Abendzeitung

Maßnahmen zur Propagierung des Stadtbades in der Bevölkerung.

Außerdem sollten die genannten Zeitungen im redaktionellen Teil regelmäßig zusätzliche Notizen über das Stadtbad veröffentlichen. Die Möglichkeit zur Besichtigung des Stadtbades wurde dabei vom Magistrat für den 25., 26. und 27. Februar 1903 festgelegt. Obwohl zur Nutzung dieses Angebotes eine Gebühr zwischen 10 und 20 Pfennig entrichtet werden musste, folgten insgesamt fast 9.000 Personen der offiziellen Einladung, wie aus verschiedenen Zeitungsberichten hervorgeht.[293] Der rege Besuch könne dabei nach Meinung der Autoren von Artikeln in der *Augsburger Post-* und *Abendzeitung „[…] als ein erfreuliches Zeichen für das große Interesse, welches die Bevölkerung an der neuen Anstalt nimmt, […]“* angesehen werden und lasse die Hoffnung zu, *„[…] daß auch nach der Eröffnung des Bades dessen Besuch ein reger sein wird.“*[294] Das meiste Interesse der Besucher hätten dabei die beiden Schwimmhallen erregt, also *„[…] jener Theil des Bades, der einen wesentlichen Fortschritt gegenüber der seitherigen Badegelegenheit im Winter in sich schließt.“*[295] Zur genaueren Information wurde zudem jedem Besucher offenbar eine gedruckte Beschreibung des Stadtbades ausgehändigt, wobei es sich vermutlich um den anlässlich zur Eröffnung herausgegebenen, in Kapitel 2.5 erwähnten, Prospekt handelte.[296] Darüber hinaus war an den drei Besichtigungstagen auch die Gelegenheit geboten worden, Karten für Badeabonnements zu erwerben, sodass das Stadtbad durch die sich daraus ergebenden Einkünfte und die Besichtigungsgebühr bereits vor seiner of-

293 Vgl. Augsburger Abendzeitung 02. März 1903, S. 9; Augsburger Postzeitung 20. Januar 1903, S. 10; Augsburger Postzeitung 28. Februar 1903, S. 10; Augsburger Postzeitung 01. März 1903, S. 9.

294 Artikel in der Augsburger Abendzeitung vom 01. März 1903, S. 6; Vgl. auch Augsburger Postzeitung 01. März 1903, S. 9.

295 Artikel in der Augsburger Postzeitung vom 28. Februar 1903, S. 10.

296 Vgl. Augsburger Postzeitung 28. Februar 1903, S. 10.

fiziellen Eröffnung bzw. Inbetriebnahme Einnahmen in Höhe von 1.781 Mark verbuchen konnte.[297]

Da der Andrang an den drei Tagen so groß war, hatte sich der Stadtmagistrat schließlich dazu entschlossen, einen weiteren Besichtigungstermin festzusetzen, um auch denjenigen Personen, welche verhindert waren, die Möglichkeit zu bieten, sich einen Eindruck von der neuen städtischen Badeanstalt zu machen.[298] Dadurch sollte speziell der Arbeiterbevölkerung, welche durch ihre langen Arbeitstage in den Augsburger Fabriken die offiziellen Fristen nicht wahrnehmen konnte, nach der feierlichen Eröffnung am 01. März zwischen 14:30 und 17:30 Uhr zusätzlich die Gelegenheit zur Besichtigung eingeräumt werden.[299]

Die Eröffnung des ersten Augsburger Hallenschwimmbades wurde darüber hinaus auch von verschiedenen ortsansässigen Badeartikelherstellern zu werbestrategischen Zwecken genutzt, wie an verschiedenen Zeitungsinseraten deutlich wird. So empfahlen sich unter anderem das Geschäft Braumann & Günzburger sowie der Gewerbetreibende Carl Kamp ausdrücklich als Hersteller bzw. Anbieter von Badewäsche und Schwimmanzügen.[300]

Werbung für das Stadtbad selbst wurde vom Stadtmagistrat jedoch nicht nur anlässlich dessen Inbetriebnahme gemacht, sondern auch in den Folgejahren wurden verschiedene Maßnahmen zur Propagierung des Stadtbades durchgeführt. So wurde auch ein Jahr nach der Eröffnung in einer Plenarsitzung vom 21. Mai 1904 die Anschaffung weiterer Werbepla-

---

297 Vgl. Augsburger Abendzeitung 28. Februar 1903, S. 5 und 26. Februar 1903, S. 4/5.

298 Vgl. Augsburger Abendzeitung 01. März 1903, S. 6.

299 Vgl. Augsburger Postzeitung 01. März 1903, S. 9; Augsburger Abendzeitung 01. März 1903, S. 6.

300 Vgl. Inserat über Badeartikel-Hersteller in der Augsburger Abendzeitung vom 03. März 1903, S. 16.

kate für das Stadtbad diskutiert.[301] Die zu bestellenden Plakate sollten dabei wieder in Gasthöfen, Cafés sowie Wein- und Bierstuben ausgetragen werden, zudem an Plakatsäulen und Tafeln in der Innenstadt aber auch in der Wertachvorstadt, Oberhausen, Pfersee, Gersthofen und Göggingen angeschlagen werden.

Darüber hinaus erschienen unter anderem regelmäßig zweiseitige Anzeigen über das Stadtbad im Himmer`schen „Augsburger Notiz-Kalender", welcher jährlich in einer Auflage von 8.000 Stück gedruckt und an ausgewählte Adressen versandt wurde (Abb. 31).[302]

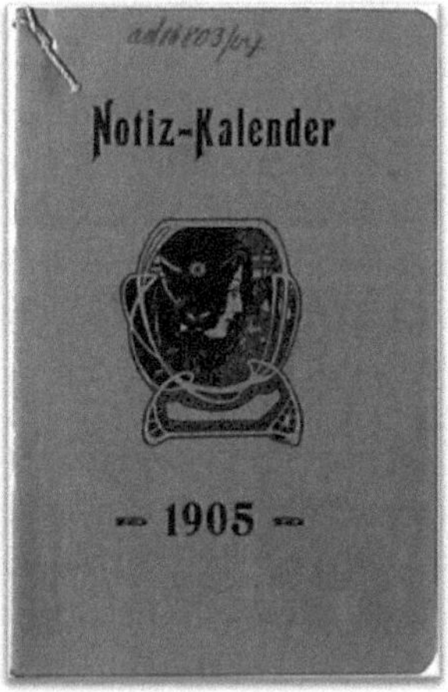

Abb. 31.1: Augsburger Notizkalender von 1905, Deckblatt und Anzeige über das Stadtbad

301 Vgl. StAA Bestand 11, Nr.1236 (Stadtbad, Betriebsetat, Gebührentarif 1902–1905). Plenarbeschluss vom 21. Mai 1904.

302 Vgl. StAA Bestand 18, Nr.365 (Stadtbad Bauakt). Beschlüsse des Stadtmagistrates zwischen 1905 und 1912 zur Inserataufgabe im Augsburger Notiz-Kalender.

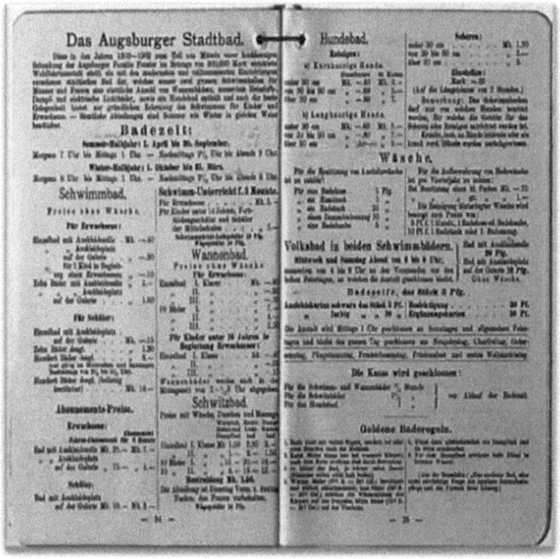
Das Augsburger Stadtbad.

Badezeit:

Schwimmbad.

Wannenbad.

Schwitzbad.

Hundebad.

Wäsche.

Volksbad in beiden Schwimmbädern.

Abb. 31.2: Augsburger Notizkalender von 1905,
Deckblatt und Anzeige über das Stadtbad

Darin wurde das Stadtbad unter anderem im Jahr 1905 als *„Wohlfahrtsanstalt"* und als ein *„[…] mit den modernsten und vollkommensten Einrichtungen versehenes städtisches Bad […]"* [303] angepriesen. Weitere ganzseitige Inserate wurden vom Stadtmagistrat auch für den ebenfalls jährlich erscheinenden „Augsburger Taschenfahrplan" der Gebrüder Reichel aufgegeben, der sich nach Angaben der Herausgeber allgemeiner Beliebtheit erfreue, sodass er für das Stadtbad als Werbemittel hervorragend geeignet sei, da er naturgemäß ständig zur Hand genommen und aufgeschlagen werde.[304] In-

303 Vgl. StAA Bestand 11, Nr.1236 (Stadtbad, Betriebsetat, Gebührentarif 1902–1905). Werbung für das Stadtbad im Augsburger Notiz-Kalender von 1905, S. 34/35.

304 Vgl. StAA Bestand 18, Nr.365 (Stadtbad Bauakt). Beschluss des Stadtmagistrates zur Inserataufgabe im Augsburger Taschenfahr-

formieren konnte sich die Augsburger Bevölkerung über das Badeangebot samt Preisen und Öffnungszeiten im Stadtbad zudem im ebenfalls jährlich erscheinenden Adressbuch der Stadtgemeinde.[305] Auch in der Zeitschrift „Die Wehr – Organ für die Arbeitervereine von Augsburg und Umgebung" sollten auf Beschluss des Magistrates regelmäßig verschiedene Inserate bzw. Berichte über das Stadtbad aufgegeben werden, *„[...] nachdem das Blatt in Arbeiterkreisen viel gelesen wird."*[306]

Des Weiteren war vom Stadtmagistrat auf Vorschlag der Stadtbadverwaltung 1909 überlegt worden, ein Reklameheftchen über das Stadtbad und die restlichen städtischen Badeanstalten samt Preislisten, Öffnungszeiten und Badeangebot herauszugeben, welches kostenlos im Stadtbad an die Besucher verteilt werden sollte.[307] In diesem Zusammenhang war vom Magistrat zunächst die Anschaffung des vom „Verband deutscher Badeanstalts- Besitzer und -Leiter" herausgegebenen Werbeheftchens „Badepflege" empfohlen worden, welches vom Verleger speziell für die jeweilige Badeanstalt erstellt wurde.[308] Bereits auf der Titelseite sollte der Badegast dabei offenbar durch den belehrenden Vers *„Höre meinen Guten Rat: Bleib dem Wasser stets getreu! Immer wieder stärkt das Bad Dir aufs neu Seel` und Leib zu frischer Tat"* direkt ange-

plan vom 21. April 1907.

305 Vgl. StAA Bestand 18, Nr.365 (Stadtbad Bauakt). Plenarbeschluss des Stadtmagistrates vom 21. September 1907 über Anzeige im Augsburger Adressbuch.

306 Vgl. StAA Bestand 18, Nr.365 (Stadtbad Bauakt). Protokoll des Stadtmagistrates vom 14. Oktober 1908.

307 Vgl. StAA Bestand 18, Nr.365 (Stadtbad Bauakt). Vorschlag der Stadtbadverwaltung über Reklameheftchen am 02. März 1909.

308 Vgl. StAA Bestand 18, Nr.365 (Stadtbad Bauakt). Vorschlag der Stadtbadverwaltung über Reklameheftchen am 02. März 1909 und Notizen des Stadtmagistrates über Anschaffung der „Badepflege".

sprochen und auf die hohe Bedeutung des Badens für seine körperliche und geistige Entwicklung aufmerksam gemacht werden.[309] Die Broschüre selbst würde die jeweilige Preisliste samt Öffnungszeiten der betreffenden Badeanstalt enthalten sowie verschiedene Ratschläge an das Badepublikum, welches durch eingängige Sprüche wie

> „Soll das Baden etwas nützen, soll es Leib und Seele stützen: Sei damit nur nicht zu spärlich! Drum: nicht einmal nur alljährlich sollst du dich zum Bade rüsten. Nein! Lass es dich dreist gelüsten Wöchentlich dich zu bequemen, Wöchentlich dein Bad zu nehmen!"[310]

für das Baden begeistert werden sollte. Ob sich der Stadtmagistrat zur Anschaffung des Heftchens tatsächlich entschlossen hat, geht aus den Akten des Stadtarchives nicht genau hervor. Allerdings findet sich in den Akten ein anderes, graugrünes Heftchen, in welchem sämtliche städtischen Badeanstalten in Augsburg aufgelistet werden (Abb. 32)

309 Vgl. Ebd.

310 Ebd. Die Anspielung auf Lassars Postulat „Jedem Deutschen wöchentlich ein Bad!" findet sich immer wieder in Ratschlägen und Versen verschiedener Badeartikelhersteller und macht deutlich, dass die Bevölkerung vor allem auch durch werbewirksame und einprägsame Parolen, die permanent wiederholt wurden, zum Gang in die bestehenden städtischen Badeanstalten animiert werden sollte.

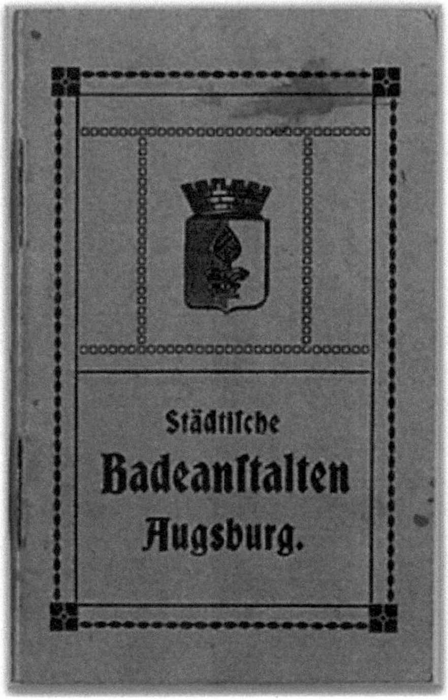

Abb. 32: Reklameheftchen über die Städtischen Badeanstalten in Augsburg von 1909

Propaganda für das Stadtbad wurde darüber hinaus auch von der Schwimmer-Riege des Augsburger Turnvereins gemacht, deren Mitglieder bereits bei der Eröffnungsfeier das Schauschwimmen vorgeführt hatten. Die Schwimmer-Riege hatte sich das Ziel gesetzt, „*Grössere Schwimmfertigkeit und mit dieser kommendes Vertrautwerden mit dem nassen Element in immer weitere Volksschichten zu verbreiten […].*"[311] Durch die

311 Vgl. StAA Bestand 18, Nr.365 (Stadtbad Bauakt). Brief der Schwimmer-Riege des Augsburger Turnvereins an den Stadtma-

Vorführung von Schwimmübungen und die Abhaltung von Schwimmunterricht für Schüler der Augsburger Volks- und Mittelschulen sollten daher vor allem Kinder und Jugendliche zum Gang ins Stadtbad animiert werden, zumal von Vertretern der deutschen Volksbadebewegung stets die hohe Bedeutung des Schwimmens für die körperliche und geistige Entwicklung der Jugend betont wurde, wobei nun vor allem aber auch Mädchen bzw. junge Frauen für das Schwimmen begeistert werden sollten, da auf diesen bzw. vielmehr auf deren Körpern als Reproduktionsstätten zukünftiger Arbeitskräfte und Soldaten die Zukunft des deutschen Vaterlandes beruhe.[312] Darüber hinaus besitze das Schwimmen als „volkstümliche Leibesübung" einen äußerst hohen hygienischen Wert, denn es erfordere tiefe Atemfähigkeit, stärke die Muskulatur und Herztätigkeit, beschleunige den Stoffwechsel, vor allem aber trage es zu einer *„schöne[n], natürliche[n] Körperhaltung"*[313] bei.

Um schließlich auch Besucher von außerhalb auf das Stadtbad aufmerksam zu machen, war vom Stadtmagistrat bereits am 16. Mai 1903 festgelegt worden, dass an der Abzweigung des Schmiedberges von der Karolinenstraße sowie an der Ecke Mittlerer Graben als Wegweiser Tafeln mit

---

gistrat vom 16. Oktober 1909.

312 Vgl. StAA Bestand 18, Nr.365 (Stadtbad Bauakt). Brief der Schwimmer-Riege des Augsburger Turnvereins an den Stadtmagistrat vom 16. Oktober 1909; Bestand 18, Nr.375 (Vereinsveranstaltungen im Stadtbad). Werbezettel der Schwimmer-Riege des Augsburger Turnvereins vom 28. November 1909; KABIERSKE, Breslauer Hallenschwimmbad, 1899, S. 146/147/152; VETTER, Moderne Bäder, 1894, S. 57.

313 Vgl. StAA Bestand 18, Nr.375 (Vereinsveranstaltungen im Stadtbad). Werbezettel der Schwimmer Riege des Augsburger Turnvereins vom 28. November 1909.

der Aufschrift „Zum Stadtbad" angebracht werden sollten.[314] In diesem Zusammenhang wurden auch illustrierte Stadtführer für Touristen herausgegeben, die Anzeigen über das Stadtbad enthielten. In dem dreisprachig erscheinenden „Illustrierter Führer durch Augsburg und seine Umgebung mit einem 2. Teil ULM a.d. Donau" wurde das Stadtbad beispielsweise im Jahr 1909 neben dem von Elias Holl (1573–1646) zwischen 1615 und 1620 errichteten Rathaus unter der Rubrik „Übersicht der Hauptsehenswürdigkeiten und denkwürdigen Gebäude" aufgeführt, woran die hohe Bedeutung deutlich wird, die dem Augsburger Volksschwimmbad von Zeitgenossen zugeschrieben wurde, da dem Bad hier bereits ein denkmalwürdiger Charakter anerkannt wird (Abb. 33).

314 Vgl. StAA Bestand 11, Nr.1236 (Stadtbad, Betriebsetat, Gebührentarif 1902–1905). Plenarbeschluss vom 16. Mai 1903.

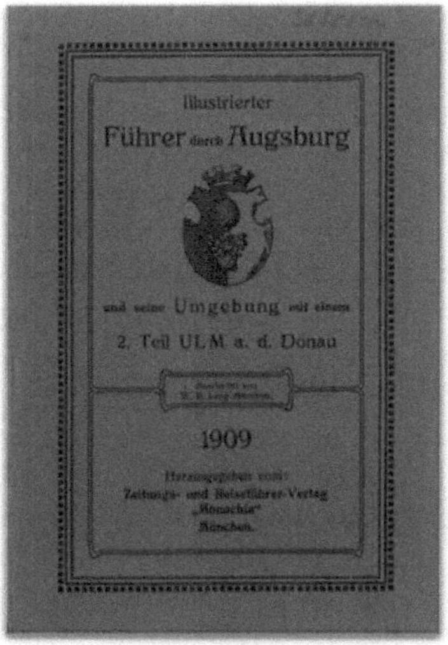

Spézification des principales curiosités de la ville et établissements remarquables.

Hôtel de ville, construction gigantesque, en style renaissance, bati par Elias Holl 1615–1620, concenant la salle dorée et la chambre des modèles.
L'abattoir. construit en 1899–1900, Johannes Haagstrasse.
Prébende St. Servace, construction nouvelle et remarquable en vieux style allemand, Lindauerstrasse.
Bassin de natation, sur le Schmiedberg, ouvert en été de 7 á 1 h et de 2½ á 9 h., en hiver de 8 à 1 h. et de 2½ à 8 h.
L'homme de pierre, non loin de l'hôpital, monument érigé d'après une légende de 1634.
Théâtre, au bont de la Fuggerstr., nouvellement construit en 1877.

Abb. 33: Illustrierter Stadtführer für Touristen von 1909

Auch der offizielle „Augsburger Stadtführer“, welcher jedes Jahr vom *Verein zur Hebung des Fremdenverkehrs in Augsburg* herausgegeben wurde, enthielt Anzeigen über das Stadtbad.[315] Derselbe Verein hatte zudem dem Stadtmagistrat 1911 den Vorschlag gemacht, zu Werbezwecken Photographien vom Stadtbad mit Außen- und Innenansichten anfertigen zu lassen, die dann als Plakate in den städtischen Hotels, renommierten Restaurants und Gasthöfen an gut sichtbaren Stellen ausgehängt werden sollten.[316] Der Vorschlag wurde vom Magistrat angenommen und so wurden 1911 und 1912 jeweils über 80 Stadtbadplakate unter anderem im Hotel „Drei Mohren“, im „Café Central“ oder im Gasthof „Goldene Gerste“ angebracht, von welchen sich keines erhalten hat, die aber vermutlich ähnlich wie die Anzeigen in den beiden Augsburger Stadtführern aus den Jahren 1909 und 1913 gestaltet waren (Abb. 34).[317]

315 Vgl. StAA Bestand 18, Nr.365 (Stadtbad Bauakt). Plenarbeschluss des Stadtmagistrates vom 17. April 1909 über Anzeige im Stadtführer des Augsburger Fremdenverkehrvereins.

316 Vgl. StAA Bestand 18, Nr.365 (Stadtbad Bauakt). Brief des Augsburger Fremdenverkehrvereins an Stadtmagistrat vom 11. Mai 1911.

317 Vgl. StAA Bestand 18, Nr.365 (Stadtbad Bauakt). Die geht aus einem Brief des Fremdenverkehrvereins an Stadtmagistrat vom 21. Mai 1912 hervor.

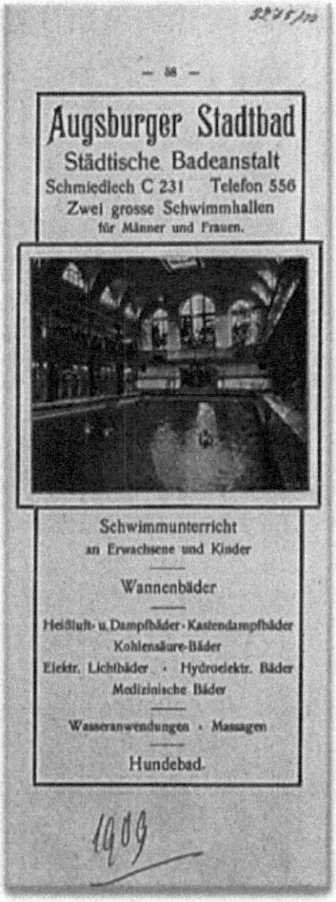

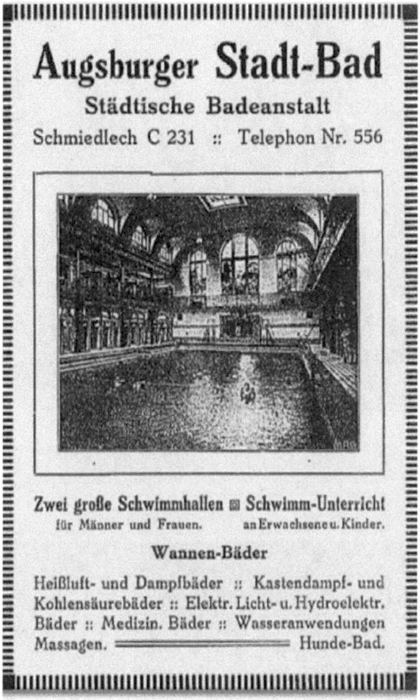

Abb. 34: Inserate über das Stadtbad in Stadtführern von 1909 und 1913

Darüber hinaus hatten Touristen aber auch die Möglichkeit, das Stadtbad für eine Gebühr von 30 Pfennig zu besichtigen, wobei sie für fünf bzw. zehn Pfennig an der Kasse im Vestibül schwarz-weiße oder farbige Ansichtskarten erwerben und als Gruß in die Heimat verschicken konnten (Abb. 35, Abb. 36, Abb. 37).

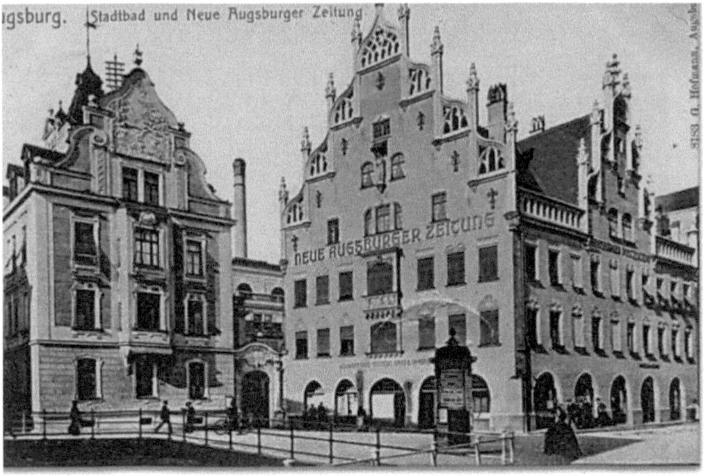

Abb. 35: Kolorierte Bildpostkarte des Stadtbades und der Neuen Augsburger Zeitung von 1906

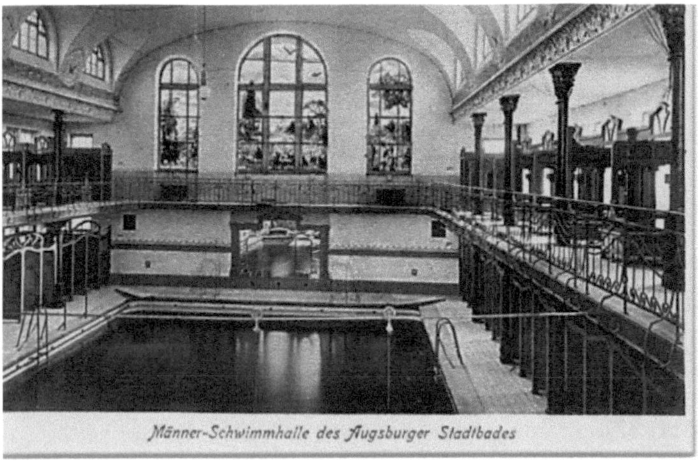

Abb. 36: Kolorierte Bildpostkarte der Männerschwimmhalle von 1903

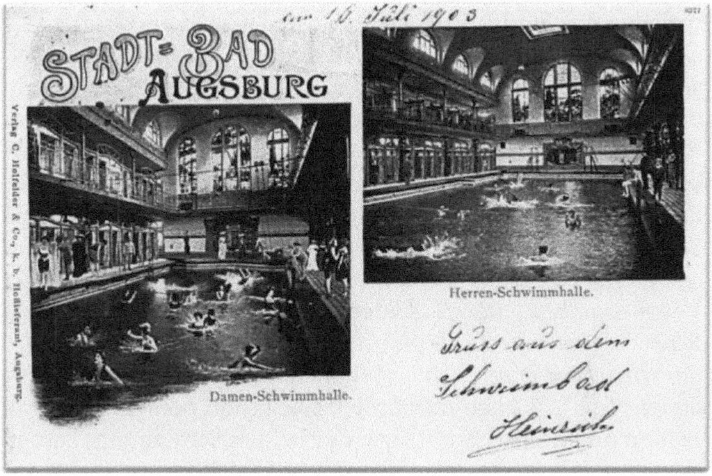

Abb. 37: Kolorierte Bildpostkarte des Stadtbades vom Juli 1903

Die abgebildete Ansichtskarte vom Juli 1903 sollte nach Angaben des Augsburger Journalisten Franz Häußler, aus dessen Fotosammlung die Bildpostkarten stammen, offenbar sogar bis nach Sarajevo verschickt werden und zeigt einen lebhaften Badebetrieb in den beiden Schwimmhallen des Stadtbades. So tümmeln sich mehrere Badewillige in den Bassins, halten einen kleinen Plausch oder wagen einen Sprung ins kühle Nass, wobei die Szenen von vornehm gekleideten Personen an den Beckenrändern beobachtet werden. Auf der Bildpostkarte wird das Stadtbad als gesellschaftlicher Treffpunkt bzw. als Ort des geselligen Zusammenseins inszeniert, wobei hier bewusst der Ausdruck der Inszenierung verwendet werden soll, da es sich bei der Ansichtskarte um eine idealisierte Darstellung des Stadtbadbetriebes zu werbetechnischen Zwecken handelt. In Wirklichkeit verlief der Besuch im Stadtbad weniger ausgelassen, wie noch zu zeigen sein wird.

Ansonsten erschienen auch weiterhin immer wieder Artikel in diversen Augsburger Lokal- und Regionalzeitungen, in welchen das Stadtbad in den höchsten Tönen als Ort der Gesundheits- und Körperpflege angepriesen und auf diese Weise sicherlich der eine oder andere Augsburger zum Gang in das Volksschwimmbad bewegt wurde. So lässt sich der Autor eines im Jahr 1905 erschienenen Artikels in der „Schwäbischen Volkszeitung – Organ für die Interessen des Volkes" sogar zu den Worten hinreißen, das Stadtbad stelle eine *„hygienisch wertvolle Einrichtung"*, ein *„gesundheitliches Kleinod"* gleich einem *„Heiltempel"* zur *„Hebung und Erhaltung der Volksgesundheit"* dar.[318] Zudem wirke die *„Schlichtheit und Sauberkeit im Innern, die präzise Ordnung [...] auf das Individuum erfrischend appetitlich und stimulieren an sich schon zur Wiederkehr [...]"*.[319] Auch hier findet, wie schon beim beschriebenen architektonischen Aufbau der beiden Schwimmhallen, in gewisser Weise wieder eine sakrale Überhöhung des Augsburger Volksschwimmbades statt, das mit einem Heiltempel verglichen wird, was einen Eindruck davon gibt, welch hoher (ideeller) Wert dem Stadtbad als Stätte der Gesundheits- und Körperpflege von Zeitgenossen schon kurz nach dessen Inbetriebnahme beigemessen wurde.

In einem anderen Artikel der „Neuen Augsburger Zeitung" vom 02. Oktober 1909 wird das Stadtbad nicht weniger rühmend hervorgehoben und als Bereicherung des Augsburger Badewesens postuliert, denn

> „[...] während wir Augsburger [...] früher lediglich auf Brause- und Wannenbäder angewiesen waren, sind wir seit einigen Jahren in der glücklichen Lage, ein Hallenschwimmbad mit zwei reichlich großen Schwimmbecken und anderen zweckmäßigen Einrichtungen zu be-

318 Vgl. StAA Bestand 11, Nr.1236 (Stadtbad, Betriebsetat, Gebührentarif 1902–1905). Artikel in der Schwäbischen Volkszeitung vom 27.April 1905, 6. Jg., Nr.98.

319 Ebd.

sitzen, das edler, weitblickender Bürgersinn geschaffen. Unser Stadtbad zählt zu den schönsten der derzeit bestehenden Hallenschwimmbäder, um das uns andere Städte gleichen und größeren Ranges beneiden [...]."[320]

Im Interesse ihrer Gesundheit und der Allgemeinheit sollten sich daher alle noch Badescheuen zu einem Besuch im Stadtbad aufschwingen,

„[...] sie werden sich an dem frischen Treiben der regelmäßigen Besucher, das Fröhlichkeit und Munterkeit auslöst, ergötzen und es wird in ihnen selbst die Lust erweckt werden, sich in die klare, Körper und Geist erfrischende Flut zu stürzen. Es gibt tatsächlich nicht leicht einen ebenso erquickenden als gesunden Sport, als sich in dieser klarblauen Flut umherzutummeln; [...]."[321]

In den beiden erwähnten Artikeln wird explizit auf die regenerative Wirkung angespielt, die der Besuch im Stadtbad auf die physische und psychische Konstitution des Badenden bzw. Schwimmenden ausübe, indem der Aufenthalt im städtischen Hallenschwimmbad mit Sauberkeit, präziser Ordnung sowie Erfrischung von Körper und Geist und somit zeitgenössischen bürgerlichen Tugenden assoziiert wird, als deren Folge sich schließlich Munterkeit und Fröhlichkeit einstellen würden.

Um die Bade- und Schwimmbereitschaft in der Augsburger Bevölkerung zu fördern, wurden vom Stadtmagistrat darüber hinaus auch offizielle Werbemittel der 1899 gegründeten *Deutschen Gesellschaft für Volksbäder* (DGV) genutzt, welcher der Stadtmagistrat im Jahr 1905 selbst als Mitglied beigetre-

320 Vgl. StAA Bestand 18, Nr.365 (Stadtbad Bauakt). Artikel in der Neuen Augsburger Zeitung, No.228, 02. Oktober 1909.

321 Ebd.

ten ist.[322] So findet sich in den Akten des Stadtarchives der Entwurf zu einem farbigen Plakat, welches an alle Mitglieder und Freunde der DGV verschickt wurde und mit der Aufforderung verbunden war,

> „[…] unser Plakat ‚Jedem Deutschen wöchentlich ein Bad! Badet, Klein und Groß, Jung und Alt, so oft wie möglich, im Fluß, Teich oder See, im Schwimm-, Wannen- oder Brausebad! Denn in der Reinlichkeit wurzelt die Gesundheit.' […] für den Herstellungspreis von M.1. – pro Stück zu beziehen und in tunlichst zahlreichen Exemplaren zur Verteilung sowie zum Aushang zu bringen."[323] (Abb. 38).

322 Vgl. StAA Bestand 34, Nr.810 (Deutsche Gesellschaft für Volksbäder 1905–1939). Dies geht aus einem Brief der DGV an den Stadtmagistrat Augsburg vom Dezember 1905 hervor.

323 Vgl. StAA Bestand 34, Nr.810 (Deutsche Gesellschaft für Volksbäder 1905–1939). Rosafarbener Flyer, welcher den Entwurf des Plakates der DGV zeigt.

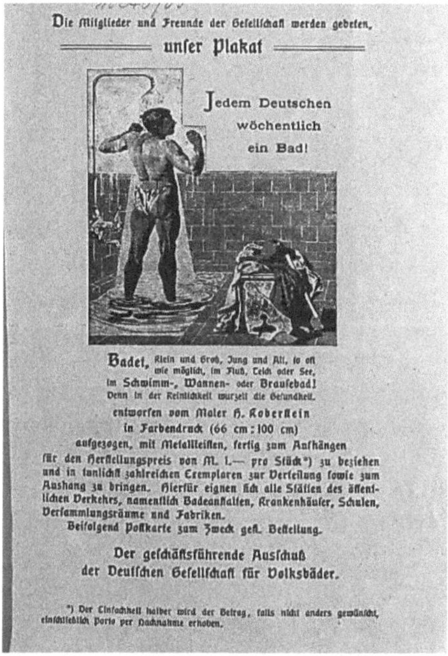
Die Mitglieder und Freunde der Gesellschaft werden gebeten,
unser Plakat
Jedem Deutschen wöchentlich ein Bad!
Badet, Klein und Groß, Jung und Alt, so oft wie möglich, im Fluß, Teich oder See, im Schwimm-, Wannen- oder Brausebad! Denn in der Reinlichkeit wurzelt die Gesundheit.
entworfen vom Maler H. Koberstein
in Farbendruck (66 cm : 100 cm)
aufgezogen, mit Metallleisten, fertig zum Aufhängen für den Herstellungspreis von M. 1.— pro Stück*) zu beziehen und in tunlichst zahlreichen Exemplaren zur Verteilung sowie zum Aushang zu bringen. Hierfür eignen sich alle Stätten des öffentlichen Verkehrs, namentlich Badeanstalten, Krankenhäuser, Schulen, Versammlungsräume und Fabriken.
Beifolgend Postkarte zum Zweck gefl. Bestellung.
Der geschäftsführende Ausschuß
der Deutschen Gesellschaft für Volksbäder.
*) Der Einfachheit halber wird der Betrag, falls nicht anders gewünscht, einschließlich Porto per Nachnahme erhoben.

Abb. 38: Rosafarbener Entwurf für das Werbeplakat der Deutschen Gesellschaft für Volksbäder von 1904

Im September 1904 hatte die *Deutsche Gesellschaft für Volksbäder* einen öffentlichen Wettbewerb bezüglich eines künstlerisch gestalteten Plakates veranstaltet, welches als Werbemittel auf allgemeinverständliche Weise auf die *„[...] gesundheitliche Bedeutung des regelmäßigen Badens, [...] wie es den Körper stählt, vor Krankheit schützt, das Wohlbefinden steigert, Lebenslust und Arbeitsfreudigkeit erzeugt, die Willenskraft belebt und somit auf Jedermann einen vorzüglichen Einfluß ausübt [...]"*[324] aufmerksam machen sollte. Das Plakat sollte dabei in

324 Vgl. StAA Bestand 11, Nr.1236 (Stadtbad, Betriebsetat, Gebührentarif 1902–1905). Preisausschreiben der DGV über die Gestaltung

sämtlichen Stätten des öffentlichen Verkehrs wie Badeanstalten, Krankenhäusern, Schulen, Versammlungsräumen sowie Fabriken ausgehängt werden.[325]

Werbung für das Stadtbad selbst im weitesten Sinne wurde darüber hinaus auch im Rahmen der 1906 in Augsburg stattfindenden 31. Versammlung des *Deutschen Vereins für öffentliche Gesundheitspflege* (DVöG) gemacht, indem das Volksschwimmbad als eines der wichtigsten Beispiele für die von Augsburg ergriffenen Maßnahmen zur Förderung der öffentlichen Gesundheitspflege von den Teilnehmern der Versammlung besichtigt wurde.[326]

Zusammenfassend kann letztendlich festgehalten werden, dass vom Magistrat und der Stadtbadverwaltung, aber auch von anderen Vereinigungen wie der Schwimmer-Riege des Augsburger Turnvereins oder dem *Verein zur Hebung des Fremdenverkehrs* zur Propagierung des Stadtbades und des Badens bzw. Schwimmens verschiedene werbestrategische Maßnahmen ergriffen wurden, mit denen nicht nur die einheimische Bevölkerung, sondern auch Touristen zum Gang in das Volksschwimmbad animiert werden sollten. In diesem Sinne kann daher durchaus von modernen Marketingstrategien gesprochen werden, die auch vor dem Hintergrund einer Zeit gesehen werden müssen, in welcher die moderne Tourismusbranche im Zusammenhang mit einem neuen, vor allem bürgerlichen, Freizeitverhalten aufblühte.[327] Die Argu-

---

eines künstlerischen Plakates vom September 1904.

325 Vgl. Ebd.

326 Vgl. StAA Bestand 11, Nr.1279 (Deutscher Verein für öffentliche Gesundheitspflege 1899–1911). Notiz des Stadtmagistrates vom 3. September 1906; Programmheft über die 31. Versammlung des DVöG in Augsburg 1906.

327 Der Begriff „Tourist" lässt sich in England seit 1800 belegen. Ins Deutsche wurde er in den 1830er/40er Jahren übernommen. Die ersten Reisebüros in größerer Zahl entstanden in Deutschland

mente der Hygieniker wurden dabei in Deutschland generell ab 1900 kommerziell aufgegriffen und in verschiedenen Werbeslogans für Artikel und Institutionen umgesetzt, die Sauberkeit, Hygiene und somit persönliches Wohlbefinden versprachen.[328] Das Stadtbad wurde dabei aber nicht nur als Stätte der Gesundheits- und Körperpflege, sondern auch als Prestigeobjekt vermarktet, welches den Status Augsburgs als moderner Industriestadt betonen sollte, da öffentliche Hallenschwimmbäder von Zeitgenossen und den Vertretern der deutschen Hygiene- und Volksbadebewegung, wie beschrieben, als Krone aller Badeformen sowie ein Zeichen des zivilisatorischen und vor allem kulturellen Fortschritts wahrgenommen wurden.

3.1.2 Öffnungszeiten, Badepreise und Badeordnung

Das Stadtbad hatte ursprünglich in den Wintermonaten (01. Oktober – 31. März) täglich von 08:00 bis 13:00 Uhr sowie nach einer kurzen Mittagspause von 14:30 bis 20:00 Uhr geöffnet. Während der Sommermonate (01. April – 30. September) war das Bad täglich von 07:00 bis 13:00 Uhr und nachmittags von 14:30 bis 21:00 Uhr geöffnet (Abb. 39). Geschlossen hatte das Stadtbad an Sonn- und allgemeinen Feiertagen ab 13:00 Uhr sowie den ganzen Tag an hohen Feiertagen wie beispielsweise dem ersten Weihnachtsfeiertag.[329]

Ende des 19. Jahrhunderts, die sich um die Wende zum 20. Jahrhundert oftmals zu lokalen Verkehrsvereinen, wie dem Augsburger Verein zur Hebung des Fremdenverkehrs, zusammenschlossen und vor allem für den Ausbau und die Koordinierung touristischer Werbung zuständig waren. Vgl. HACHTMANN, Rüdiger: Tourismus-Geschichte. Göttingen 2007, S. 10/70/116.

328 Vgl. REULECKE, Hygienisierung, 1990, S. 14.

329 Vgl. StAA Bestand 18, Nr.361 (Erbauung eines Volksbades). Prospekt zur Eröffnung 1903, S. 14.

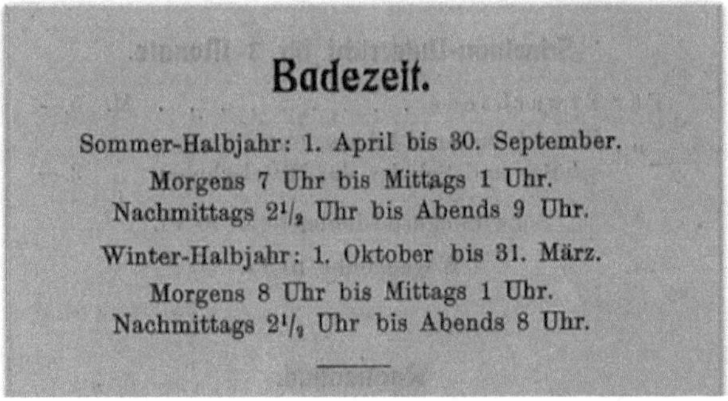

Badezeit.

Sommer-Halbjahr: 1. April bis 30. September.
Morgens 7 Uhr bis Mittags 1 Uhr.
Nachmittags 2½ Uhr bis Abends 9 Uhr.

Winter-Halbjahr: 1. Oktober bis 31. März.
Morgens 8 Uhr bis Mittags 1 Uhr.
Nachmittags 2½ Uhr bis Abends 8 Uhr.

Abb. 39: Öffnungszeiten des Stadtbades, Ausschnitt aus dem Prospekt zur Stadtbaderöffnung von 1903

Die auf den ersten Blick paradox erscheinenden längeren Öffnungszeiten während der Sommermonate, obwohl mit dem Bau öffentlicher Badeanstalten ja vor allem im Winter Gelegenheit zur regelmäßigen Körperreinigung bzw. -pflege und zum Schwimmsport gegeben werden sollte, erklären sich vermutlich damit, dass von größeren Badeanstalten, bei welchen die Mitglieder der Augsburger Gemeindebevollmächtigten auf ihrer Volksbäderreise Informationen bezüglich des Betriebes eines Hallenschwimmbades eingeholt hatten, die Beobachtung gemacht worden war, dass vor allem während der heißen Sommermonate die Besucherfrequenz höher als im Winter war.[330] Eine Feststellung, die von der Verwaltung des Stadtbades ebenfalls gemacht werden sollte.[331] Diese Be-

330 Vgl. STEINHÄUßER, DVöG, 1906, S. 30. „Entgegen der ursprünglichen Ansicht, dass bei den vorhandenen vielen Flussbädern sich das Bad im Sommer eines geringern Besuches erfreuen dürfte, findet gerade zu dieser Zeit der stärkste Besuch statt, eine Erfahrung, die auch in andern Volksbädern gemacht wurde."

331 Vgl. StAA Bestand 11, Nr.1236 (Stadtbad, Betriebsetat, Gebührentarif 1902–1905). Bericht über das erste Betriebsjahr des Stadtbades vom 24.März 1904. „Im Allgemeinen konnte die Beobachtung gemacht werden, daß der Verkehr in der Anstalt um so lebhafter

obachtung hing wahrscheinlich vor allem damit zusammen, dass in den Hallenbädern im Gegensatz zu Flussbadeanstalten auch im Sommer unabhängig vom Wetter sowie in staubfreier und (vermeintlich) gesunder Luft dem Schwimmsport nachgegangen werden konnte, zumal die im Stadtbad angebrachten Kaltwasserdüsen die Hallen angenehm kühlten und der Badegast somit nicht der sommerlichen Hitze im Freien ausgesetzt war.

Als regulärer Preis für die Benutzung der beiden Schwimmhallen zu den allgemeinen Öffnungszeiten wurden dabei im Stadtbad für Erwachsene 40 Pfennig für ein Bad mit geschlossener Auskleidekabine, 20 Pfennig für ein Bad mit Auskleideplatz auf der Galerie festgelegt. Kinder in Begleitung von Erwachsenen mussten 10, Schüler 15 Pfennig bezahlen (Abb. 40).[332]

sich gestaltet, je besser die Witterung und je höher die Lufttemperatur ist."

332 Vgl. StAA Bestand 18, Nr.361 (Erbauung eines Volksbades). Prospekt zur Eröffnung 1903, S. 11.

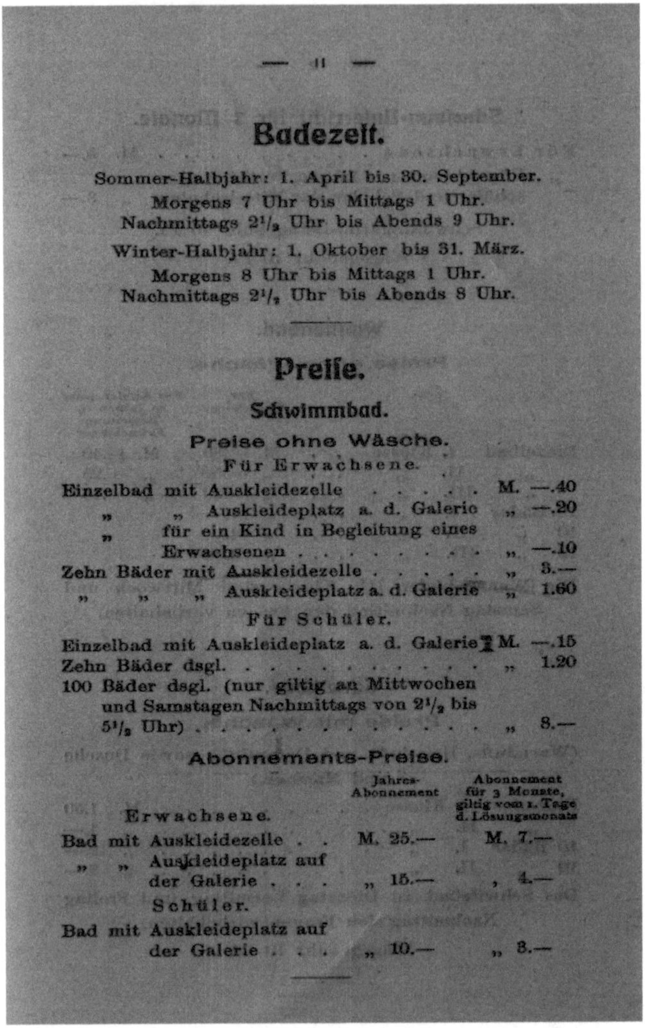

— 11 —

Badezeit.

Sommer-Halbjahr: 1. April bis 30. September.
Morgens 7 Uhr bis Mittags 1 Uhr.
Nachmittags $2^1/_2$ Uhr bis Abends 9 Uhr.

Winter-Halbjahr: 1. Oktober bis 31. März.
Morgens 8 Uhr bis Mittags 1 Uhr.
Nachmittags $2^1/_2$ Uhr bis Abends 8 Uhr.

Preise.

Schwimmbad.

Preise ohne Wäsche.

Für Erwachsene.

Einzelbad mit Auskleidezelle	M. —.40
„ „ Auskleideplatz a. d. Galerie	„ —.20
„ für ein Kind in Begleitung eines Erwachsenen	„ —.10
Zehn Bäder mit Auskleidezelle	„ 3.—
„ „ „ Auskleideplatz a. d. Galerie	„ 1.60

Für Schüler.

Einzelbad mit Auskleideplatz a. d. Galerie	M. —.15
Zehn Bäder dsgl.	„ 1.20
100 Bäder dsgl. (nur giltig an Mittwochen und Samstagen Nachmittags von $2^1/_2$ bis $5^1/_2$ Uhr)	„ 8.—

Abonnements-Preise.

	Jahres-Abonnement	Abonnement für 3 Monate, giltig vom 1. Tage d. Lösungsmonats
Erwachsene.		
Bad mit Auskleidezelle . .	M. 25.—	M. 7.—
„ „ Auskleideplatz auf der Galerie . . .	„ 15.—	„ 4.—
Schüler.		
Bad mit Auskleideplatz auf der Galerie . . .	„ 10.—	„ 3.—

Abb. 40.1: Preisliste für das Stadtbad im Eröffnungsprospekt von 1903, S. 11/12

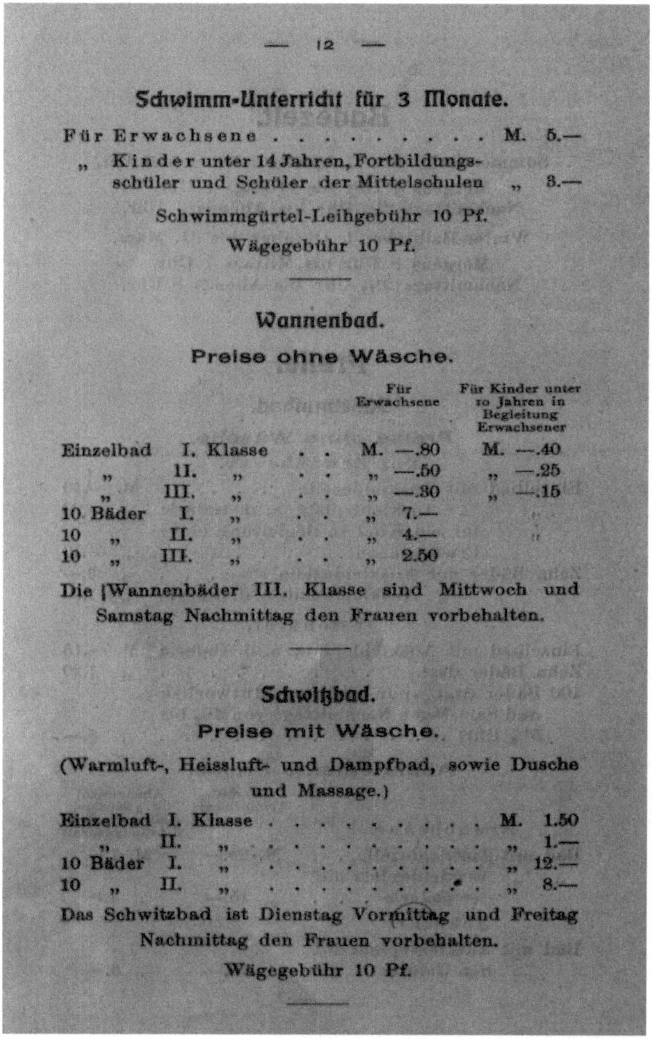
— 12 —

Schwimm-Unterricht für 3 Monate.

Für Erwachsene	M.	5.—
„ Kinder unter 14 Jahren, Fortbildungsschüler und Schüler der Mittelschulen	„	3.—

Schwimmgürtel-Leihgebühr 10 Pf.

Wägegebühr 10 Pf.

Wannenbad.

Preise ohne Wäsche.

			Für Erwachsene	Für Kinder unter 10 Jahren in Begleitung Erwachsener
Einzelbad	I. Klasse	. .	M. —.80	M. —.40
„	II. „	. .	„ —.50	„ —.25
„	III. „	. .	„ —.30	„ —.15
10 Bäder	I. „	. .	„ 7.—	
10 „	II. „	. .	„ 4.—	
10 „	III. „	. .	„ 2.50	

Die Wannenbäder III. Klasse sind Mittwoch und Samstag Nachmittag den Frauen vorbehalten.

Schwitzbad.

Preise mit Wäsche.

(Warmluft-, Heissluft- und Dampfbad, sowie Dusche und Massage.)

Einzelbad	I. Klasse	M.	1.50
„	II. „	„	1.—
10 Bäder	I. „	„	12.—
10 „	II. „	„	8.—

Das Schwitzbad ist Dienstag Vormittag und Freitag Nachmittag den Frauen vorbehalten.

Wägegebühr 10 Pf.

Abb. 40.2: Preisliste für das Stadtbad im Eröffnungsprospekt von 1903, S. 11/12

An den sogenannten „Volkstagen" bzw. „Volksabenden" war die Benutzung der beiden Schwimmhallen gemäß den Wünschen der Stifterfamilie zum verbilligten Preis von 20 Pfennig für ein Bad mit geschlossener Auskleidekabine bzw. 10 Pfennig für ein Bad mit Auskleideplatz auf der Galerie möglich.[333] Diese „Volkstage" wurden auch als eigentliches „Volksbad" bezeichnet, wie aus der Preisliste der Eröffnungsbroschüre zu entnehmen ist (Abb. 41) und woran sich die etwas irreführende Verwendung des Begriffes „Volksbad" offenbart, mit dem teils die gesamte Badeanstalt, teils die Schwimmbadbenutzung für die minder bemittelte Arbeiterbevölkerung oder generell die im Verlauf des 19. und frühen 20. Jahrhunderts entstehenden öffentlichen Badeanstalten bezeichnet wurden.

333 Vgl. Ebd., S. 13.

— 13 —

Hundebad.

	Reinigen:	Scheren:	Schwimmen:	Einstellen:
Kleine Hunde (unter 30 cm)	M. —.60	M. 2.—	10 Pf.	5 Pf.
Mittlere Hunde (von 30 bis 50 cm)	„ —.80	„ 3.—		
Grosse Hunde (über 50 cm)	„ 1.—	„ 4.—		

Wäsche.

Für die Benützung von Anstaltswäsche ist zu zahlen:

Für eine Badehose	M. —.05
„ ein Handtuch	„ —.05
„ „ Badetuch	„ —.10
„ einen Damenbadeanzug	„ —.10
„ eine Badehaube	„ —.05

Für die Aufbewahrung von Badewäsche ist pro ¼ Jahr zu zahlen.

Bei Benützung eines kleinen Faches	M. —.70.
„ „ „ grossen „	„ 1.—

Die Reinigung hinterlegter Wäsche wird besorgt zum Preise von:
5 Pf. für ein Handtuch, eine Badehose od. Badehaube.
10 Pf. für ein Badetuch oder einen Badeanzug.

Volksbad im Männerschwimmbad
Mittwoch und Samstag Abend von 6—9 Uhr

Volksbad im Frauenschwimmbad
Dienstag und Freitag Abend von 6—9 Uhr.

Ausserdem in beiden Schwimmbädern von 6—9 Uhr an den Vorabenden vor den hohen Feiertagen, an welchen die Anstalt geschlossen bleibt.

Bad mit Auskleidezelle 20 Pf.
Bad mit Auskleideplatz auf der Galerie 10 Pf.
ohne Wäsche.

Abb. 41.1: Preisliste für das Stadtbad im Eröffnungsprospekt von 1903, S.13/14

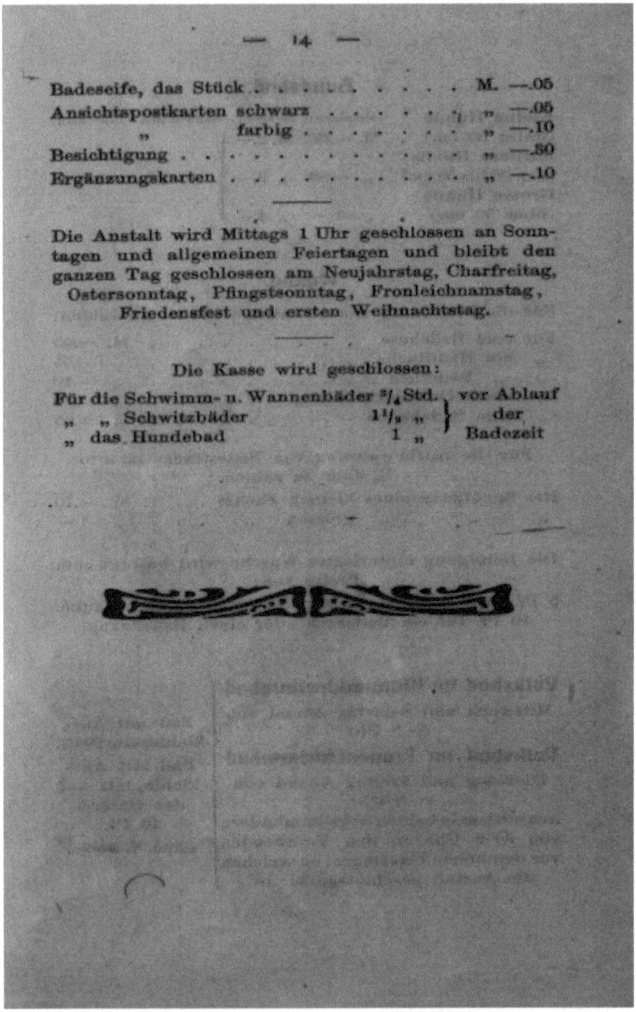

— 14 —

Badeseife, das Stück	M.	—.05
Ansichtspostkarten schwarz	„	—.05
„ farbig	„	—.10
Besichtigung	„	—.30
Ergänzungskarten	„	—.10

Die Anstalt wird Mittags 1 Uhr geschlossen an Sonntagen und allgemeinen Feiertagen und bleibt den ganzen Tag geschlossen am Neujahrstag, Charfreitag, Ostersonntag, Pfingstsonntag, Fronleichnamstag, Friedensfest und ersten Weihnachtstag.

Die Kasse wird geschlossen:

Für die Schwimm- u. Wannenbäder	3/4 Std.	vor Ablauf der Badezeit
„ „ Schwitzbäder	1 1/2 „	
„ das Hundebad	1 „	

Abb. 41.2: Preisliste für das Stadtbad im Eröffnungsprospekt von 1903, S. 13/14

In der Männerschwimmhalle fanden derartige „Volkstage“ dabei immer mittwochs und samstags, in der Frauenschwimmhalle dienstags und freitags sowie generell an Vorabenden vor hohen Feiertagen, an welchen das Stadtbad geschlossen blieb, jeweils zwischen 18:00 und 21:00 Uhr statt, also zu Zeiten, zu welchen die Mitglieder des Bürgertums für gewöhnlich nicht mehr im Stadtbad verweilten.[334] Schwimmunterricht wurde darüber hinaus jeden Tag, ausgenommen an Sonn- und allgemeinen Feiertagen, für einen (stattlichen) Preis von fünf Mark für Erwachsene bzw. drei Mark für Kinder und Schüler erteilt, wobei die gelöste Karte jeweils drei Monate gültig war.[335]

Die Wannenbadabteilungen waren, wie beschrieben, in drei Klassen eingeteilt, für deren Benutzung jeweils 80, 50 und 30 Pfennig bezahlt werden mussten, wobei sich die Reihenfolge der Besucher in den einzelnen Abteilungen nach der jeweiligen Nummer der gelösten Eintrittskarte richtete.[336] Während für die Besucher der I. und II. Klasse separate Räumlichkeiten für Männer und Frauen bestanden, erfolgte in den Wannenbädern der III. Klasse die geforderte Geschlechtertrennung zeitlich, indem diese mittwochs und samstags nachmittags den weiblichen Badegästen vorbehalten waren.[337]

Für Dampf- bzw. Schwitzbäder, die lediglich in zwei Klassen unterteilt waren, musste ein Preis von 1–1,50 Mark entrichtet werden, was sich vermutlich nur das wohlhaben-

334 Vgl. Ebd., S. 13.

335 Vgl. StAA Bestand 18, Nr.361 (Erbauung eines Volksbades). Prospekt zur Eröffnung 1903, S. 12; SBA Haus- und Badeordnung 1903, S. 3/5.

336 Vgl. StAA Bestand 18, Nr.361 (Erbauung eines Volksbades). Prospekt zur Eröffnung 1903, S. 12.

337 Vgl. Ebd., S. 12.

dere Publikum leisten konnte.[338] Die jeweiligen Abteilungen waren dabei jeden Dienstag Vormittag und Freitag Nachmittag für die weiblichen Badegäste reserviert.[339] Zudem wurden in Verbindung mit Schwitzbädern auch Massagen angeboten.[340]

Die Preise, die für ein Hundebad zu entrichten waren, richteten sich nach der Größe des jeweiligen Hundes, sodass für die Reinigung des Tieres zwischen 60 Pfennig und 1 Mark, für Scheren zwischen 2 und 4 Mark, für Schwimmen im eigenen Hundeschwimmbassin 10 Pfennig bezahlt werden mussten.[341] Darüber hinaus bestand für Badegäste auch die Möglichkeit, Hunde für die Dauer des eigenen Stadtbadbesuches für einen Preis von 5 Pfennig einstellen zu lassen. Außerdem waren im Stadtbad auch mehrere Personenwagen aufgestellt, auf welchen die Stadtbadbesucher für 10 Pfennig ihr Körpergewicht überprüfen lassen konnten.[342] Preisangaben über den im Stadtbad eingerichteten Friseursalon werden dagegen nirgends gemacht.

Insgesamt hatte sich der Augsburger Stadtmagistrat nach eigenen Angaben bei der Preisgestaltung an den Badepreisen des Müller`schen Volksbades in München orientiert, welche *„[…] im Allgemeinen mäßig gehalten [wurden] und […] sich auch bezüglich der Luxusbäder in angemessenen Grenzen [halten].“*[343]

338 Vgl. Ebd., S. 12.

339 Vgl. Ebd., S. 12.

340 Vgl. Ebd., S. 12.

341 Vgl. Ebd., S. 13.

342 Vgl. StAA Bestand 18, Nr.361 (Erbauung eines Volksbades). Prospekt zur Eröffnung 1903, S. 13; StAA Bestand 50, Nr.1470 (Stadtbad Allgemeines). Notiz der Stadtbadverwaltung vom 19. April 1911 aus der hervorgeht, dass im Stadtbad von Anbeginn mehrere Personenwagen aufgestellt waren.

343 Vgl. StAA Bestand 11, Nr.1236 (Stadtbad, Betriebsetat, Gebührentarif 1902–1905). Plenarbeschluss des Augsburger Stadtmagis-

Allerdings wurde vom Magistrat bereits 1906 erstmals diskutiert, ob die Preise insgesamt zu niedrig seien, weshalb die Preistabellen von 12 anderen deutschen Hallenschwimmbädern eingeholt wurden.[344] Dabei wurde ersichtlich, dass sich die Preise im Stadtbad von diesen nicht wesentlich unterschieden. Zudem wurde von der Stadtbadverwaltung darauf hingewiesen, dass sich eine Erhöhung der Preise aufgrund der großen Anzahl an in Augsburg ansässigen Industriearbeitern wohl nachteilig auf die Besucherfrequenz ausüben würde, zumal eine Verteuerung darüber hinaus auch einer Wohlfahrtsanstalt widersprechen und dadurch der Sinn eines **Volksbades** verloren gehen würde, da das Stadtbad ja weitesten Kreisen der Bevölkerung dienen solle und daher nur tunlichst niedrige Preise in Frage kämen.[345] Von einer Erhöhung der Badepreise wurde somit letztendlich abgesehen.

Damit nun ein reibungsloser Ablauf im Stadtbad garantiert werden konnte und um vor allem die Mitglieder der minder bemittelten Bevölkerung mit der Benutzung des vielfältigen Badeangebotes vertraut zu machen, war vom Stadtmagistrat eine Haus- und Badeordnung erlassen worden (Abb. 42).[346]

---

trates vom 20. Dezember 1902 bezüglich der Preisgestaltung im Stadtbad.

344 Vgl. StAA Bestand 18, Nr.365 (Stadtbad Bauakt). Protokollberichte des Stadtmagistrates vom März 1906, in welchen über die Preisgestaltung im Stadtbad diskutiert wird.

345 Vgl. Ebd.

346 Vgl. SBA Haus- und Badeordnung des Stadtbades vom 31. Januar 1903.

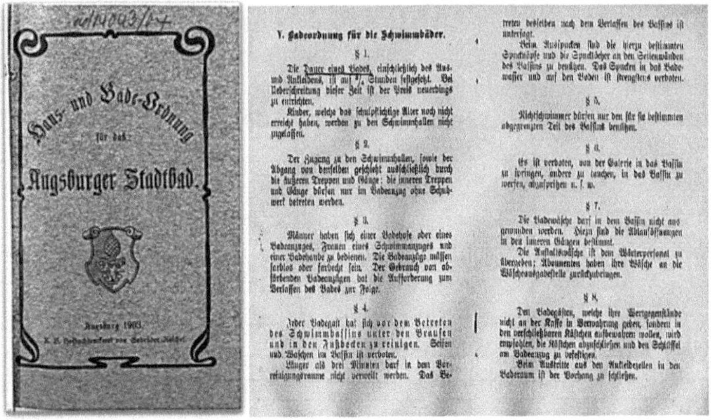

Abb. 42: Haus- und Badeordnung für das Stadtbad von 1903

Neben der Auflistung der Öffnungszeiten und Badepreise wurden darin in verschiedenen Paragraphen explizite Anweisungen über das richtige Verhalten, angemessene Badebekleidung sowie die Dauer eines Bades einschließlich der zum Auskleiden benötigten Zeit gegeben. Die Badeordnung erinnert in ihrem Aufbau daher eher an eine Gesetzesvorschrift und verdeutlicht den sozialdisziplinierenden Charakter, der mit ihr verbunden war. Über das Einhalten der Badeordnung wachten strenge Badewärter, die bei Fehlverhalten befugt waren, die auffallende Persönlichkeit entweder aus dem Bad zu verweisen oder die Zahlung einer Geldstrafe in Form einer abermaligen Entrichtung des vollen Badepreises zu verlangen, was ganz dem Prinzip einer Disziplinierung bzw. Verhaltenskonditionierung durch Strafandrohung entsprach.[347] So war die Benutzung des Badeangebotes ohne Ba-

347 Vgl. Ebd. S. 8. „Der Verwalter und die Biediensteten der Anstalt sind verpflichtet, für die Aufrechterhaltung der Ordnung im Hause und in den Baderäumen zu sorgen. Der Verwalter oder dessen Stellvertreter ist befugt, Personen, welche die Haus- und Badeordnung verletzen oder diesbezüglichen Weisungen des Anstalts-

debekleidung nicht gestattet, wobei in der Badeordnung sogar genaue Angaben über die Beschaffenheit der Bekleidung gemacht werden. Laut § 3 hatten sich

> „[...] Männer [...] einer Badehose oder eines Badeanzuges, Frauen eines Schwimmanzuges und einer Badehaube zu bedienen. Die Badeanzüge müssen farblos oder farbecht sein. Der Gebrauch von abfärbenden Badeanzügen hat die Aufforderung zum Verlassen des Bades zur Folge."[348]

Wer sich keine eigene Badebekleidung leisten konnte, musste sich diese im Stadtbad ausleihen. Je 5 Pfennig waren dabei jeweils für eine Badehose, eine Badehaube oder ein Handtuch zu entrichten, jeweils 10 Pfennig für einen Damenbadeanzug oder ein Badetuch, wobei die sogenannte „Anstaltswäsche" nach jedem Gebrauch in der hauseigenen Wäscherei gereinigt und getrocknet wurde.[349] Darüber hinaus bestand die Möglichkeit, private Badebekleidung im Stadtbad in angemieteten Fächern aufzubewahren oder für einen Preis von fünf bis zehn Pfennig reinigen zu lassen.[350] Wie die entsprechende Badebekleidung ausgesehen hatte, geht aus Photographien von der Männer- und Frauenschwimmhalle hervor (Abb. 43, Abb. 44).

---

personals nicht nachkommen, sowie Personen, deren Anwesenheit Unzuträglichkeiten veranlaßt oder befürchten läßt, aus der Anstalt zu weisen."

348 Ebd., S. 10.

349 Vgl. Ebd., S. 6/7/11.

350 Vgl. Ebd., S. 7.

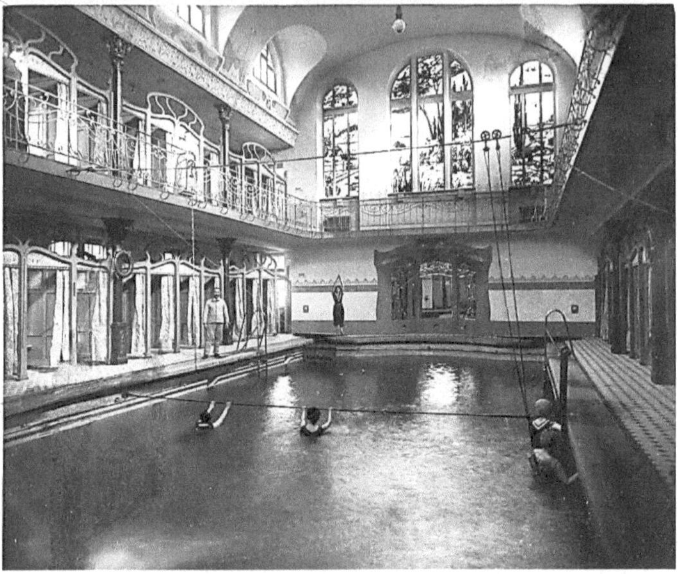

Abb. 43: Frauenschwimmhalle mit Badegästen und Badeaufseher, um 1903

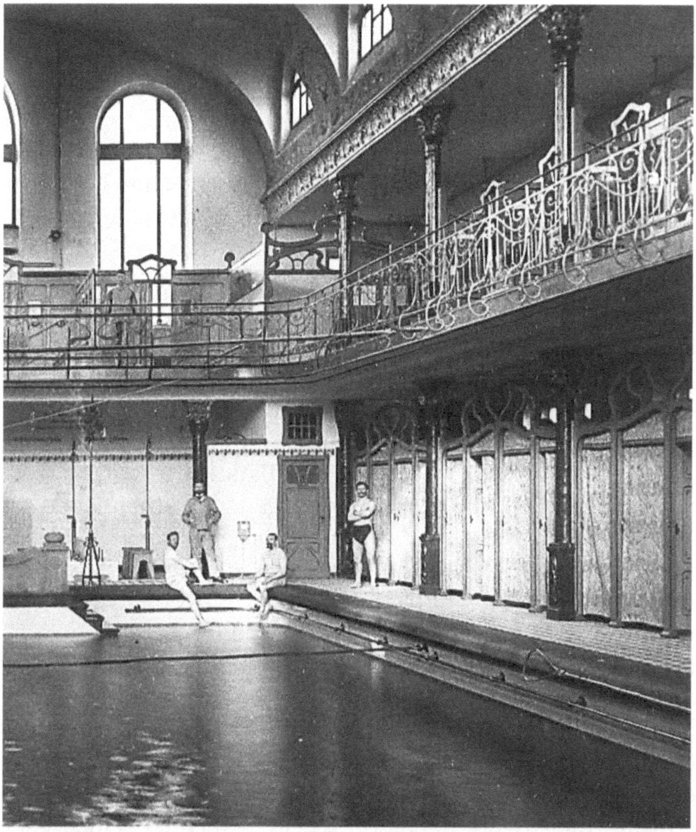

Abb. 44: Männerschwimmhalle mit Badegästen und Badeaufseher, um 1903

Dabei wird deutlich, dass sich weibliche Badegäste trotz der herrschenden Geschlechtertrennung in Badeanzüge aus dunklem Baumwollstoff hüllen mussten, die bis zum Knöchel reichten, lediglich Kopf und Arme freigaben und die auch im nassen Zustand nicht durchsichtig wurden, sodass sich keine weiblichen Rundungen abzeichnen konnten. Für Männer waren dagegen einfache, relativ kurze Badehosen ausreichend.

Darüber hinaus wird an den Photographien und den genauen Anweisungen der Badeordnung aber auch deutlich, dass ein Besuch im Stadtbad keineswegs so ausgelassen war wie er auf der in Kapitel 3.1.1 beschriebenen Ansichtskarte vom Juli 1903 dargestellt wurde. Vielmehr wurde vom Badepersonal auf die Einhaltung der Regeln geachtet und Fehlverhalten sofort durch Bestrafung sanktioniert. Auch durften die Baderäumlichkeiten nicht, wie die Ansichtskarte Glauben machen möchte, mit Straßenkleidung, sondern aus Gründen der Reinlichkeit ausschließlich *„im Badeanzug ohne Schuhwerk“*[351] betreten werden. Darüber hinaus waren Pfeifen und Singen in den Baderäumen sowie Sprünge von der Galerie in die Schwimmbassins strengstens untersagt.[352] Vor der Benutzung der beiden Schwimmhallen mussten zudem alle Badegäste unter Überwachung von Badewärtern die jeweils am vorderen Ende der Hallen gelegenen Reinigungsräume aufsuchen, um sich *„[…] vom anhaftenden Staub und Schweiß durch Abbrausen, die Füße aber in dem aufgestellten Fayencebecken mittelst Bürste [zu] reinigen […]“*[353], wobei laut Badeordnung nicht länger als drei Minuten in den Vorreinigungsräumen verweilt werden durfte.[354] Zudem wurde ausdrücklich darauf hingewiesen, dass Seifen und Waschen im Schwimmbassin verboten sei, was darauf schließen lässt, dass von den Mitgliedern des Stadtmagistrates offenbar befürchtet wurde, dass von unwissenden Badegästen, womit vermutlich in erster Linie die Angehörigen der Arbeiterschichten gemeint waren, die Schwimmbecken als eine Art große Badewanne und nicht als Ort körperlicher Ertüchtigung missverstanden wer-

351 Ebd., S. 10.

352 Vgl. Ebd., S. 8/11.

353 STEINHÄUßER, Festschrift, 1902, S. 96.

354 Vgl. SBA Haus- und Badeordnung 1903, S. 10.

den könnten.[355] In diesem Zusammenhang wurde auch darauf hingewiesen, dass es untersagt sei, die Badewäsche in den Bassins auszuwinden.[356] Für diesen Zweck seien die Ablauföffnungen in den inneren Umgängen der Schwimmhallen bestimmt. Der Aufenthalt in den Schwimmhallen selbst durfte dabei laut Badeordnung einschließlich der Zeit des An- und Auskleidens 45 Minuten nicht überschreiten, ansonsten musste der Badepreis neuerdings entrichtet werden.[357] Die Dauer eines Wannenbades durfte ebenfalls nicht mehr als 45 Minuten betragen.[358] Zudem durften die Wannen nicht von den Badegästen selbst mit Wasser gefüllt werden. Dies wurde vom entsprechenden Badepersonal bewerkstelligt, um zu garantieren, dass überall die gleiche Wassermenge verwendet wurde.[359]

In den Umkleidekabinen und über das gesamte Stadtbad verteilt waren zudem Spucknäpfe aufgestellt oder in die Wände eingelassen.[360] Diese wurden nach jedem Gebrauch gespült und sollten zur Vermeidung der Verunreinigung der Fußböden dienen, wobei auf deren Verwendung in der Haus- und Badeordnung ausdrücklich hingewiesen wird.[361]

355 Vgl. Ebd., S. 10

356 Vgl. Ebd., S. 11.

357 Vgl. Ebd., S. 10.

358 Vgl. Ebd., S. 12.

359 Vgl. Ebd., S. 12.

360 Vgl. STEINHÄUßER, Festschrift, 1902, S. 95.

361 Vgl. StAA Bestand 11, Nr.1236 (Stadtbad, Betriebsetat, Gebührentarif 1902–1905). Notiz über die Ausstattung der Umkleidekabinen im Stadtbad; SBA Haus- und Badeordnung 1903, S. 8/11. „§ 4. Jede Verunreinigung oder Beschädigung der Anstaltsräume, der Mobilien und Gebrauchsgegenstände ist verboten. Zuwiderhandelnde sind für den durch sie verursachten Schaden haftbar. [...] Beim Ausspucken sind die hierzu bestimmten Spucknäpfe und die Spucklöcher an den Seitenwänden des Bassins zu benützen.

Das Ausspucken des Speichels auf den Boden war also offenbar zu Beginn des 20. Jahrhunderts noch eine verbreitete Gewohnheit, die nun zurückgedrängt werden sollte und zwar im Sinne von Norbert Elias' Zivilisationstheorie einerseits im Hinblick auf angemessenes Verhalten anderen gegenüber sowie andererseits aber vor allem auch um der eigenen Gesundheit willen, da das Ausspucken des Speichels auf den Boden nicht nur als peinlich und eklig empfunden wurde, sondern nach den neuen medizinischen Erkenntnissen auf diese Weise auch Krankheiten übertragen werden konnten.[362] Der Verweis auf die Benutzung der Spucknäpfe impliziert somit den Gedanken nach einer Verhaltenszivilisierung durch Affektkontrolle und (Körper-)Disziplin, indem allein schon der Anblick der Spucknäpfe vermutlich die Badegäste dazu anhalten sollte, diese erst gar nicht zu benutzen, sondern vielmehr ihren „natürlichen Trieb" des Ausspuckens bestenfalls gänzlich zu unterdrücken. Die Bestrebungen der Vertreter der deutschen Hygiene- und Volksbadebewegung beschränkten sich schließlich nicht nur darauf, die Bevölkerungsmitglieder zum regelmäßigen Baden und Schwimmen, sondern generell zu mehr Reinlichkeit zu erziehen, wozu auch die Zurückdrängung körperlicher Verrichtungen, wie dem Ausspucken, aus dem öffentlichen Leben gehörte.[363] Die prinzipielle Angst,

---

Das Spucken in das Badewasser und auf den Boden ist strengstens verboten."

362 Vgl. ELIAS, Zivilisation I, 1997 [1939], S. 308. „Die rationale Einsicht in die Gefährlichkeit des Spuckens kommt den Menschen erst in einer sehr späten Phase der Verhaltensänderung […], erst im 19. Jahrhundert. Und selbst dann erscheint der Hinweis auf das Peinliche und Widerliche dieses Verhaltens immer noch gesondert neben dem Hinweis auf seine gesundheitsschädigende Wirkung […]."

363 Vgl. ELIAS, Zivilisation I, 1997 [1939], S. 282; StAA Bestand 49, Nr.1586 (Gesundheitswesen Allgemein 1871–1959). In Augsburg wurde das Ausspucken des Speichels in öffentlichen Gebäuden,

durch Fehlverhalten von der Teilnahme am Badebetrieb und somit am gesellschaftlichen Leben ausgeschlossen zu werden, bewirkte daher vermutlich, dass die Besucher des Stadtbades ihr Benehmen an den in der Badeordnung formulierten Verhaltensmaßregeln ausrichteten und sich in der Kontrolle ihrer (physischen) Affekte übten.

3.1.3 Besucherfrequenz, Erweiterung des Badeangebotes und Rentabilität des Stadtbades

Die verschiedenen werbestrategischen Maßnahmen zur Propagierung des Stadtbades hatten offenbar Wirkung gezeigt. Die Augsburger Bevölkerung bekundete sofort nach Inbetriebnahme des ersten städtischen Hallenschwimmbades reges Interesse am vielfältigen Badeangebot wie aus einer Statistik über die Besucherfrequenz des Eröffnungsjahres hervorgeht.[364] So konnten bereits zwischen März und Dezember 1903 insgesamt 197.335 Bäder verabreicht werden, wovon 154.527 auf Schwimmbäder, 38.848 auf Wannenbäder und 3.960 auf Schwitzbäder entfielen. Die Betriebsausgaben betrugen dabei insgesamt 73.922,40 Mark, während sich die Einnahmen auf 60.888,23 Mark beliefen, sodass zur Deckung der Betriebskosten ein Zuschuss der Stadt in Höhe von 13.034,17 Mark notwendig war.[365] Ein Jahr später (1904) wurden be-

---

wie beispielsweise in Theatern, Konzertsälen, Wirtschaften oder Amtsgebäuden auch polizeilich verboten, wie aus einem Artikel der Augsburger Abendzeitung vom 17.12.1908 hervorgeht, weshalb die Inhaber bzw. Betreiber derartiger Etablissements dazu verpflichtet waren, Spucknäpfe aufzustellen und durch Anschläge auf das polizeiliche Verbot des Ausspuckens auf den Boden hinzuweisen.

364 Vgl. STEINHÄUßER, DVöG, 1906, S. 32.

365 Vgl. StAA, Bestand 34, Nr.814 (Stadtbad Korrespondenzen 1896–1939). Liste vom 22. März 1907 über die Betriebsausgaben und

reits 223.874 Bäder und 1905 240.488 Bäder gezählt. Bis 1907 waren insgesamt eine Million Badekarten gelöst worden.[366] Bezüglich der sozialen Zusammensetzung des Badepublikums vermerkte der Stadtmagistrat, dass das Stadtbad von allen Schichten der Bevölkerung gleichmäßig besucht werde, während die beiden öffentlichen Brausebäder hauptsächlich von der Arbeiterschaft benutzt, die bestehenden Privatbadeanstalten dagegen meist der mittelständischen Bevölkerung dienen würden.[367] Von der Stadtbadverwaltung wurde allerdings bereits von Anbeginn die Beobachtung gemacht, dass die Benutzung der Wannenbäder I. Klasse, welcher zusammen mit den Besuchern II. Klasse insgesamt 26 Wannen zur Verfügung standen, deutlich geringer war, als die Frequenz in der Abteilung III. Klasse, deren Anzahl an Badewannen sich auf acht Stück beschränkte und in denen die geforderte Geschlechtertrennung zeitlich erfolgte. Während zwischen 01. März und 31. Dezember 1903 18.393 Wannenbäder an die Badegäste der III. Klasse und 16.550 an die Besucher der II. Klasse abgeben wurden, suchten lediglich 3.905 Angehörige der I. Klasse die Wannenbadeabteilung auf.[368] Auch in den

-einnahmen des Stadtbades zwischen 1903 und 1906.

366 Vgl. StAA Bestand 11, Nr.1236 (Stadtbad, Betriebsetat, Gebührentarif 1902–1905). Verwaltungsberichte über den Betrieb des Stadtbades 1904–1907; STEINHÄUßER, DVöG, 1906, S. 32.

367 Vgl. StAA Bestand 34, Nr.814 (Stadtbad Korrespondenzen 1896–1939). Dies geht aus einem vom Stadtmagistrat ausgefüllten Fragebogen des Stuttgarter Stadtschultheißamtes vom 24. Dezember 1904 hervor. In den Akten finden sich daneben noch weitere Fragebögen verschiedener Städte, die selbst den Bau von Hallenschwimmbädern planten und daher mithilfe von Fragebögen Informationen bezüglich der Ausstattung, Besucherfrequenz, Preisgestaltung etc. größerer Badeanstalten sammelten.

368 Vgl. StAA Bestand 18, Nr.362a (Stadtbad Bauakt). Notiz vom 20. Dezember 1907 über die Nutzung der Wannenbäder in den verschiedenen Klassen zwischen 1903 und 1906.

Folgejahren sollte sich an diesem Umstand nichts ändern.[369] Der Grund für die geringe Inanspruchnahme der Wannenbäder durch die Mitglieder der wohlhabenderen Bevölkerung wurde dabei vom Stadtmagistrat und der Stadtbadverwaltung in erster Linie darin gesehen, dass sich die Räumlichkeiten in ihrer Ausstattung von den billigeren Bädern der II. Klasse lediglich durch die Anbringung eines Waschbeckens aus Fayence und das Vorhandensein eines Rohrsofas unterschieden, zumal sich offenbar einige Badegäste der Wannenbäder I. Klasse über die höheren Preise im Gegensatz zur II. Klasse beschwert hatten, obwohl sich die Ausstattung kaum unterscheide.[370] Darüber hinaus sei von wohlhabenderen Stadtbadbesuchern schon des Öfteren der Wunsch nach einer Einrichtung elektrischer Lichtbäder geäußert worden, bei welchen es sich um meist prismenförmige Holzkästen mit aufklappbaren Türen und Deckeln handelte, an deren Innenseiten mehrere Glühlampen übereinander angeordnet waren und in deren Mitte sich ein drehbarer Stuhl befand, auf welchem der Badegast Platz nehmen konnte. Von der Bestrahlung mit Licht wurde dabei eine gesundheitsfördernde Wirkung erhofft.[371]

Aus Rentabilitätsgründen infolge der geringen Besucherfrequenz in der Wannenbadabteilung I. Klasse entschloss sich der Stadtmagistrat daher 1904 dazu, im Stadtbad elektrische Lichtbäder sowie zusätzlich ein Dampfkastenschwitzbad einzurichten, zumal diese Art von Bädern auch von Ärz-

369 Vgl. Ebd. Eine Tabelle über die Besucherfrequenz der Wannenbadeabteilungen zwischen 1903 und 1906 findet sich im Anhang der vorliegenden Arbeit.

370 Vgl. StAA Bestand 11, Nr.1236 (Stadtbad, Betriebsetat, Gebührentarif 1902–1905). Notiz vom September 1904.

371 Vgl. Ebd.

ten gern verschrieben würde.[372] Die Anschaffungskosten von 2.678 Mark sollten dabei aus dem Anlagefonds entnommen und den Baukosten zugeschlagen werden. Bezüglich der elektrischen Lichtbäder hatten sich der Stadtmagistrat und die Stadtbadverwaltung schließlich für ein Modell der Firma H. Recknagel entschieden, da derartige, den modernsten Ansprüchen genügende Apparate erst kürzlich in der neu eröffneten Musteranstalt „Germania" in München sowie im Stuttgarter Schwimmbad und Vierordtbad in Karlsruhe aufgestellt worden seien und sehr gute Erfolge zeigen würden (Abb. 45).[373]

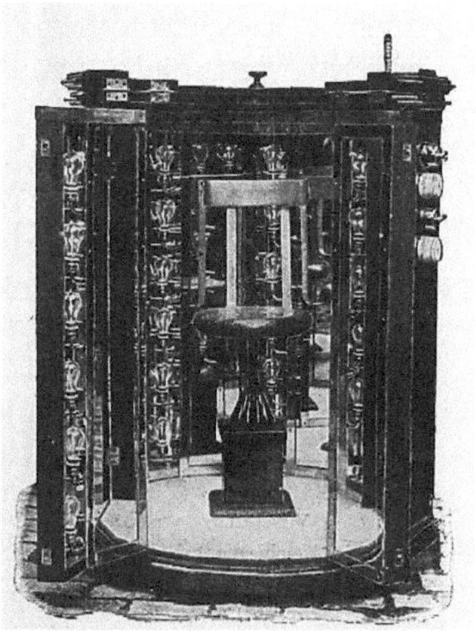

Abb. 45: Elektrisches Lichtbad der Firma H. Recknagel

372 Vgl. StAA Bestand 18, Nr.362 (Stadtbad Bauakt). Notizen der Stadtbadverwaltung und des Stadtmagistrates vom 01. und 05. März 1904.

373 Vgl. Ebd.

Als Preis für ein elektrisches Lichtbad einschließlich Massage wurden für die Besucher der I. Klasse schließlich 2,50 Mark, für die Gäste II. Klasse 2 Mark festgelegt. Für besondere Bestrahlung mit Scheinwerfern war zudem zusätzlich 1,50 Mark zu entrichten. Für ein Dampfkastenbad samt Massage mussten 1,50 bzw. 2 Mark bezahlt werden.[374] Die Erweiterung des Badeangebotes hatte sich offenbar gelohnt, denn so konnten die Einnahmen in der Schwitzbadabteilung nach Angaben des Stadtmagistrates vom Dezember 1907 gesteigert werden, was vor allem auf die erfolgte Einrichtung der elektrischen Lichtbäder zurückgeführt wurde.[375]

Damit war jedoch das Problem in der Wannenbadabteilung III. Klasse nicht gelöst. So konstatierte der Stadtmagistrat im Mai 1904, dass die

> „[...] Zahl der vorhandenen billigen Wannenbäder III. Klasse [...] sich insbesondere an den Samstag-Abenden und Vorabenden vor hohen Feiertagen, zeitweilig auch an Freitag-Abenden und an Sonntagen zu gering [erweist], während sie an den übrigen Tagen dem Bedürfnisse nicht vollständig genügt."[376]

Als erster Lösungsansatz war daher bereits im Mai 1903 zunächst die ursprüngliche zeitliche Geschlechtertrennung in der Wannenbadabteilung III. Klasse aufgehoben worden.[377]

374 Vgl. Ebd.

375 Vgl. StAA Bestand 18, Nr.362a (Stadtbad Bauakt). Notiz des Stadtmagistrates vom 20. Dezember 1907.

376 StAA Bestand 11, Nr.1236 (Stadtbad, Betriebsetat, Gebührentarif 1902–1905). Notiz des Stadtmagistrates vom 11. Mai 1904 über das Problem in der Wannenbadabteilung III. Klasse.

377 Vgl. StAA Bestand 18, Nr.361 (Erbauung eines Volksbades). Beschluss des Stadtmagistrates und der städtischen Kollegien vom 02. und 04. Mai 1903.

Diese hatte sich nach den bisherigen Erfahrungen als ungünstig erwiesen, da häufig Wannenbäder III. Klasse von männlichen oder weiblichen Personen zu einer Zeit verlangt wurden, zu welcher diese Badeabteilung ihnen nach den Vorgaben der Badeordnung nicht zugänglich war.[378] Aus diesem Grund sei es immer wieder vorgekommen, dass die Mehrzahl der minder bemittelten Badegäste das Stadtbad in ungereinigtem Zustand verlassen musste, was oftmals unter Bemerkungen geschah, aus welchen hervorging, wie wenig das Publikum damit einverstanden sei, dass gerade die billigen Wannenbäder nicht zu jeder Zeit von Jedermann benutzt werden könnten. Zudem seien besonders von den weiblichen Badegästen andere Badezeiten begehrt worden, da sie an Samstagen, an welchen ihnen die Wannenbadabteilung laut Badeordnung vorbehalten war, durch ihre häuslichen und familiären Verpflichtungen am meisten in Anspruch genommen seien und sich daher nicht die Zeit nehmen könnten, das Stadtbad aufzusuchen.[379] Aus diesem Grund hatte sich der Stadtmagistrat schließlich dazu entschlossen, die Wannenbadabteilung III. Klasse nachträglich für beide Geschlechter gleichermaßen freizugeben, wobei die Trennwände zwischen den einzelnen Badezellen von 2,30 m bis zur Decke erhöht wurden, um einen moralisch unbedenklichen Badebetrieb zu gewährleisten.[380] Des Weiteren war bestimmt worden, dass an Werktagen auch während der Mittagszeit, zu welcher das Stadtbad eigentlich geschlossen war, zwischen 13:00 und 14:30 Uhr Wannenbäder abgegeben werden sollten.[381] Um bei be-

378 Vgl. Ebd.

379 Vgl. Ebd.

380 Vgl. Ebd.

381 Vgl. STEINHÄUßER, Schweizer Bauzeitung, 1904, S. 234; StAA Bestand 18, Nr.365 (Stadtbad Bauakt). Aus einem Brief der Stadtbadverwaltung an den Stadtmagistrat vom 24. September 1906 geht hervor, dass bereits seit Spätsommer des Jahres 1903 die

sonders starkem Andrang jedoch möglichst rasch abfertigen zu können, wurden bald aber auch

> „[...] an Badegäste der III. Klasse Wannen der höheren Klassen überlassen, soweit solche verfügbar sind. Nachdem die Abteilung I. u. II. Klasse für Männer an solchen Tagen meist ohnehin überfüllt ist, kommt hiefür in der Regel nur die Frauenabteilung in Betracht und auch diese erst etwa von 7 Uhr an, da um diese Zeit der Verkehr auf dieser Abteilung gewöhnlich nachläßt."[382]

Zusätzlich wurden die insgesamt 13 Wannenbadezellen I. und II. Klasse für Herren neu eingeteilt, indem für die Besucher der I. Klasse künftig statt sechs nur noch drei Baderäume, den Besuchern der II. Klasse dagegen statt sieben nun zehn Wannenbadezellen zur Verfügung standen.[383] Auf diese Weise sei nach Ansicht der Magistratsmitglieder zwar vorerst ein notdürftiger Ausgleich geschaffen worden, allerdings *„[...] müssen aber nicht selten in den Abendstunden Personen in der III. Klasse eine Stunde länger warten, bis sie an die Reihe kommen [...]"*, was *„[...] vielfach Anlaß zu Unzufriedenheit [gibt], die dann manchmal in kräftigen Worten geäußert wird."*[384] Auf Dauer konnte die Aufteilung der minder bemittelten Badegäste auf die Wannenbadabteilungen der höheren Preisklassen daher

---

Wannenbadabteilungen III. Klasse aufgrund des großen Andranges auch an Werktagen während der Mittagszeit abgegeben werden.

382 StAA Bestand 11, Nr.1236 (Stadtbad, Betriebsetat, Gebührentarif 1902–1905). Notiz des Stadtmagistrates vom 11. Mai 1904 über das Problem in der Wannenbadabteilung III. Klasse.

383 Vgl. STEINHÄUßER, Süddeutsche Bauzeitung, 1906, Nr.23, S. 180.

384 StAA Bestand 11, Nr.1236 (Stadtbad, Betriebsetat, Gebührentarif 1902–1905). Notiz des Stadtmagistrates vom 11. Mai 1904 über das Problem in der Wannenbadabteilung III. Klasse.

keine Lösung sein, weshalb die Einrichtung weiterer Wannenbäder III. Klasse gefordert wurde, denn dem *„[...] größeren Bedarfe nach billigen Wannenbädern wird, [...], in wirksamer Weise nur dadurch Rechnung getragen werden können, daß eine weitere Abteilung solcher Bäder geschaffen und hiezu ein Teil des jetzigen Hundebades adaptiert wird."*[385] Allerdings wurde befürchtet, dass bei einer Vermehrung der Wannenbäder III. Klasse die Frequenz der Bäder II. Klasse erheblich beeinträchtigt würde, *„[...] nachdem schon jetzt ein großer Teil auch des besser bemittelten Publikums Bäder II. Klasse nur nimmt, wenn die Abteilung III. Klasse überfüllt ist."*[386] Alternativ wurde deshalb auch die nachträgliche Einrichtung von Brausebädern für die Besucher III. Klasse diskutiert, auf welche im Stadtbad, wie beschrieben, aufgrund der Erbauung des Volksbrausebades in der Jakobervorstadt ursprünglich verzichtet worden war.[387] Gegenüber Wannenbädern hätten Brausebäder *„[...] den Vorzug, daß sie sowohl in der Einrichtung, als im Betriebe viel billiger zu stehen kämen, daß durch sie eine größere Mannigfaltigkeit der Bäderformen erzielt würde [...]"*[388] Zudem war im Stadtbad offenbar die Beobachtung gemacht worden, dass vor allem an den billigen Volksbadeabenden an den Samstagen

> „[...] ein großer Teil der Besucher in Ermangelung von Brausebädern die Schwimmhalle nur aufsucht, um

385 Ebd.

386 StAA Bestand 11, Nr.1236 (Stadtbad, Betriebsetat, Gebührentarif 1902–1905). Verwaltungsbericht vom 24. März 1904 über das erste Betriebsjahr des Stadtbades.

387 Vgl. StAA Bestand 11, Nr.1236 (Stadtbad, Betriebsetat, Gebührentarif 1902–1905). Verwaltungsbericht vom 24. März 1904 über das erste Betriebsjahr des Stadtbades; STEINHÄUßER, Schweizer Bauzeitung, 1904, S. 235.

388 StAA Bestand 11, Nr.1236 (Stadtbad, Betriebsetat, Gebührentarif 1902–1905). Verwaltungsbericht vom 24. März 1904 über das erste Betriebsjahr des Stadtbades.

> sich dort [in den Brauseräumen, Anm. d. V.] zu reinigen, während er das Schwimmbassin zum Teil gar nicht, zum Teil nur den seichten Teil desselben benützt."[389]

Dieser Umstand könnte sich einerseits damit erklären lassen, dass die Brauseräume des Stadtbades im Gegensatz zu den rein funktional gestalteten Duschzellen in den beiden bestehenden Volksbrausebädern von der Arbeiterbevölkerung womöglich als komfortabler empfunden wurden, weshalb diese das Stadtbad vor allem zur umfassenden körperlichen Reinigung in der Wannenbadabteilung und den Brauseräumen der Schwimmhallen aufsuchte.[390] Andererseits konnte nach Martin Krauß zu Beginn des 20. Jahrhunderts ein Großteil der deutschen Bevölkerung immer noch nicht Schwimmen, sodass die Angst vor Ertrinken bestanden haben könnte, zumal aus einem Leserbrief in der „Augsburger Mittelstands-Zeitung" von 1909 hervorgeht, dass besonders an den Volksbadetagen die Schwimmbassins gänzlich ohne Aufsicht seien, da das Badepersonal aufgrund des außerordentlich hohen Verkehrs an diesen Tagen zu sehr mit dem Ordnen und Waschen der Anstaltswäsche beschäftigt sei, was eine Gefahr für das Menschenleben darstelle.[391] Am Schwimmangebot waren vermutlich in erster Linie die Angehörigen der wohlhabenderen Klassen interessiert, die sich für Wannenbäder auch in

389 Ebd.

390 Laut Vera Bachmann wurde offenbar auch in anderen deutschen Volksschwimmbädern die Beobachtung gemacht, dass von der Arbeiterbevölkerung die Schwimmhallen nur aufgesucht wurden, um sich in deren Brauseräumen zu reinigen, was von zeitgenössischen Beobachtern mit dem dort gebotenen, größeren Komfort im Gegensatz zu Volksbrausebädern erklärt wurde. Vgl. BACHMANN, Schwimmpalast, 1993, S. 32.

391 Vgl. StAA Bestand 49, Nr.1448 (Stadtbad Allgemeines ab 1900). Leserbrief in der Augsburger Mittelstands-Zeitung vom 19. September 1909; KRAUß, Schwimmen, 2002, S. 31.

die bestehenden Privatbadeanstalten zurückziehen oder Gebrauch von aufkommenden Badeeinrichtungen für Privatwohnungen wie transportablen Duschbädern oder Wannen samt Badeöfen zur Wassererwärmung (Abb. 46, Abb. 47) machen konnten, was deren geringen Besuch in der Wannenbadabteilung des Stadtbades erklären würde.[392]

392 Die geringere Inanspruchnahme der Wannenbäder I. Klasse wurde offenbar auch von anderen deutschen Badeanstaltsbetreibern gemacht. So geht aus einem 1904 auf einer Versammlung der DGV gehaltenen Vortrag des Magdeburger Stadtbaurates Peters über die öffentlichen Badeanstalten in Magdeburg hervor, dass in der dortigen öffentlichen Bade- und Waschanstalt die Wannenbäder I. Klasse im Gegensatz zu denen III. Klasse deutlich geringer besucht würden. Als Grund dafür wird von Peters angegeben, dass allmählich damit begonnen werde, in neuen Wohnhäusern private Badeeinrichtungen zu schaffen, was sich allerdings nur die wohlhabende Bevölkerung leisten könne. Vgl. StAA Bestand 34, Nr.813 (Auswärtige Volksbäder 1903–1922). Veröffentlichungen der Deutschen Gesellschaft für Volksbäder 1904, Bd II, H 5, S. 575. Um die Wende zum 20. Jahrhundert entwickelte sich in den Wohnungen der wohlhabenderen Bevölkerungsschichten das Badezimmer allmählich zu einem eigenständigen Raum für Körperpflege bzw.-hygiene. Damit verbunden waren die zunehmende Intimisierung und Privatisierung des privaten Hygieneverhaltens. Die Montage feststehender Badegerätschaften, sowie die vollständige Mechanisierung des Bades war jedoch erst mit verbesserten Möglichkeiten der Wasserversorgung durch den weiter fortschreitenden Ausbau von Kanalisationsnetzen und hausinternen Installationssystemen im Verlauf des frühen 20. Jahrhunderts realisierbar. Vgl. SILBERMANN, Alphons: Der Deutschen Badezimmer. Eine soziologische Studie. Köln 1991, S. 24.

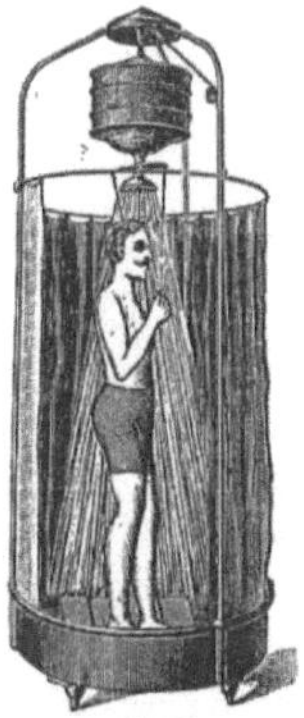

Fig. 20.
Zimmerduschapparat
mit wasserdichtem Vorhang.

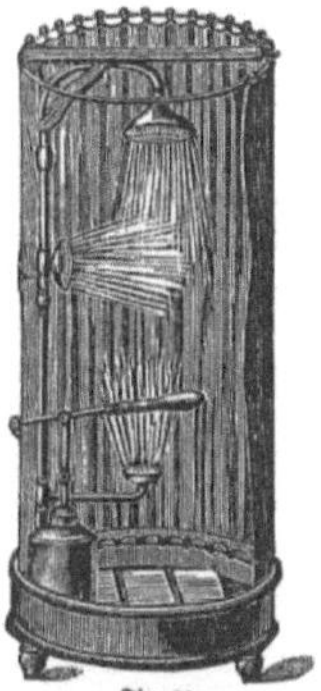

Fig. 21.
Zimmerduschapparat
mit Hebeldruckpumpe, Ober-, Unter- und Seitenbrause.

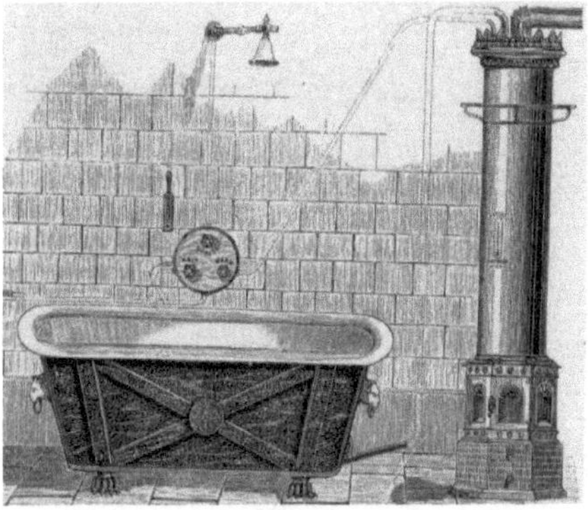

Abb. 46: Zimmerduschapparat um 1900
Abb. 47: Badewanne mit Badeofen um 1900

Letztendlich hatte sich der Stadtmagistrat jedoch gegen die Einrichtung einer Brausebadabteilung und für den Ausbau der Wannenbadabteilung III. Klasse entschlossen. Bereits 1904 war daher von Fritz Steinhäußer ein Plan über zusätzliche Wannenbäder ausgearbeitet worden, für welche ein Teil der Hundebadabteilung adaptiert werden sollte (Abb. 48).[393]

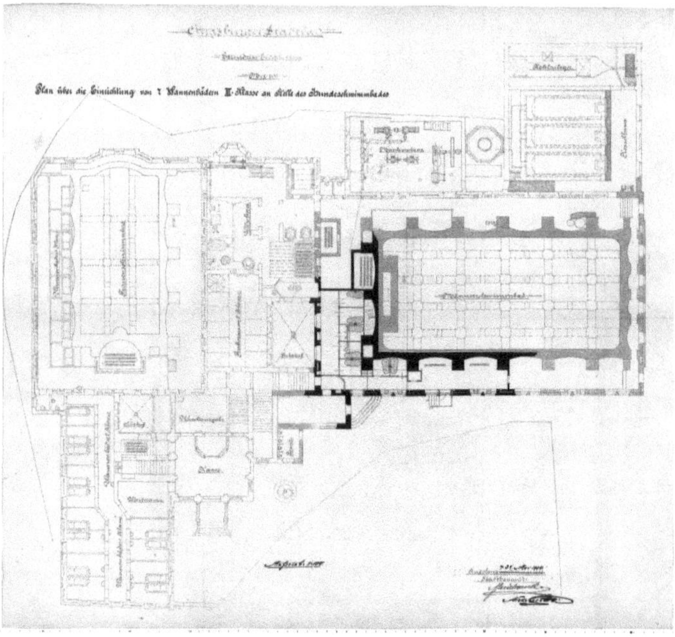

Abb. 48: Entwurf von Fritz Steinhäußer über weitere Wannenbäder III. Klasse in der Hundebadabteilung 1904/1909

Umgesetzt wurde das Vorhaben jedoch aus finanziellen Gründen erst 1909 durch die Einrichtung weiterer neun Wannenbäder für die Besucher der III. Klasse, wozu die Räumlichkeiten des Hundebades, der Reparaturwerkstätten und des Mate-

393 Vgl. StAA Bestand 11, Nr.1236 (Stadtbad, Betriebsetat, Gebührentarif 1902–1905). Pläne Steinhäußers von 1904 bezüglich einer Erweiterung der Wannenbäder III. Klasse.

rialmagazins umgestaltet wurden.[394] Diese wurden wiederum in einen 1908 errichteten Anbau des Stadtbades untergebracht, zu welchem Zweck der Stadtmagistrat bereits im Jahr 1906 von der Aktiengesellschaft „Augsburger Eisenwerk" ein an das Bad angrenzendes Grundstück erworben hatte.[395] Im Rahmen der Planungen über die Erweiterung des Wannenbadangebotes war vom Stadtmagistrat zudem diskutiert worden, ob in sämtlichen Wannenbadzellen die Handgriffe an den Warmwasserventilen abgenommen werden sollten, da es offenbar schon mehrmals vorgekommen war, dass sich Badegäste trotz des Verbotes in der Badeordnung selbst immer wieder heißes Wasser nachgelassen hätten.[396] Dies würde nicht nur zu einem hohen Warmwasser- und somit Kohleverbrauch beitragen, sondern stelle auch eine Gefahr für die Gesundheit dar. So sei es im Stadtbad schon vorgekommen, dass Gästen, welche dies gemacht hätten, im Wasser unwohl geworden wäre und dieselben beim Aussteigen aus der Wanne ohnmächtig zu Boden gestürzt seien. Diese Beobachtung, an der deutlich wird, dass die Bevölkerung mit der Badepraxis bzw. der Kenntnis von den Auswirkungen zu heißen Wassers auf den menschlichen Organismus noch nicht vertraut war, war offenbar auch im Müller`schen Volksbad in München gemacht worden, weshalb dort die Handgriffe an den Warmwasserventilen kurzerhand entfernt wurden.[397]

---

394 Vgl. StAA Bestand 18, Nr.365 (Stadtbad Bauakt). Dies geht aus einer Liste des Stadtbadverwalters Ludwig Rebel vom 18. März 1912 hervor, in welcher sämtliche Veränderungen aufgezählt werden, die seit Bestehen des Stadtbades vorgenommen wurden.

395 Vgl. StAA Bestand 18, Nr.362a (Stadtbad Bauakt). Plenarbeschluss des Stadtmagistrates vom 25. Januar 1908.

396 Vgl. StAA Bestand 18, Nr.363 (Stadtbad Bauakt). Liste des Stadtbadverwalters Ludwig Rebel vom 18. März 1912.

397 Vgl. StAA Bestand 18, Nr.363 (Stadtbad Bauakt). Liste des Stadtbadverwalters Ludwig Rebel vom 18. März 1912 hervor; Vgl. auch Bestand 34, Nr.813 (Auswärtige Volksbäder 1903–1922). Ver-

Neben dem Ausbau der Wannenbadabteilung III. Klasse war 1908 zusätzlich auch eine Erweiterung des Badeangebotes um medizinische Bäder beschlossen worden, bei welchen es sich um Kohlensäurebäder, Solebäder, Moorbäder, Fichtennadelbäder, Schwefelbäder, Salzbäder, aber auch verschiedene hydrotherapeutische Wasseranwendungen wie Sitzbäder, Fußbäder, Wassertreten etc. handelte, was ebenfalls eine Reaktion auf die geringe Besucherfrequenz in der Wannenbadabteilung der I. Klasse darstellte.[398] Besonders die sogenannte Hydrotherapie, bei welcher der Körper durch verschiedene Waschungen, Güsse oder Bäder mit unterschiedlichen Wassertemperaturen abgehärtet und der Blutkreislauf angeregt werden sollte, hatte unter der spezifischen Methodik des bayerischen Priesters Sebastian Kneipp (1821–1897) im Verlauf des 19. und frühen 20. Jahrhunderts ihre volle Entfaltung erfahren und dazu geführt, dass sich Wasserheilkuren zu einem beliebten Freizeitvergnügen bürgerlicher Schichten entwickelten, zumal davon auch eine positive Auswirkung auf die harmonische Entwicklung von Körper und Geist erwartet wurde.[399] Vom Stadtmagistrat wurde die Ein-

---

öffentlichungen der DGV, II. Bd.; H 5, 1904. Derartige Badeunfälle wie in Augsburg und München stellten offenbar ein allgemeines Problem dar, mit dem sich auch die Deutsche Gesellschaft für Volksbäder beschäftigte. In einer Schrift der DGV von 1904 findet sich ein Preisausschreiben des „Vereins für Badefachmänner" bezüglich von Lösungsvorschlägen zu einer Verhütung von Unglücksfällen in Wannenbädern. So sollten Vorrichtungen entwickelt werden, welche es dem außerhalb der Baderäume befindlichen Wärterpersonal ermöglichten zu erkennen, ob das Verhalten des Badegastes in der Badewanne zu Besorgnissen um sein Leben oder seine Gesundheit Veranlassung gab.

398 Vgl. StAA Bestand 18, Nr.365 (Stadtbad Bauakt). Protokolle des Stadtmagistrates über die Einrichtung medizinischer Bäder im Stadtbad vom 20. November und 15. Dezember 1908.

399 Vgl. KRAUSS, Wolfgang: Die Hydrotherapie. Über das Wasser in der Medizin. In: Das Bad. Eine Geschichte der Badekultur im

richtung medizinischer Bäder auch damit begründet, dass derartige Bäder von Badegästen, welche bisher das „Hygienische Bad" des *Augsburger Naturheilvereins*, der 1897 bezeichnenderweise in *Kneipp-Verein Augsburg* umbenannt worden war, besucht hätten, sehr häufig verlangt und darüber hinaus auch vielfach von Ärzten an die Mitglieder von Krankenkassen verordnet würden.[400] Bereits im Juni 1908 war daher der Stadtbadverwalter Ludwig Rebel damit beauftragt worden, sich in anderen deutschen Badeanstalten, unter anderem in München, Essen, Köln und Karlsruhe, über derartige Einrichtungen zu informieren.[401] Die Abgabe der medizinischen Bäder sollte dabei nach den Vorstellungen des Stadtmagistrates und der Stadtbadverwaltung mit Ausnahme der vorgesehenen Moor- und Schwefelbäder in sämtlichen Wan-

19. und 20. Jahrhundert. Hrsg. von H. Lachmayer. Salzburg 1991, S. 179–189; HAHN, Gernot/SCHÖNFELS, Hans-Kaspar: Von der Heilkraft des Wassers. Eine Kulturgeschichte der Brunnen und Bäder. Augsburg 1986, S. 173–177. Die Methodik der Hydrotherapie war bereits im 18. Jahrhundert von dem deutschen Arzt Johann Siegmund Hahn (1696–1773) begründet worden, wobei laut Sigfried Giedion damit auch die Entwicklung der Dusche als spezifischer Gerätschaft bzw. die Entwicklung verschiedener Apparaturen zum Abbrausen des Körpers verbunden war, da bis zu diesem Zeitpunkt lediglich Wassersträhle, die vom Felsen oder aus Gefäßen über den Kopf gelehrt wurden als Dusche gedient hatten. Vgl. GIEDION, Sigfried: Geschichte des Bades. Hamburg 1998, S. 58–60.

400 Vgl. StAA Bestand 18, Nr.365 (Stadtbad Bauakt). Protokolle des Stadtmagistrates über die Einrichtung medizinischer Bäder im Stadtbad vom 20. November und 15. Dezember 1908; Bestand 11, Nr.69/28. Akte des Augsburger Naturheilvereins.

401 Vgl. StAA Bestand 34, Nr.810 (Deutsche Gesellschaft für Volksbäder 1905–1939). Dies geht aus einem Brief des Stadtbadverwalters Ludwig Rebel vom 17. Juni 1908 an den Stadtmagistrat hervor.

nenbadabteilungen erfolgen.[402] Für Moor- und Schwefelbäder sollte dagegen ein eigener Raum eingerichtet werden. Hinsichtlich der geplanten Wasseranwendungen wurde zudem überlegt, in welcher Weise die Abteilung von Männern und Frauen zu benutzen sei, wobei dies durch unterschiedliche Badezeiten erfolgen könne. Allerdings wäre mit Rücksicht auf die mit der Benutzung der Wannenbäder III. Klasse gemachten ungünstigen Erfahrungen einer zeitlichen Geschlechtertrennung wünschenswert, dass für Frauen ein eigenständig benutzbarer Raum eingerichtet werde. Zu einem solchen könnte dabei unschwer und mit verhältnismäßig geringem Kostenaufwand die große Kabine 8 der jetzigen Wannenbadabteilung III. Klasse umgestaltet werden.[403]

Bezüglich der Preisgestaltung der medizinischen Bäder wurden die Preistabellen von sechs süddeutschen Badeanstalten eingeholt und verglichen.[404] Als Gebühr wurden dementsprechend schließlich je nach Badeklasse und Anwendung Preise zwischen 20 Pfennig und 1,20 Mark festgesetzt, für medizinische Bäderzutaten wie Fichtennadelextrakt oder Moorlaugebäder mussten zwischen 10 Pfennig und 2 Mark bezahlt werden, wie aus den Akten des Stadtarchives und dem Reklameheftchen von 1909 (Abb. 49) hervorgeht.[405]

402 Vgl. StAA Bestand 18, Nr.365 (Stadtbad Bauakt). Protokolle des Stadtmagistrates über die Einrichtung medizinischer Bäder im Stadtbad vom 20. November und 15. Dezember 1908.

403 Vgl. Ebd.

404 Vgl. StAA Bestand 18, Nr.365 (Stadtbad Bauakt). Protokollbericht und Plenarbeschluss des Stadtmagistrates über die Einrichtung medizinischer Bäder im Stadtbad vom 20. November und 19. Dezember 1908.

405 Vgl. Ebd.

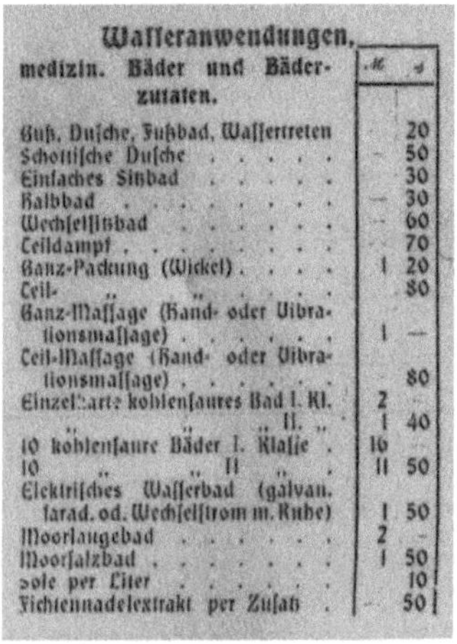

Wasseranwendungen, medizin. Bäder und Bäderzutaten.

	ℳ	₰
Guß, Dusche, Fußbad, Wassertreten		20
Schottische Dusche	–	50
Einfaches Sitzbad		30
Halbbad	–	30
Wechselsitzbad	–	60
Teildampf		70
Ganz-Packung (Wickel)	1	20
Teil- " "		80
Ganz-Massage (Hand- oder Vibrationsmassage)	1	–
Teil-Massage (Hand- oder Vibrationsmassage)		80
Einzelkarte kohlensaures Bad I. Kl.	2	–
" " " II. "	1	40
10 kohlensaure Bäder I. Klasse .	16	–
10 " " II " .	11	50
Elektrisches Wasserbad (galvan. farad. od. Wechselstrom m. Ruhe)	1	50
Moorlaugebad	2	–
Moorsalzbad	1	50
Sole per Liter		10
Fichtennadelextrakt per Zusatz .	–	50

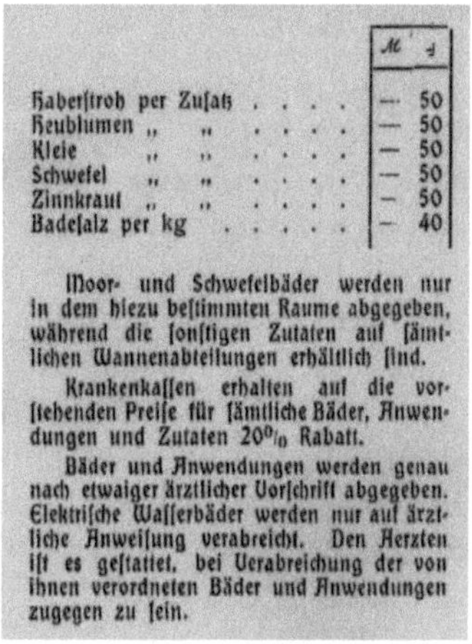

	ℳ	₰
Haberstroh per Zusatz	–	50
Heublumen " "	–	50
Kleie " "	–	50
Schwefel " "	–	50
Zinnkraut " "	–	50
Badesalz per kg	–	40

Moor- und Schwefelbäder werden nur in dem hiezu bestimmten Raume abgegeben, während die sonstigen Zutaten auf sämtlichen Wannenabteilungen erhältlich sind.

Krankenkassen erhalten auf die vorstehenden Preise für sämtliche Bäder, Anwendungen und Zutaten 20% Rabatt.

Bäder und Anwendungen werden genau nach etwaiger ärztlicher Vorschrift abgegeben. Elektrische Wasserbäder werden nur auf ärztliche Anweisung verabreicht. Den Aerzten ist es gestattet, bei Verabreichung der von ihnen verordneten Bäder und Anwendungen zugegen zu sein.

Abb. 49: Preisliste für medizinische Bäder und Wasseranwendungen im Reklameheftchen von 1909

Zudem wurde vom Stadtmagistrat beschlossen, dass Mitglieder von Krankenkassen gegen Vorlage eines ärztlichen Rezeptes für sämtliche medizinische Bäder 20% Preisermäßigung erhalten sollten, wobei die Bäder genau nach etwaiger ärztlicher Vorschrift abgegeben würden.[406] Darüber hinaus wurde auch bestimmt, dass Massagen, welche bisher nur in Zusammenhang mit Schwitzbädern verabreicht wurden, in Zukunft auch einzeln abgegeben werden sollten, da offenbar schon mehrfach von Badegästen danach verlangt worden war.[407]

406 Vgl. StAA Bestand 34, Nr.814 (Stadtbad Korrespondenzen 1896–1939). Notiz vom 07. September 1909; Reklameheftchen 1909, S. 9/10.

407 Vgl. StAA Bestand 18, Nr.365 (Stadtbad Bauakt). Protokollbericht und Plenarbeschluss des Stadtmagistrates über die Einrichtung medizinischer Bäder im Stadtbad vom 20. November und 19. Dezember 1908.

1910 sah sich der Stadtmagistrat aufgrund neuer Arbeitszeiten in mehreren Augsburger Fabriken schließlich zu einer Erweiterung der Volksbadetage in der Männerschwimmhalle des Stadtbades veranlasst, wie aus einer Notiz der Stadtbadverwaltung vom 21. Dezember 1910 hervorgeht.[408] Da der Arbeitstag an Samstagen für viele Augsburger Industriearbeiter demnach nicht mehr wie bisher am späten Nachmittag, sondern schon um 13:00 Uhr endete, hatte offenbar ein großer Teil der männlichen Arbeiterschaft das Stadtbad nicht wie üblich erst abends, sondern immer häufiger schon in den Nachmittagsstunden aufgesucht. Allerdings begannen nach der bestehenden Badeordnung „Volkstage" am Samstag erst um 18:00 Uhr, während bis zu diesem Zeitpunkt der volle Badepreis von 40 bzw. 20 Pfennig für die Schwimmhallenbenutzung bezahlt werden musste. Vom Verwaltungsvorstand des Stadtbades G. Stigler wurde daher an den Stadtmagistrat und die Gemeindebevollmächtigten der Antrag gestellt, den Beginn des Volkstages in der Männerschwimmhalle von 18:00 auf 16:00 Uhr zu den ermäßigten Preisen vorzuverlegen, denn ansonsten verblieben die Arbeiter *„[…] von 2 h ab in ungewaschenem Zustande oder, wenn sie dies nicht wollen, waschen sie sich daheim, wodurch die Frequenz leidet und der Zweck des Volksbadetages verloren geht."*[409] Der Antrag wurde schließlich am 16. Januar 1911 genehmigt und der Beginn des Volkstages in der Männerschwimmhalle an Samstagen im Interesse der Arbeiterschaft auf 16:00 Uhr verlegt.[410] Die weibliche

408 Vgl. StAA Bestand 18, Nr.365 (Stadtbad Bauakt). Notiz der Stadtbadverwaltung vom 21. Dezember 1910.

409 Vgl. StAA Bestand 18, Nr.365 (Stadtbad Bauakt). Brief des Verwaltungsvorstandes G. Stigler an den Stadtmagistrat und die Gemeindebevollmächtigten vom 20. Dezember 1910.

410 Vgl. StAA Bestand 18, Nr.365 (Stadtbad Bauakt). Beschluss des Stadtmagistrates und der Gemeindebevollmächtigten vom 16. Januar 1911.

Bevölkerung wurde bei dieser Regelung offenbar nicht berücksichtigt, da das Bade- und Schwimmangebot, wie bereits beschrieben, von Frauen im Vergleich zu Männern generell weniger in Anspruch genommen wurde.

So war bereits im ersten Betriebsjahr des Stadtbades die Männerschwimmhalle an „Volkstagen" von 27.740 Personen, die Frauenhalle dagegen lediglich von 3.352 Besucherinnen benutzt worden.[411] Allerdings war am 14. Mai 1908 von einer kleinen Gruppe engagierter junger Frauen der erste Augsburger Damenschwimmverein gegründet worden, der sich zum Ziel gesetzt hatte, die Schwimmkunst in Damenkreisen zu fördern, nachdem die Mitgliedschaft in der Schwimmer-Riege des Augsburger Turnvereins bisher lediglich Männern vorbehalten war.[412] Dies hing in erster Linie damit zusammen, dass Schwimmen von Vertretern der Hygiene- und Volksbadebewegung zwar als Mittel zur Gesundheitsförderung propagiert worden war, womit in Bezug auf das weibliche Geschlecht laut Vera Bachmann jedoch vornehmlich leichte Schwimmübungen, meist unter dem Aspekt der Lebensrettung, sowie Kürschwimmen gemeint waren.[413] Schwimmen als Leistungs- und Wettkampfsport galt für Frauen zu Beginn des 20. Jahrhunderts dagegen als unschicklich und fungierte in erster Linie als männlich bestimmtes Körperkonzept, zumal ein athletischer Körper dem zeitgenössisch-bürgerlichen Schönheitsideal der zarten, schutzbe-

411 Vgl. StAA Bestand 11, Nr.1236 (Stadtbad, Betriebsetat, Gebührentarif 1902–1905). Eintrag vom 24. März 1904 über die Betriebsergebnisse des Stadtbades.

412 Vgl. StAA Bestand 10, Nr.539 (Augsburger Damenschwimmverein). Brief von Frieda Leiner an den Stadtmagistrat vom 26. Mai 1908, in welchem die Anmeldung der Gründung eines Damen-Schwimmvereins beantragt wird.

413 Vgl. BACHMANN, Bademode, 1997, S. 26–28.

dürftigen Frau widersprach.[414] Allerdings war bereits am 09. Februar 1908 der Augsburger Damengruppe im Rahmen eines von der Schwimmer- Riege des Turnvereins veranstalteten „Faschingsschwimmens“ (Abb. 50) im Stadtbad die Möglichkeit gegeben worden, ihr Können zu propagandistischen Zwecken vorzuführen, wobei aus Sittlichkeitsgründen ausdrücklich darauf hingewiesen wurde, dass *„[…] die Vorführungen der Damen vollständig getrennt von denen der Herren sein werden.“*[415]

414 Vgl. BACHMANN, Bademode, 1997, S. 24–28; FLEIG, Körperkultur und Moderne, 2008, S. 19; GRÖSSING, Stefan: Die Wiederkehr der Artemis. In: Sport. Zwischen Disziplinierung und neuen sozialen Bewegungen. Hrsg. von H. Ehalt/ O. Weiß. Wien/ Köln 1993, S. 30–44, hier: S. 39. Mit der Entwicklung des Schwimmens zum Leistungssport im Verlauf des 19. und frühen 20. Jahrhunderts waren auch die Formierung und Normierung der verschiedenen modernen Schwimmtechniken verbunden, wobei diese national zunächst divergierten. So war mit Schwimmen in Deutschland in erster Linie die Technik des Brustschwimmens gemeint, das unter anderem von Leo Vetter als „urdeutsch“ ausgerufen worden war, da „[…] keine andre Nation […] diese Gattung mit solchem Eifer [pflegt] wie die deutschen Schwimmer.“ VETTER, Bad der Neuzeit, 1904, S. 240. Die Technik des Kraulschwimmens, die von den Engländern spezifiziert wurde, galt dagegen als undeutsch und war verpönt. Vgl. KRAUß, Schwimmen, 2002, S. 45/46.

415 Vgl. StAA Bestand 18, Nr.375 (Vereinsveranstaltungen im Stadtbad). Brief der Schwimmer-Riege des Augsburger Turnvereins an den Stadtmagistrat vom 28. Dezember 1907, in welchem der Vorschlag zur Veranstaltung eines Faschingsschwimmens im Februar 1908 gemacht wird.

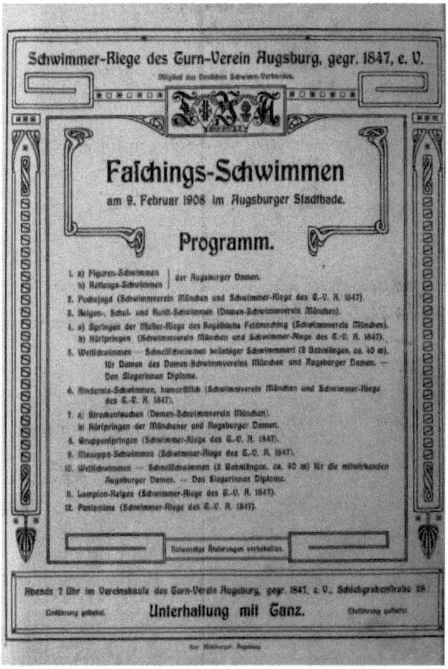

Abb. 50: Plakat für das Faschings-Schwimmen der Augsburger Schwimmer-Riege am 09. Februar 1908 im Stadtbad

Offenbar war diese Vorführung so erfolgreich, dass drei Monate später der erste Augsburger Damenschwimmverein ins Leben gerufen werden konnte (Abb. 51).[416]

416 Vgl. StAA Bestand 10, Nr.539 (Augsburger Damenschwimmverein). Bezüglich der sozialen Zusammensetzung des Damenschwimmvereins, wie auch der Schwimmerriege des Augsburger Turnvereins konnten aus den Akten im Stadtarchiv keine eindeutigen Schlüsse gezogen werden. Allerdings wird in diversen Notizen erwähnt, dass im Damenschwimmverein vor allem Töchter aus wohlhabenderen Familien aktiv seien.

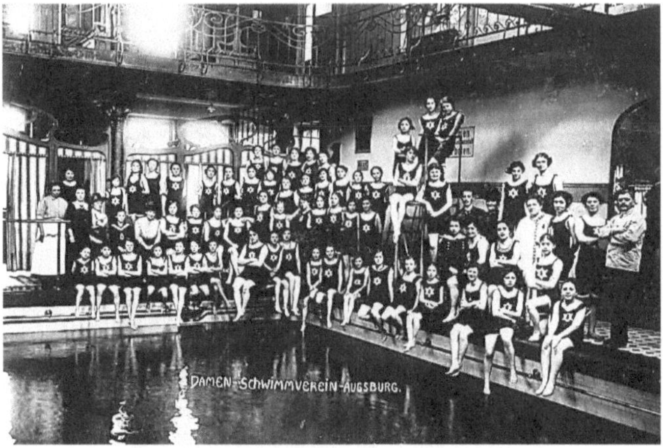

Abb. 51: Damenschwimmverein Augsburg, zwischen 1908 und 1916

Wie dabei aus der Photographie des Augsburger Damenschwimmvereins hervorgeht, die vermutlich zwischen 1908 und 1916 entstanden ist, hat bezüglich der Badebekleidung zu sportlichen Zwecken eine gewisse Lockerung stattgefunden, denn so enden die nun trikotartigen Badeanzüge oberhalb der Knie und die Ärmel sind zu relativ schmalen Trägern geworden, was den Damen mehr körperliche Bewegungsfreiheit verschaffte. Die knappere Badebekleidung bedeutete dabei nicht nur eine Befreiung von unnötigem Stoff, sondern vielmehr auch eine Befreiung von gesellschaftlichen Zwängen bzw. von einem überkommenen Weiblichkeitsideal und kann daher als Ausdruck eines neuen Selbstbewusstseins von Frauen bezüglich ihres Körpers angesehen werden, das sich hier allmählich andeutete.[417]

In den folgenden Jahren fanden im Stadtbad schließlich immer wieder verschiedene Schwimmfeste statt, die gegen ein Entgelt zwischen 10 Pfennig und 1 Mark besucht wer-

417 Vgl. GRÖSSING, Artemis, 1993, S. 30–33.

den konnten und mit welchen in der Bevölkerung weiterhin auf die hohe gesundheitliche Bedeutung des Schwimmens aufmerksam gemacht werden sollte, denn *„[...] kein einziger Sport übertrifft es in hygienischer Beziehung."*[418] So wurde 1911 unter anderem von der Schwimmer-Riege des Augsburger Turnvereins das I. Internationale Schwimmfest mit Beteiligung mehrerer deutscher Schwimmvereine veranstaltet, 1912 das I. Interne Schwimmfest des 1911 gegründeten Schwimmvereins Augsburg sowie ein vom Damenschwimmverein veranstaltetes Wohltätigkeitsschwimmfest zugunsten einer Ferienkolonie für Arbeiterkinder (Abb. 52).[419]

418 Vgl. StAA Bestand 18, Nr.375 (Vereinsveranstaltungen im Stadtbad). Plakat zum Schauschwimmen der Schwimmer-Riege des Augsburger Turnvereins vom 28. November 1908.

419 Vgl. StAA Bestand 18, Nr.375 (Vereinsveranstaltungen im Stadtbad); Bestand 10, Nr.539 (Augsburger Damenschwimmverein). Bei Ferienkolonien handelte es sich um Einrichtungen auf dem Land, in welchen armen, kränklichen Schulkindern zur Gesundheitsförderung Aufenthalte an der frischen Luft ermöglicht werden sollten. Vgl. STADTFÜHRER AUGSBURG 1899, S. 14.

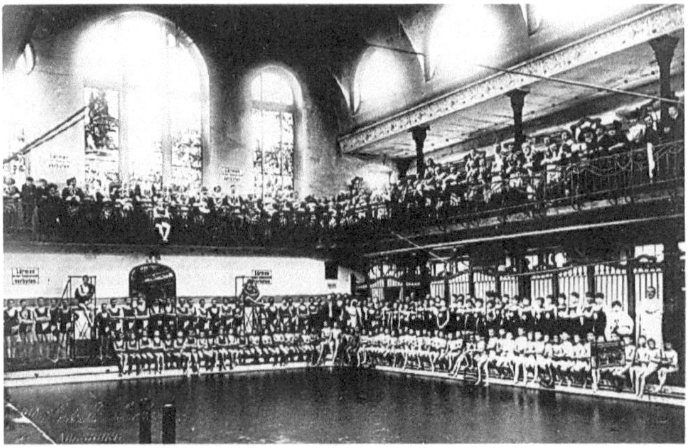

Abb. 52: Schwimmfest im Stadtbad mit der Schwimmer-Riege und dem Augsburger Damenschwimmverein, vermutlich um 1910/1912

Darüber hinaus wurden offenbar aber auch regelmäßig Militärwettschwimmen im Stadtbad ausgetragen, woran wieder der Aspekt der Wehrhaftigkeit deutlich wird, der mit dem systematisch betriebenen Schwimmsport im deutschen Kaiserreich bzw. dem noch jungen deutschen Nationalstaat ebenfalls verbunden war.[420]

Insgesamt hatte sich das erweiterte Bade- und Schwimmangebot letztendlich gelohnt, denn in den ersten zehn Jahren seines Bestehens stieg die Besucherzahl im Stadtbad kontinuierlich an, wozu auch die propagandistischen Tätigkeiten der verschiedenen Augsburger Schwimmvereine beigetragen haben, wie aus den Akten des Stadtarchives hervorgeht.[421] So

420 Vgl. StAA Bestand 18, Nr.375 (Vereinsveranstaltungen im Stadtbad); BEHLER, Reinlichkeit, 1991, S. 157.

421 Vgl. StAA Bestand 18. Nr.375 (Vereinsveranstaltungen im Stadtbad). Verschiedene Notizen des Stadtmagistrates, in welchen erwähnt wird, dass die Veranstaltungen der Augsburger Schwimmvereine im Stadtbad zur Erhöhung der Besucherfrequenz beigetragen haben.

wurden 1911 im Ganzen 379.777 Badekarten gelöst, wovon unter anderem 3.661 auf medizinische Bäder entfielen.[422] Allerdings musste der Stadtmagistrat 1913 feststellen, dass das Stadtbad trotz steigender Besucherfrequenz nicht kostendeckend arbeitete.[423] Die Einnahmen hatten sich zwar zwischen 1904, dem ersten vollen Betriebsjahr, und 1911 von 70.570,20 Mark auf 115.368,66 Mark erhöht, gleichzeitig waren aber auch die Ausgaben von 85.460,11 Mark auf 118.367,31 Mark beträchtlich gestiegen.[424] Der Grund für diese hohen Ausgaben lag dabei nach Meinung des Stadtmagistrates und der Stadtbadverwaltung vor allem in den gestiegenen Kohlepreisen und einer Verteuerung der Badeseife.[425] Mussten für Letztere 1904 noch 60 Mark pro 100 kg bezahlt werden, waren es 1911 für die gleiche Menge 80 Mark.[426] Darüber hinaus waren in den Betriebskosten seit 1904 jährliche Abgaben von 6.000 Mark für Wasserbezug an die Stadtsparkasse enthalten, nachdem sich die ursprüngliche Wasserversorgung des Stadtbades mittels Grundwasser durch die beiden eigens dafür angelegten Rohrbrunnen als ungünstig erwiesen hatte, da dieses mit Sand versetzt war und sich daher Schlamm in den Schwimmbassins und Wannenbädern abgelagert hatte.[427] Zwar hatten chemisch und bakteriologisch durchgeführte Untersuchungen die vollkommene Unschädlichkeit der

422 Vgl. StAA Bestand 34, Nr.812 (Stadtbad Verwaltungsberichte 1911–1933). Verwaltungsbericht über den Betrieb des Stadtbades im Jahr 1911.

423 Vgl. StAA Bestand 18, Nr.365 (Stadtbad Bauakt). Protokoll des Stadtmagistrates über die Betriebskosten des Stadtbades 1903–1912, vom 15. April 1913.

424 Vgl. Ebd.

425 Vgl. Ebd.

426 Vgl. Ebd.

427 Vgl. StAA Bestand 18, Nr.365 (Stadtbad Bauakt). Protokoll des Stadtmagistrates über die Betriebskosten des Stadtbades

Sandablagerungen ergeben, trotzdem war vom Stadtmagistrat beschlossen worden, künftig ausschließlich Leitungswasser zu benutzen, um eine gänzlich reine Wasserqualität gewährleisten zu können.[428]

Aus Rentabilitätsgründen müsse nach Meinung der Magistratsmitglieder somit ernsthaft an eine Erhöhung der Badepreise gedacht werden, zumal diese seit Bestehen des Stadtbades nicht erhöht worden seien, während das Müller`sche Volksbad in München bereits eine Tarifreform vorgenommen und dadurch die Einnahmen ganz beträchtlich gesteigert habe.[429] Denn

---

1903–1912, vom 15. April 1913; STEINHÄUßER, DVöG, 1906, S. 24.

428 Vgl. StAA Bestand 18, Nr.365 (Stadtbad Bauakt). Protokoll des Stadtmagistrates über die Betriebskosten des Stadtbades 1903–1912, vom 15. April 1913; STEINHÄUßER, DVöG, 1906, S. 24. Nach den Angaben Vera Bachmanns hatte sich die Deutsche Gesellschaft für Volksbäder bereits seit 1904 immer wieder mit der Frage beschäftigt, auf welche Weise und nach welchen Kriterien die Wasserqualität in öffentlichen Hallenschwimmbädern kontrolliert bzw. beurteilt werden sollte, um einen gesundheitlich einwandfreien Badebetrieb gewährleisten zu können. Allgemeine behördliche Bestimmungen oder regelmäßige Untersuchungen, sowie eindeutige bakteriologische Grenzwerte bezüglich der Beschaffenheit des Badewassers gab es jedoch bis in die 1920er Jahre hinein mangels Erfahrung und Nachweismöglichkeiten nicht. Da zudem keine gravierenden Fälle nachweislicher Krankheitsübertragungen in öffentlichen Bädern bekannt waren, wurden die regelmäßige Entleerung bzw. Erneuerung des Badewassers, sowie die Reinigung der Becken, Wannen und Duschen etc. als ausreichende Maßnahmen zur Gewährleistung eines hygienisch unbedenklichen Badebetriebes angesehen. Um 1914 wurde jedoch allmählich mit der Desinfektion des Schwimmbadwassers durch die Zugabe von Chlor begonnen. Vgl. BACHMANN, Schwimmpalast, 1993, S. 38–42.

429 Vgl. StAA Bestand 18, Nr.365 (Stadtbad Bauakt). Protokoll des Stadtmagistrates über die Betriebskosten des Stadtbades 1903–

„[...] wenn auch die öffentlichen Badeanstalten Wohlfahrtseinrichtungen sind, die keinen förmlichen Gewinn abzuwerfen brauchen, so darf und muss von ihnen doch verlangt werden, dass sie sich wenigstens selbst erhalten und dass die gemeindlichen Zuschüsse nicht ins Unermessliche wachsen."[430]

Allerdings müsse auch bei erhöhten Preisen den Minderbemittelten und der Jugend aus Gründen der Volksgesundheit noch eine billige Badegelegenheit geboten werden. Die Preise für Volksbade- und Tageskarten III. Klasse sowie für Schülerkarten sollten daher nur mäßig erhöht werden.[431] In einem Plenarbeschluss am 12. Juli 1913 wurde schließlich die Erhöhung der Badepreise im Stadtbad festgelegt, sodass ab 01. Oktober 1913 unter anderem für ein Schwimmbad zu ermäßigten Preisen fortan 20 bzw. 30 Pfennig, für Wannenbäder I., II. und III. Klasse 1,20 Mark, 80 Pfennig und 40 Pfennig oder als Leihgebühr für ein großes Badetuch statt 10 nunmehr 15 Pfennig entrichtet werden mussten.[432] Von der Augsburger Bevölkerung wurde die Erhöhung der Badepreise nicht sehr erfreulich aufgenommen, wie an mehreren Leserbriefen in Augsburger Tageszeitungen deutlich wird, in welchen vielfach über die Entscheidung des Stadtmagistrates ge-

1912, vom 15. April 1913.

430 Vgl. StAA Bestand 18, Nr.365 (Stadtbad Bauakt). Diskussion des Stadtmagistrates und der Stadtbadverwaltung über eine Erhöhung der Badepreise vom 12. Juli 1913.

431 Vgl. StAA Bestand 18, Nr.365 (Stadtbad Bauakt). Protokoll des Stadtmagistrates über die Betriebskosten des Stadtbades 1903–1912, vom 15. April 1913.

432 Vgl. StAA Bestand 18, Nr.365 (Stadtbad Bauakt). Plenarbeschluss des Stadtmagistrates vom 12. Juli 1913.

klagt wird, da dies einer Wohlfahrtseinrichtung vollkommen widerspreche.[433]

Hatten sich hier bereits erstmals Schwierigkeiten in der Finanzierung des Stadtbadbetriebes angekündigt, sollte sich die Lage nur ein Jahr später mit dem Ausbruch des Ersten Weltkrieges nochmals erheblich verschlechtern und das Augsburger Volksschwimmbad in der Folgezeit an den Rande des Ruins treiben.

3.2 Hygiene und Sport im Zeichen der „Neuen Sachlichkeit" – Das Stadtbad im Ersten Weltkrieg und der Weimarer Republik (1914–1933)

Bereits bis Ende 1914 war die Besucherzahl im Stadtbad auf unter 300.000 Personen abgefallen, was vor allem damit zusammenhing, dass viele der männlichen Badegäste, die den Großteil der Stadtbadbesucher darstellten, aber auch die männlichen Bediensteten des Stadtbades zum Heeresdienst eingezogen worden waren.[434] Da zudem die Kohlepreise und somit die Heizkosten enorm gestiegen waren, konnte der Stadtbadbetrieb nur noch in eingeschränkter Weise ausgeführt werden.[435] Aus Kostengründen wurde daher lediglich die Frauenschwimmhalle zur Benutzung freigegeben, da diese im Vergleich zur Männerhalle kleiner war und somit weniger stark beheizt werden musste.[436] Zudem wurden

433 Vgl. StAA Bestand 18, Nr.365 (Stadtbad Bauakt). Leserbrief in den Augsburger Neuesten Nachrichten vom 02. Oktober 1913.

434 Vgl. SBA Verwaltungsbericht vom 03. November 1926, S. 1; StAA Bestand 18, Nr.365 (Stadtbad Bauakt). Eintrag der Stadtbadverwaltung vom 03. August 1914.

435 Vgl. StAA Bestand 18, Nr.365 (Stadtbad Bauakt). Eintrag der Stadtbadverwaltung vom 03. August 1914.

436 Vgl. Ebd.

die Dampfbäderabteilung sowie das Hundebad völlig außer Betrieb gesetzt. Die erforderliche Geschlechtertrennung in der Schwimmhalle wurde durch unterschiedliche Badezeiten gewährleistet. So stand den weiblichen Besuchern das Schwimmbad jeden Montag, Mittwoch und Freitag offen, während an den übrigen Tagen Männer Gebrauch von der Halle machen konnten.[437] 1917 mussten die Schwimmhallen aufgrund von Kohlemangel schließlich erstmals für acht Monate komplett geschlossen werden.[438] Bereits im August 1917 wurde jedoch von Mitgliedern der Augsburger Bevölkerung und besonders von den verschiedenen Augsburger Schwimmvereinen mit Verweis auf die Bedeutung des Schwimmens für die Volksgesundheit, deren Wiedereröffnung gefordert, denn

> „[…] abgesehen von wichtigen Punkten, wie Reinigung und Abhärtung des Körpers, schätzt und braucht jeder die nervenberuhigende Wirkung des Schwimmens im kühlen Wasser; […]. Es wäre bedenklich, wenn die gesundheitsfördernde Bedeutung der Hallenschwimmbäder in einer Stadt wie Augsburg hinter anderen Erwägungen zurückgehalten würde. Schon das zahlreiche Militär und die Arbeiterschaft verlangen dringend nach regelmäßiger Badegelegenheit. […] – Gesunder Geist nur im gesunden Körper; Heraus aus den Krankenhäusern und hinein in die Hallenbäder!"[439]

Darüber hinaus wurde die Forderung nach der Wiedereröffnung der Schwimmhallen auch national-patriotisch mit dem Dienst am Vaterland begründet, da nur durch regelmäßigen

437 Vgl. Ebd.

438 Vgl. SBA Verwaltungsbericht vom 03. November 1926, S. 3.

439 Vgl. StAA Bestand 18, Nr.365 (Stadtbad Bauakt). Leserbrief in den Augsburger Neuesten Nachrichten vom August 1917.

Schwimmsport die Leistungsfähigkeit und Wehrhaftigkeit der deutschen Nation gestärkt werden könne.[440] Der Stadtmagistrat kam schließlich den Aufforderungen nach, veranlasste jedoch erst nach dem Ende des Ersten Weltkrieges die Wiederaufnahme des vollständigen Schwimmbadbetriebes, der zudem nur in Verbindung mit einer erheblichen Erhöhung der Badepreise bewerkstelligt werden konnte.[441] Seit 01. Oktober 1919 mussten somit von Erwachsenen unter anderem für ein Schwimmbad ohne Wäsche mit Auskleidekabine 1 Mark, für ein Schwimmbad ohne Wäsche mit offenem Auskleideplatz 60 Pfennig entrichtet werden. Eine Einzelkarte für die Schwimmhallenbenutzung an den Volksbadetagen kostete künftig 40 Pfennig. Für Wannenbäder I., II. und III. Klasse mussten Erwachsene jeweils 2 Mark, 1,50 Mark und 1 Mark bezahlen. Darüber hinaus wurden auch die Preise in den beiden Volksbrausebädern von 10 Pfennig auf 30 Pfennig für ein Duschbad bzw. von 20 Pfennig auf 80 Pfennig für ein Wannenbad erhöht.[442]

Mit dem Zusammenbruch des deutschen Kaiserreiches sowie der einsetzenden Inflation nach Ende des Krieges und der von politischer Instabilität geprägten Lage in der neuen demokratischen Staatsform der Weimarer Republik, konnten die Schwierigkeiten jedoch nicht gelöst werden, weshalb der ganze Betrieb des Stadtbades zwischen 1919 und 1921 auf drei bis vier Tage in der Woche eingeschränkt werden

440 Vgl. StAA Bestand 18, Nr.365 (Stadtbad Bauakt). Verschiedene Briefe der Augsburger Bevölkerung und Schwimmvereine von 1917 an den Stadtmagistrat, in welchen die Wiederinbetriebnahme der Schwimmhallen gefordert wird.

441 Vgl. SBA Verwaltungsbericht vom 03. November 1926, S. 3; StAA Bestand 18, Nr.365 (Stadtbad Bauakt). Beschluss des Stadtmagistrates vom 26. November 1918.

442 Vgl. StAA Bestand 18, Nr.365 (Stadtbad Bauakt). Preistabelle für das Stadtbad und die beiden Volksbrausebäder vom 01. Oktober 1919.

musste.[443] Bis zum Oktober 1923 hatte sich die Lage schließlich derart verschlimmert, dass das Stadtbad vor dem vollständigen Zusammenbruch stand.[444] Nur durch eine rationellere Arbeitsweise sowie Verbesserungen in der bade- und wärmetechnischen Einrichtung, was eine Ersparnis bezüglich der Heizkosten erbringen sollte, konnte der Betrieb die Krise überwinden.[445] Gleichzeitig war es jedoch um den Gesundheitszustand und die hygienischen Verhältnisse der deutschen bzw. Augsburger Bevölkerung durch die schweren Erschütterungen in der Kriegs- und Nachkriegszeit, die geprägt war von Hungersnot, hoher Arbeitslosigkeit und akutem Wohnungsmangel, schlecht bestellt, wodurch den bisherigen Erfolgen der deutschen Hygiene- und Volksbadebewegung im Kampf gegen die vorherrschenden Krankheiten ein erheblicher Dämpfer versetzt worden war.[446] Erneut wurde der Ausbruch von Seuchen befürchtet, die Tuberkulosemortalität stieg wieder an und infektiöse Darmerkrankungen grassier-

443 Vgl. SBA Verwaltungsbericht vom 03. November 1926, S. 3.

444 Vgl. Ebd., S. 3.

445 Vgl. Ebd., S. 4/5. Zu den bade- und wärmetechnischen Ausbesserungen bzw. Erweiterungen zählten unter anderem eine neue Wärmeisolierung, der Einbau einer zweiten Wasserreserve und eines zweiten Gegenstromapparates zur Herstellung von Warmwasser, sowie auch die Einrichtung eines weiteren elektrischen Lichtbades.

446 Vgl. LABISCH, Alfons/TENNSTEDT, Florian: Der Weg zum „Gesetz über die Vereinheitlichung des Gesundheitswesens" vom 3. Juli 1934. Entwicklungslinien und -momente des staatlichen und kommunalen Gesundheitsweisens in Deutschland (Schriftenreihe der Akademie für Öffentliches Gesundheitswesen in Düsseldorf; 13, ½). Düsseldorf 1985, S. 57; StAA Bestand 49, Nr.1586 (Gesundheitswesen Allgemein 1871–1959). Staatsanzeiger vom 29. April 1924.

ten in den deutschen Städten.[447] Als sich zwischen 1924 und 1928 die allgemeine politische und wirtschaftliche Situation allmählich stabilisierte, stieg schließlich auch die Besucherzahl im Stadtbad wieder an und erreichte 1925/26 mit über 400.000 Besuchern einen neuen Höchststand, zumal um 1925 in Augsburg von insgesamt 40.875 Wohnungen 37.240 Wohnungen über kein privates Badezimmer verfügten.[448] Darüber hinaus war seit 1924 aber auch das Schwimmen an den Augsburger Volks- und Mittelschulen durch die Initiative des 1913 gegründeten *Augsburger Stadtverbandes für Leibesübungen und Körperpflege* sowohl für Jungen als auch für Mädchen zum Pflichtunterricht erklärt worden, nachdem sich der 1917 konstituierte *Deutsche Reichsausschuss für Leibesübungen* unter anderem für die Einführung der täglichen Sportstunde in Schulen eingesetzt hatte.[449] Zudem war nach der Novemberrevolution in Deutschland 1918 der 8-Stunden-Arbeitstag gesetzlich festgelegt worden, wodurch vor allem auch die Arbeiterbevölkerung über ein höheres Maß an Freizeit verfügte, die, verbunden mit einem verbesserten Lohnniveau, ver-

447 Vgl. LABISCH/TENNSTEDT, Gesundheitswesen, 1985, S. 57; StAA Bestand 49, Nr.1586 (Gesundheitswesen Allgemein 1871–1959). Staatsanzeiger vom 29. April 1924; ASA Augsburger Städtisches Taschenbuch 1927, S. 96–109. Verschiedene Tabellen über den Gesundheitsgrad und die Sterblichkeitsrate verschiedener Krankheiten in Augsburg zwischen 1900 und 1926.

448 Vgl. ASA, Arbeiten des städtischen Amtes Augsburg, Heft 2, Ergebnisse der Wohnungszählung von 1925, Hrsg. 1926, S. 50–53; ASA Augsburger Städtisches Taschenbuch 1927, S. 108. Tabelle über die Besucherfrequenz im Stadtbad zwischen 1920 und 1926.

449 Vgl. SBA Verwaltungsbericht vom 03. November 1926, S. 5; StAA Bestand 18, Nr.443 (Augsburger Stadtverband für Leibesübungen und Körperpflege); JACOB, Stefan: Sport im 20. Jahrhundert. Werden, Wirklichkeit, Würdigung eines soziokulturellen Phänomens. Marburg 2000, S. 68.

mehrt für sportliche Aktivitäten und Körperpflege genutzt werden konnte.[450]

Das Stadtbad hatte nun sieben Tage in der Woche von 08:00 bis 22:00 Uhr seine Pforten geöffnet und war in seinen Kapazitäten vollkommen ausgelastet, wobei die Abendstunden den mittlerweile sieben Männer- und drei Frauenschwimmvereinigungen vorbehalten waren.[451] Angesichts der mangelnden hygienischen Verhältnisse war von der Stadtbadverwaltung daher bereits 1924 eine Erweiterung der Bademöglichkeiten im Innern der Stadt als unbedingt notwendig erachtet worden, was entweder durch Vermehrung der Wannenbäder im Stadtbad oder durch den Bau eines weiteren Hallenbades erfolgen könnte.[452] In diesem Zusammenhang war vom Stadtmagistrat offenbar geplant worden, im Stadtbad eine dritte Schwimmhalle und eine weitere größere Sommerbadeanstalt einzurichten, was allerdings aus finanziellen Gründen wieder verworfen werden musste.[453] Ab 1925 wurden jedoch umfassende Renovierungsarbeiten im Stadtbad durchgeführt, wodurch dieses dem hohen Besucherandrang besser gerecht werden sollte, zumal aber auch die Bausubstanz aufgrund funktionaler und konstruktiver Mängel mittlerweile erhebliche Verschleißerscheinungen zeigte.[454] So

450 Vgl. KRAUß, Schwimmen, 2002, S. 47/48.

451 Vgl. SBA Verwaltungsbericht vom 03. November 1926, S. 5.

452 Vgl. StAA Bestand 50, Nr.1470 (Stadtbad Allgemeines). Bericht der Stadtbadverwaltung vom 26. November 1924.

453 Vgl. StAA Bestand 34, Nr.801 (Stadtbadbetrieb 1904–1944). Dies geht aus einem Brief des Stadtmagistrates an die Leipziger Eisenbetonfirma Kammerling & Co. vom Oktober 1925 hervor, in welchem Angebote der Firma bezüglich der Konstruktion eines größeren Schwimmbassins aus finanziellen Gründen abgelehnt werden müssen.

454 Vgl. HBA Artikel in der Münchner- Augsburger- Abendzeitung vom 04. August 1929 über Bauvornahmen im Stadtbad seit 1925; SCHIFFERS, Holger: Die Sanierung des Stadtbades in Augsburg.

musste die Stadtbadverwaltung bereits seit 1915 immer wieder mit Schimmelbefall durch Kondenswasserbildung kämpfen, was der Vorstellung vom Stadtbad als Ort der Hygiene und Körperpflege widersprach.[455] Seit den 1920er Jahren wurden daher verschiedene hygienetechnische Verbesserungen vorgenommen, bei denen aber auch der „Kitsch von schlechtem Jugendstil"[456] zugunsten einer dem jetzigen Zeitgeschmack entsprechenden „sachlicheren" Bauweise entfernt wurde, was vor dem Hintergrund einer generellen Rationalisierung des Alltags in der Phase der Weimarer Republik gesehen werden muss, die sich laut Claus Pfingsten auch in einer allgemeinen Versachlichung und Ästhetisierung des funktional Praktischen manifestierte.[457] Bereits vor Ausbruch des Ersten Weltkrieges war im Zusammenhang mit den Bestrebungen um einen hygienisch orientierten, modernen Städte-

---

Vertiefungsarbeit in Denkmalpflege an der TU München 1991, S. 7.

455 Vgl. HBA Artikel in der Münchner- Augsburger- Abendzeitung vom 04. August 1929 über Bauvornahmen im Stadtbad seit 1925; StAA Bestand 18, Nr.365 (Stadtbad Bauakt). Erläuterungsbericht des Stadtbauamtes vom 24. 06.1915. Bereits 1915 war vom städtischen Bauamt eine umfassende Mängelliste bezüglich des Stadtbades erstellt worden.

456 Vgl. HBA Artikel in der Münchner- Augsburger- Abendzeitung vom 04. August 1929 über Bauvornahmen im Stadtbad seit 1925.

457 Vgl. HBA Artikel in der Münchner- Augsburger- Abendzeitung vom 04. August 1929 über Bauvornahmen im Stadtbad seit 1925; PFINGSTEN, Claus: Die »saubere Knappheit der Form«. Architektonische Formentwicklung und Städtebau unter dem Einfluss der Hygienebewegung des 19. Jahrhunderts. In: Sei sauber…! Eine Geschichte der Hygiene und öffentlichen Gesundheitsvorsorge in Europa. Ausst.kat. Musée d`Histoire de la Ville de Luxemburg, Hrsg. von B. Fuge, Köln 2004, S. 158–172, hier: S. 159–164; Vgl. auch MÖNKEMEYER, Diskurs, 1990, S. 71. „Der ehemalige Sauberkeitsanspruch kristallisiert sich in dem Begriff der neuen Sachlichkeit.".

bau in Deutschland das Prinzip der „Sachlichkeit" diskutiert worden, wobei vor allem die Mitglieder des 1907 gegründeten Deutschen Werkbundes federführend waren.[458] Durch den Krieg hatten diese Bestrebungen jedoch eine jähe Unterbrechung erfahren, weshalb die Bemühungen um eine rationellere und gesündere Lebensgestaltung nach 1918 jedoch nur umso intensiver vorangetrieben und in die Tat umgesetzt werden sollten.[459] Funktionalismus im Gegensatz zur „verschnörkelten" Ornamentik des Jugendstils wurde dabei zur neuen ästhetischen Praxis erklärt.[460] In diesem Zusammenhang wurden beim Stadtbad zunächst an den Außenfassaden die vom Jugendstil geprägten Verzierungen entfernt und die Wandflächen glatt verputzt sowie die großen, mit Glasmalerei verzierten Giebelfenster in den beiden Schwimmhallen aus bauphysikalischen aber auch gesundheitlichen Gründen zugemauert, damit *„[...] im Winter eine gleichmäßig warme Atmosphäre den Aufenthalt im Raum wirklich angenehm und gesundheitlich einwandfrei macht, [...]"*[461], da die Fenster die bei-

458 Vgl. MÖNKEMEYER, Diskurs, 1990, S. 70; HUSE, Norbert: Geschichte der Architektur im 20. Jahrhundert. München 2008, S. 26–41.

459 Vgl. BERNDT, Heide: Hygienebewegung des 19. Jahrhunderts als vergessenes Thema von Stadt- und Architektursoziologie. In: Die Alte Stadt. Zeitschrift für Stadtgeschichte, Stadtsoziologie und Denkmalpflege. Hrsg. von O. Borst, Jg.14/1987, Stuttgart 1987, S. 140–163, hier: S. 161. „In der kurzen Zeit der Weimarer Republik fanden sich die Experimentierer der Moderne zusammen, die, [...], den Formfindungsprozeß der hygienisierten modernen Lebensweise mit Macht voranzutreiben versuchten." Vgl. auch PFINGSTEN, Architektur, 2004, S. 167.

460 Vgl. MÖNKEMEYER, Diskurs, 1990, S. 71; BERNDT, Architektursoziologie, 1987, S. 154.

461 Vgl. HBA Artikel in der Münchner- Augsburger- Abendzeitung vom 04. August 1929 über Bauvornahmen im Stadtbad seit 1925.

den Hallen sehr schnell abgekühlt und zu hohen Heizkosten geführt hätten (Abb. 53, Abb. 54).

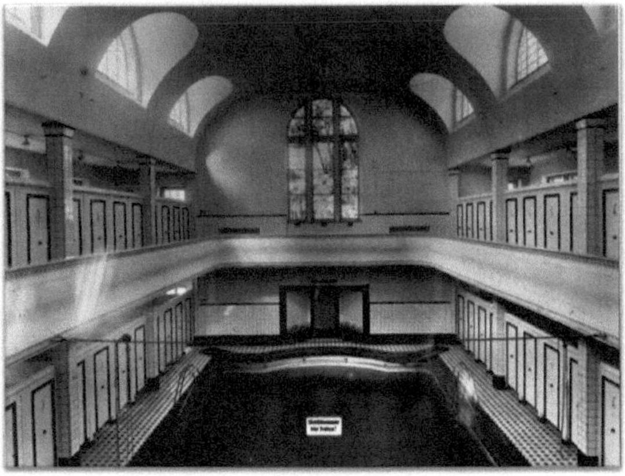

Abb. 53: Frauenschwimmhalle nach der Renovierung, um 1928

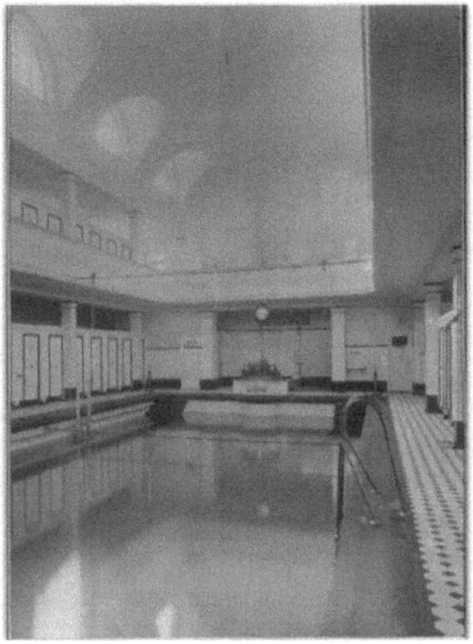

Abb. 54: Frauenschwimmhalle nach der Renovierung, um 1928

Darüber hinaus wurden auf den Galerien die hölzernen Umkleidekabinen vollständig umgestaltet, wobei unter anderem deren ornamentale Aufsätze entfernt wurden, sodass nun entsprechend hygienischer Forderungen durch die seitlichen Rundbogenfenster *„[...] ueberall [...] Sonne und Licht herein [können], Faktoren, die den Aufenthalt in einer Schwimmhalle erst angenehm und freundlich gestalten."*[462] Zudem wurden die instabil gewordenen Jugendstil-Geländer der Galerien in den beiden Schwimmhallen in *„wohltuendem Grau"*[463] einbetoniert, gefliest und mit einer rückwärtigen Wasserrinne versehen, sodass Tropfwasser gleich abfließen konnte.[464] Auch die filigranen, gusseisernen Säulen wurden ummantelt und zusätzlich mit Kacheln gefliest. Des Weiteren wurden die elektrische Lichtanlage und die Wasserreinigungsanlage ausgebaut bzw. verbessert.[465] Im Vestibül wurden sämtliche Stuckornamente sowie das hölzerne Kassenhäuschen entfernt und für 18.000 RM eine neue, relativ schlicht und nüchtern gestaltete Vorhalle geschaffen, *„[...] welche dem großen Andrang besser gewachsen [...]"*[466] sei (Abb. 55).

462 Ebd.

463 Ebd.

464 Vgl. SCHIFFERS, Sanierung des Stadtbades, 1991, S. 8.

465 Vgl. HBA Artikel in der Münchner- Augsburger- Abendzeitung vom 04. August 1929 über Bauvornahmen im Stadtbad seit 1925.

466 Vgl. SBA Verwaltungsbericht vom 03. November 1926, S. 5.

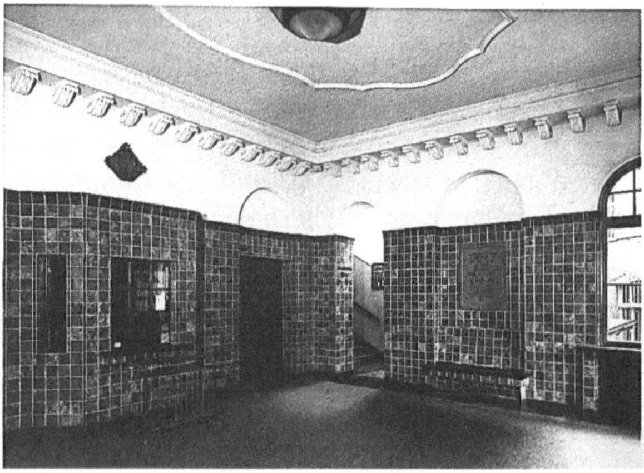

Abb. 55: Vestibül des Stadtbades nach der Renovierung, um 1928

Bis 1929 war schließlich sowohl außen als auch innen der Großteil der ursprünglichen Jugendstildekoration im Stadtbad zugunsten einer neuen, sachlicheren und vor allem funktionaleren Bauweise entfernt worden, welche nun in erster Linie hygienische Reinheit und Rationalität unterstreichen sollte, wobei die im Stadtbad insgesamt vorgenommene *„Vereinfachung der Formen im Dienste der Sauberkeit"*[467] bzw. generell die in Deutschland in den 1920er Jahren aufblühende Stilrichtung der „Neuen Sachlichkeit" im Sinne der Architekturhistorikerin Beatriz Colomina als architektonischer Ausdruck der Konfiguration des medizinischen bzw. hygienifizierten Körpers, den die Hygiene- und Volksbadebewegung hervorbringen wollte, verstanden werden kann.[468] Im archi-

467 PFINGSTEN, Architektur, 2004, S. 159.

468 Vgl. COLOMINA, Beatriz: Krankheit als Metapher in der modernen Architektur. In: Daidalos 64 (Juni) 1997. Gütersloh 1997, S. 60–72, hier: S. 64. „Die neue Konfiguration des medizinischen Körpers durch neue Wissenschaften führt zu einer Neustrukturierung der Architektur selbst." Vgl. Ebd., S. 60. „Zu allen Zeiten hat die Architektur der Medizin nachgeeifert [...]. Der Körper,

tektonischen und städtebaulichen Funktionalismus haben sich somit laut Heide Berndt „*[...] die verinnerlichten Sauberkeitsstandards, die mit der Hygienebewegung rational begründet und politisch durchgesetzt wurden, zum ästhetischen Ideal sublimiert [...].*"[469] Von zeitgenössischen Beobachtern wurde der Umbau bzw. die Modernisierung des Stadtbades in hygienischer Hinsicht denn auch als „*gewaltige[r] Fortschritt*"[470] wahrgenommen, wie an verschiedenen Artikeln in der *Münchner-Augsburger- Abendzeitung* und der *Neuen Augsburger Zeitung* von 1929 deutlich wird.[471]

Die von Fritz Steinhäußer durch den Jugendstil einst geschaffene „künstliche Naturlandschaft" des Stadtbades als eine Art Synthese zwischen Baukunst und Zweckform war somit allerdings vollständig dem funktionalen Anspruch von hygienischer Reinheit und Nüchternheit gewichen, wodurch sich auch der ursprüngliche Charakter des Stadtbades als Ort der Reinigung und Regeneration für den von der Industrialisierung geprägten Stadtmenschen zu einer stärker betonten Zweckorientierung des Hallenbades als nüchternem Ort des Schwimmsportes bzw. der körperlichen Ertüchtigung verlagert hat, zumal sich der Sport in der Weimarer Republik zum Massenphänomen entwickelte.[472] Der Sportler avancierte darüber hinaus im Verlauf der 1920er Jahre zum Inbegriff des gesunden und modernen „Neuen Menschen" bzw. zur Symbolfigur gesamtgesellschaftlichen Fortschritts, nach-

medizinisch betrachtet, ist nicht ohne Einfluß auf die Rhetorik der Architekturtheorie und der Architektur selbst geblieben."

469 BERNDT, Architektursoziologie, 1987, S. 154.

470 HBA Artikel in der Münchner- Augsburger- Abendzeitung vom 04. August 1929 über Bauvornahmen im Stadtbad seit 1925.

471 Vgl. HBA Artikel in der Münchner- Augsburger- Abendzeitung vom 04. August 1929 über Bauvornahmen im Stadtbad seit 1925; Artikel in der Neuen Augsburger Zeitung vom 05. August 1929.

472 Vgl. KRAUß, Schwimmen, 2002, S. 47.

dem Deutschland im Ersten Weltkrieg viele Todesopfer und Geburtenausfälle verkraften musste, sodass sich die Angst vor einer Degeneration der Gesellschaft bzw. des deutschen Nationalstaates verbreitet hatte.[473] Systematisch und rational betriebener Sport erschien in diesem Zusammenhang als geeignetes Mittel, die körperlich-geistige Gesundheit der Bevölkerungsmitglieder wiederherzustellen und auf diese Weise gewissermaßen einen Beitrag zur nationalen Erneuerung und Lösung der gesellschaftlichen Probleme zu leisten.[474]

Mit Abschluss der Renovierungsarbeiten 1929 ging allerdings die Besucherfrequenz im Stadtbad wie auch in den übrigen städtischen Badeanstalten infolge der wieder schlechter werdenden allgemeinen Wirtschaftslage durch die im gleichen Jahr ausbrechende Weltwirtschaftskrise, aber auch durch den von der sozialdemokratischen Regierung kommunal und staatlich vorangetriebenen Einbau von privaten Badezimmern in Neubauwohnungen zurück, wie aus einem

473 Vgl. ALKEMEYER, Thomas: Aufrecht und biegsam. Eine politische Geschichte des Körperkults. In: Aus Politik und Zeitgeschichte (18/2007). Körperkult und Schönheitswahn. Hrsg. von der Bundeszentrale für politische Bildung (bpb), Bonn 2007, S. 6–18, hier: S. 11/13; BECKER, Frank: Der Sportler als „moderner Menschentyp". Entwürfe für eine neue Körperlichkeit in der Weimarer Republik. In: Körper mit Geschichte. Der menschliche Körper als Ort der Selbst- und Weltdeutung (Studien zur Geschichte des Alltags, Bd. 17). Hrsg. von C. Wischermann/ S. Haas, Stuttgart 2000, S. 223–245, hier: S. 226/S. 233.

474 Vgl. ALKEMEYER, Körperkult, 2007, S. 13. „In Deutschland wirkte sich besonders der Erste Weltkrieg auf die Intensität der Sorge um den Körper aus. [...] Während sich in den beschädigten Soldatenkörpern für alle sichtbar Tod, Niederlage und Zerstörung dokumentierten, versprachen die Praktiken und Bilder unversehrter, kraftvoller Körper eine nationale Erneuerung. [...] Das gesellschaftlich akzeptierte Idealbild des Körpers orientierte sich [...] am Sport.".

Verwaltungsbericht über die städtischen Badeanstalten in Augsburg von 1932 hervorgeht.[475]

Lediglich in den 1930er Jahren erreichte das Stadtbad mit über 400.000 Besuchern jährlich einen erneuten Aufschwung, der vor allem auch im Zusammenhang mit der einsetzenden nationalsozialistischen Sauberkeits- und Sportideologie und der damit verbundenen Pervertierung des Hygienegedankens und der Volksgesundheit gesehen werden muss, in deren Folge Sauberkeit im Sinne der Reinhaltung von Blut und Erbgut mit dem Zweck der Schaffung eines makellosen, reinrassigen, aus homogenen Individuen bestehenden „Volkskörpers" buchstäblich unter die Haut gehen sollte.[476] Damit ist allerdings eine Entwicklung in der deutschen Hy-

475 Vgl. StAA Bestand 34 Nr.812 (Stadtbad Verwaltungsberichte 1911–1933). Verwaltungsbericht über die städtischen Badeanstalten von 1932. In den 1920er Jahren war im Zusammenhang mit den Bestrebungen um gesunde Lebens–und Wohnverhältnisse der Wohnungsbau der „kleinen Leute" nach Heide Berndt endgültig zum Gegenstand der Architektur geworden. Vgl. BERNDT, Architektursoziologie, 1987, S. 150.

476 Vgl. KRASNY, Ideologien der Reinheit, 1991, S. 117–120; StAA Bestand 34, Nr.801 (Betrieb des Stadtbades 1904–1944) und Nr. 814 (Stadtbad Korrespondenzen 1896–1939). Verwaltungsberichte über die Besucherzahlen im Stadtbad. Laut Vera Bachmann wurde Lassar`s Parole „Jedem Deutschen wöchentlich ein Bad!" 1935 in „Freude und Kraft das deutsche Volksbad schafft" umbenannt. Vgl. BACHMANN, Schwimmpalast, 1993, S. 24. In den Akten des Stadtarchives findet sich zudem eine Einladung der DGV zur „Ersten Großdeutschen Reichstagung" in Stuttgart vom 23.–25. September 1939, die unter dem Motto „Baden- Gesundheit- Leistung" stand. Bereits im Einleitungswort wird dabei mit der Parole „Jeder Deutsche ein Schwimmer, Herrscher über die Elemente, kampffroh und lebensfreudig, wie es uns im Spiel auf der Wiese, in den Bergen und auf und im Wasser zuwächst" zur Hebung der Volksgesundheit durch die Förderung der Schwimm- und Badebetriebe aufgerufen. Vgl. StAA Bestand 34, Nr.810 (Deutsche Gesellschaft für Volksbäder 1905–1939). Eine Tabelle über die Besu-

gienegeschichte angesprochen, die über den in der vorliegenden Arbeit behandelten Zeitraum hinausgeht, auch wenn das Prinzip der Rassenhygiene schon gegen Ende des 19. Jahrhunderts von den beiden deutschen Ärzten Wilhelm Schallmayer (1857–1919) und Alfred Ploetz (1860–1940) formuliert worden war, als im Zusammenhang mit der von Charles Darwin (1809–1882) begründeten Evolutionstheorie erstmals auch das Interesse an der Vererbungslehre und eugenischen Gesichtspunkten in den Vordergrund trat und damit verbunden der Gedanke zur pränatalen Ausmerzung von Krankheit und schwachen Individuen als Störfaktoren der kollektiven Ordnung aufgekommen war.[477] Dieses Gedankengut hatte sich dabei bis Ende der 1920er Jahre bereits in weite Kreise der von wirtschaftlicher und politischer Instabilität geprägten Gesellschaft der Weimarer Republik verbreiten können, sodass die von den Nationalsozialisten formulierten Parolen auf fruchtbaren Boden fielen.[478]

---

cherzahlen im Stadtbad zwischen 1903 und 1933 findet sich im Anhang der vorliegenden Arbeit.

477 Vgl. LABISCH, Alfons: Sozialhygiene. Gesundheitswissenschaften und öffentliche Gesundheitssicherung in der zweiten Hälfte des 19. Jahrhunderts. In: Sei sauber…! Eine Geschichte der Hygiene und öffentlichen Gesundheitsvorsorge in Europa. Ausst.kat. Musée d`Histoire de la Ville de Luxemburg, Hrsg. von B. Fuge, Köln 2004, S. 258–268, hier: S. 263; BENZENHÖFER, Udo: Verbesserung des Volkskörpers. Rassenhygiene zwischen 1895 und 1945. Ein Irrweg der Hygiene. In: Sei sauber…! Eine Geschichte der Hygiene und öffentlichen Gesundheitsvorsorge in Europa. Ausst.kat. Musée d`Histoire de la Ville de Luxemburg. Hsrg. von B. Fuge. Köln 2004, S. 268–278, hier: S. 269.

478 Vgl. LABISCH, Sozialhygiene, 2004, S. 263; BENZENHÖFER, Rassenhygiene, 2004, S. 269.

III Zusammenfassende Überlegungen

In der vorliegenden Arbeit wurde anhand der Entstehungs- und Entwicklungsgeschichte des Alten Stadtbades zwischen 1895 und 1933 sowie der allgemeinen Entwicklung des Augsburger Hygiene- und Volksbadewesens die gesellschaftliche Bedeutung von öffentlicher Gesundheitspflege und Körperhygiene im 19. und frühen 20. Jahrhundert exemplarisch erörtert und in diesem Zusammenhang die Absichten der deutschen Hygiene- und Volksbadebewegung genauer untersucht.

Wie dabei festgestellt werden konnte, beschränkten sich die seit der Mitte des 19. Jahrhunderts in Augsburg wie auch in den restlichen deutschen bzw. europäischen Industriestädten durchgeführten gesundheitspolitischen Maßnahmen nicht nur auf sozialreformerische Verbesserungen der allgemeinen hygienischen Verhältnisse, sondern waren auch mit wirtschaftlichen und moralischen Interessen verknüpft. Als wesentliche Motivationen für das Einsetzen der unterschiedlichen hygienetechnischen Bestrebungen erwiesen sich die durch zunehmende Industrialisierung und Urbanisierung hervorgebrachten schlechten Lebensbedingungen in den städtischen Ballungszentren, der wiederholte Ausbruch neuartiger Seuchen wie der Cholera, die fortschreitende Verelendung der arbeitenden Bevölkerung sowie die Angst des städtischen Bürgertums vor sozialen Unruhen und einem sittlichen Verfall der Gesellschaft. Als grundlegendes Ziel der deutschen Hygiene- und Volksbadebewegung kann daher neben der Seuchenprophylaxe auch der Wunsch nach einer sozialen wie moralischen Integration des Industrieproletariats in die bürgerliche Gesellschaftsordnung angesehen werden.

In einer sich zunehmend industrialisierenden Welt und der damit einhergehenden gesellschaftlichen Differenzierung war die individuelle Gesundheit der einzelnen Bevölkerungsmitglieder als soziales Gut und wesentliche Voraussetzung für die wirtschaftliche Prosperität eines Staates bzw. einer Region erkannt worden, das es daher durch *präventive* Maßnahmen zu schützen galt. Die von Max von Pettenkofer auf naturwissenschaftlicher Basis hervorgebrachten Erkenntnisse, dass Sauberkeit vor Krankheit schützt, waren schließlich ein wesentlicher Anlass und vor allem Legitimationsgrundlage für umfassende städtebauliche Maßnahmen und das Aufblühen einer kommunalen Gesundheitspolitik, in deren Folge „Sauberkeit" zur allgemein gültigen Norm erhoben wurde, an der gesundheitsgerechtes Verhalten ausgerichtet werden sollte. Vorrückende Scham- und Peinlichkeitsgrenzen erforderten allerdings auch differenziertere Verhaltensweisen und waren verbunden mit der Herausbildung neuer Sensibilitäten gegenüber dem Umgang mit körperlichen Verrichtungen und menschlichen Ausscheidungen, die zunehmend hinter die Kulissen des gesellschaftlichen Lebens verlagert werden sollten, wozu im Rahmen der Städteassanierungen die nötigen technischen Apparaturen wie unterirdische Kanalisationssysteme etc. entwickelt wurden.

Auf der Grundlage eines neuen bürgerlichen Reinlichkeits- und Körperbewusstseins war darüber hinaus der menschliche Körper als Ansammlungsort von Krankheitserregern und gesundheitliche Gefahrenquelle schlechthin im Verlauf des 19. Jahrhunderts zunehmend ins Zentrum des öffentlichen Interesses gerückt, wobei dieser im Zusammenhang mit der bürgerlichen Arbeits- und Leistungsethik vor allem als Objekt wahrgenommen wurde, das es im Dienste der „Volksgesundheit" nach neuen (natur-) wissenschaftlichen Prinzipien zu gestalten galt. An die Hygienisierung der menschlichen Umwelt schloss sich daher die Hygienisierung der Menschen selbst an, denn übergeordnetes Ziel war es, um mit den Worten von Alfons Labisch zu sprechen, einen „homo hygienicus" in einer „societas hygienica" zu erschaffen.[479] Dies war letztendlich verbunden mit dem Gedanken an eine zunehmende medizinische Beherrschbarkeit der menschlichen Lebensweise bzw. des menschlichen Körpers, der unter dem Gebot der öffentlichen Gesundheitspflege objektiviert und entsprechend der hygienischen Forderungen normiert, diszipliniert und auf diese Weise vor allem optimiert werden sollte.

Die verschiedenen gesundheitspolitischen Initiativen gingen dabei hauptsächlich von sozial engagierten Ärzten, aber auch Ingenieuren, Architekten, kommunalen Verwaltungsbeamten sowie Angehörigen des städtischen Bürgertums aus, die ihre Ideen bezüglich einer Verbesserung der sanitären Infrastrukturen und allgemeinen hygienischen Lebensbedingungen in lokalen und überregionalen Vereinen ausarbeiteten und für die praktische Umsetzung handhabbar machten. Federführend waren dabei auf nationaler Ebene vor allem der *Deutsche Verein für öffentliche Gesundheitspflege* und die *Deutsche Gesellschaft für Volksbäder*.

Mithilfe umfassender Volksaufklärungskampagnen einerseits und der Schulpädagogik andererseits wurde den deutschen bzw. europäischen Bevölkerungsmitgliedern ein neues Körper- und Gesundheitsbewusstsein anerzogen, wodurch auch der Sinn für individuelle Sauberkeit geweckt werden sollte. Von jedem Einzelnen wurde daher die Befolgung strenger hygienischer Verhaltensregeln verlangt, wobei die verschiedenen Maßnahmen zur Verbesserung der allgemeinen Lebensbedingungen insgesamt durch einen starken erzieherisch-disziplinierenden Charakter geprägt waren, sodass die eingangs erwähnte These von den verschiedenen Hygienebestrebungen als sozialen Disziplinierungstechniken durchaus berechtigt scheint, zumal Fehlverhalten meist finanziell oder sozial sanktioniert wurde. Allerdings darf

479 Vgl. LABISCH, Homo hygienicus, 1992; LABISCH, Hygiene ist Moral, 1986, S. 280.

nach der Meinung von Philipp Sarasin das sozialfürsorgliche Moment des Hygienediskurses nicht verkannt werden, denn es ging vor allem darum, den deutschen bzw. europäischen Bevölkerungsmitgliedern Anleitungen zu einem sorgfältigen, aufmerksamen Umgang mit sich selbst und der Umwelt zu geben.[480]

Die praktische Förderung des privaten Hygieneverhaltens durch den Bau von kostengünstigen Volksbädern wurde dabei als Ausdruck von Modernität wahrgenommen und zeugte nach der Meinung der Vertreter der deutschen Hygiene- und Volksbadebewegung nicht nur von der zivilisatorischen bzw. technisch-wissenschaftlichen, sondern vor allem auch von der kulturellen im Sinne von geistig-moralischen Höherentwicklung einer Gemeinde bzw. eines Staates, wobei der Kulturbegriff in Deutschland eine bedeutende Rolle bei der Definition nationalen Selbstbewusstseins spielte. Volksbäder als „Kulturprodukte" erfüllten somit in Deutschland nicht nur eine gesundheitsfördernde, sondern in gewisser Hinsicht auch eine identitätsstiftende Funktion. Davon zeugen auch die sakrale Überhöhung und der denkmalhafte Charakter, der vor allem Volksschwimmbädern als „Krone aller Badeformen" und Prestigeobjekten von Zeitgenossen zugesprochen wurde.

Insgesamt verliefen die Entwicklung des deutschen Volksbadewesens und damit verbunden auch die Ausbildung von Baden bzw. Duschen und Schwimmen als „neuen", spezifisch gesundheitsbezogenen Körperpraktiken dabei analog zum fortschreitenden medizinischen Erkenntnis- sowie technischen Entwicklungsstand in verschiedenen Phasen. Mit der Anlage von Militärschwimmschulen und öffentlichen Flussbadeanstalten war bereits vor Einsetzen der allgemeinen Hygienebestrebungen ein erster Versuch unternommen worden, den städtischen Unterschichten bürgerliches Reinlichkeits-

480 Vgl. SARASIN, Reizbare Maschinen, 2001, S. 23/24.

verhalten und Körperbewusstsein näher zu bringen, wobei von der körperlichen Bewegung im *kalten* Wasser und in der freien Natur vor allem eine abhärtende, disziplinierende und damit verbunden krankheitsvorbeugende Wirkung erwartet wurde. Gleichzeitig sollte im Zusammenhang mit der aufblühenden Nationalbewegung zu Beginn des 19. Jahrhunderts auf diese Weise die Kampftauglichkeit und Wehrhaftigkeit von Soldaten optimiert werden. Mit der Erkenntnis von der menschlichen Haut als atmungsfähigem Organ ging schließlich die Propagierung des *warmen* Wassers samt Seife als Hygieneinstrument zur umfassenden Körperreinigung einher. Die kollektive Aneignung der Verhaltensnorm „Sauberkeit" war allerdings erst möglich, als mit verbesserten Methoden der Warmwasserbeschaffung im Zuge der fortschreitenden Städteassanierungen und dem von Oskar Lassar entwickelten Volksbrausebad auch die entsprechenden technischen Apparaturen geschaffen worden waren, mit welchen die Grundlage für eine umfassende körperliche Reinigung gelegt werden konnte. Das Duschen bzw. Baden in Einzelzellen zeugt dabei von wachsenden Intimitätsbedürfnissen im Umgang mit fremden, nackten bzw. schmutzigen Körpern. Um die Wende zum 20. Jahrhundert rückten schließlich zunehmend auch der sportliche und regenerative Aspekt in den Fokus der öffentlichen Gesundheitspflege, da Hygieniker die prophylaktische Wirkung des systematisch und rational betriebenen Schwimmens auf den menschlichen Organismus bzw. auch auf eine harmonische Entwicklung von Körper und Geist erkannt hatten. Der Körper sollte nicht mehr nur gereinigt, sondern durch sportliche Übungen zusätzlich auch ertüchtigt, abgehärtet und entsprechend der zunehmenden Technisierung der industriellen Produktionsprozesse letztlich selbst in seinen Bewegungsabläufen „technisch" perfektioniert bzw. spezialisiert werden. Schwimmen entwickelte sich dabei seit Ende des 19. Jahrhunderts zum Leistungssport und war geprägt durch Merkmale wie Wettbewerbsorientierung, Rekordstreben, Rationalisierung, die Normierung verschiedener Schwimmtechniken sowie die Entwicklung von sportlichen Vereinigungen. Gleichzeitig hatte sich nach der Gründung des Deutschen Kaiserreiches 1871 die Förderung der öffentlichen Gesundheitspflege gewissermaßen zur Staatsideologie entwickelt, denn jeder Einzelne hatte nun die Pflicht, durch Pflege des eigenen Körpers einen Beitrag zur „Gesunderhaltung" des deutschen Nationalstaates zu leisten, der vor allem als ökonomisch produktiver Kollektivkörper wahrgenommen wurde.

Konzipiert als vermeintlich volkstümliche Universalbadeanstalten für alle sozialen Stände der Bevölkerung wurde mit dem Bau von Volksschwimmbädern daher sowohl den Mitgliedern der minder bemittelten Industriearbeiterschaft als auch dem modernen bürgerlichen Stadtmenschen durch ein vielfältiges Badeangebot und eine soziale Preispolitik die Möglichkeit zur körperlichen Ertüchtigung und physischen wie psychischen Regeneration als Ausgleich zur großstädtischen Abnutzung geboten. Durch einen stärker künstlerisch-ästhetisch geprägten Bäderbau wurde dabei im Gegensatz zu rein funktional und zweckrational gestalteten Volksbrausebädern der regenerative Aspekt betont, was mit der Absicht verbunden war, die allgemeine Badebereitschaft zu fördern. Zugleich wurde davon aber auch ein positiver Einfluss auf das Gemüt der arbeitenden Bevölkerung und somit auf das allgemeine sittliche Leben erhofft. Besonders der Jugendstil mit seiner aus der Natur entlehnten Ornamentik vereinte dabei auf ideale Weise die aus hygienischen Gründen geforderte Zweckform mit dem Bedürfnis nach einer emotional ansprechenden Baukunst. Zudem manifestieren sich in ganzjährig benutzbaren Jugendstil-Volksschwimmbädern als „künstlichen Naturlandschaften" aber auch zeitgenössische Forderungen nach mehr „Natur", welche auf diese Weise gewissermaßen mitten in die Stadt geholt und somit scheinbar „angeeignet" werden konnte. Zugleich zeugt die hochwertige technische Ausstattung, die exemplarisch am Stadtbad erörtert wurde, aber auch vom Fortschrittsoptimismus, durch welchen die deutsche Hygiene- und Volksbadebewegung geprägt war. Darüber hinaus konnte mit derart gestalteten Volksschwimmbädern nach zeitgenössischer Meinung am besten zum Ausdruck gebracht werden, welch hoher Stellenwert der Förderung der Hygiene in Deutschland zugesprochen wurde. Im Zusammenhang mit der aufblühenden Tourismusbranche wurden durch gezielte werbestrategische Maßnahmen daher nicht nur die Mitglieder der einheimischen Bevölkerung, sondern auch Touristen in öffentliche Hallenschwimmbäder gelockt.

Wie an den in der vorliegenden Arbeit dargestellten zeitgenössischen Kommentaren zum Stadtbad deutlich wird, wurde für die Vertreter der deutschen Hygiene- und Volksbadebewegung mit dem Bau von Volksschwimmbädern schließlich ein wesentlicher Beitrag zur Lösung der „sozialen Frage" und zur Integration des Industrieproletariats in die Gesellschaft geleistet, da die Mitglieder der Arbeiterbevölkerung auf diese Weise direkt am bürgerlichen Gesundheits- und Körperpflegeverhalten teilhaben konnten, wodurch sich letztlich auch deren Selbstwertgefühl steigern sollte. Die beispielhaft am Stadtbad erörterte räumliche und zeitliche Differenzierung des Badeangebotes zeugt jedoch davon, dass sich Industrieproletariat und Bürgertum keineswegs gleichzeitig bzw. in denselben Räumlichkeiten der Badeanstalten aufhielten. Zudem waren die eigentlichen Regenerationsangebote wie Dampfbad oder Ruheraum aufgrund relativ teurer Preise vornehmlich für das wohlhabendere Publikum erschwinglich. Auch die aus Sittlichkeitsgründen generell in öffentlichen Badeanstalten geforderte Geschlechtertrennung und strikte Regelungen in entsprechenden Badeordnungen verweisen darauf, dass es sich bei Volksschwimmbädern weniger um gesamtgesellschaftliche Treffpunkte als vielmehr um Hygienisierungsinstitutionen mit erzieherischer Funktion handelte. Darüber hinaus war systematisch betriebener Schwimmsport in erster Linie ein männliches Körperkonzept, da ein athletischer Körper dem zeitgenössischen bzw. bürgerlichen Weiblichkeitsideal widersprach. In der Gründung von Damenschwimmvereinen zu Beginn des 20. Jahrhunderts zeigten sich somit erste Emanzipationsbestrebungen und damit verbunden ein neues Selbstbewusstsein von Frauen über ihren Körper und seine Beweglichkeit, was sich auch in Form von knapperer, sportlicher Badebekleidung widerspiegelte. Zum Massenphänomen konnte sich der (Schwimm-)Sport jedoch erst in den 1920er Jahren im Zusammenhang mit neuen Arbeitszeit- und Lohnregelungen entwickeln, die es auch der Arbeiterbevölkerung ermöglichten, mehr freie Zeit und Geld in die Arbeit am Körper und die Gesundheitspflege zu investieren. Mithilfe der rationalen Förderung von Hygiene und Sport in der Phase der Weimarer Republik sollte letztendlich aber auch ein Wiedererstarken der vom Krieg gezeichneten deutschen Nation bewirkt werden. Verbunden mit der verstärkten Rationalisierung der Hygienebestrebungen nach dem Ersten Weltkrieg wurde die „Neue Sachlichkeit" zum ästhetischen Leitbild erklärt, deren einfache, ornamentlose Formen in erster Linie hygienische Reinheit und Rationalität suggerierten und mit den Vorstellungen vom hygienifizierten, rationalisierten, technisch-perfektionierten menschlichen Körper bzw. mit dem (Wunsch-)Bild vom „Neuen Menschen" korrespondierten.

Gleichzeitig kündigte sich mit dem staatlich und kommunal einsetzenden Einbau von Privatbadezimmern während der Weimarer Republik allerdings langsam aber sicher der allmähliche Bedeutungsverlust von öffentlichen Badeanstalten als Institutionen der allgemeinen Hygiene an. Volksschwimmbäder wie das Augsburger Stadtbad markierten somit letztendlich zugleich den Höhe- als auch den Endpunkt in der Entwicklung des deutschen Volksbadewesens.

Zusammenfassend kann schließlich festgehalten werden, dass es sich bei der deutschen Hygiene- und Volksbadebewegung im Sinne des Soziologen Wolfgang R. Krabbe, um eine gesellschaftliche Bewegung handelte,

> „[…] die auf ihre Weise mit den sozialen Problemen ihrer Zeit fertig zu werden versuchte. Sie entwickelte dazu Programmentwürfe, mit denen ein evolutionärer Wandel der Gesellschaft erreicht werden sollte, der sich durch die Summierung individueller Selbsterziehung realisieren würde."[481]

Unter dem Postulat der öffentlichen Gesundheitspflege sollte eine Reform der allgemeinen Lebensverhältnisse und damit verbunden eine Reform der Menschen selbst herbeigeführt werden. Die verschiedenen Wissenschaften, allen voran die Medizin, strebten letzten Endes danach, die Situation der Menschen mit den ihnen zur Verfügung stehenden Technologien und Möglichkeiten zu verbessern. Durch den Ausbau der sanitären Infrastrukturen im Rahmen der Städteassanierungen und die Erziehung der Bevölkerung, vornehmlich der Unterschichten, zur Sauberkeit sollten nicht nur der allgemeine Gesundheitszustand gefördert und die Mortalitäts- wie Morbiditätsrate verringert, sondern auch drohende soziale Konflikte abgewendet und auf diese Weise die gesellschaftliche Stabilität aufrecht erhalten werden. Damit verbunden war im Grunde auch der Wunsch nach einer allgemeinen Ästhetisierung bzw. ästhetischen Normierung der alltäglichen Lebenswelt. Der gesunde, saubere und leistungsfähige Körper sollte vor allem Verhaltenssicherheit geben und entwickelte sich in diesem Zusammenhang zum gesellschaftlichen Idealbild bzw. zum angemessenen Habi-

481 Wolfgang R. Krabbe zitiert nach MEYHÖFER, Badetempel, 1993, S. 16.

tus des modernen Stadtmenschen, denn dieser zeugte von Selbstdisziplin, Affektkontrolle sowie sozialer und moralischer Integrationsbereitschaft. Der schmutzige, kranke Körper dagegen galt als sichtbarer Ausdruck von Unmoral und Undiszipliniertheit. Hygiene und damit verbunden Sauberkeit können in diesem Sinne gewissermaßen als normierende Körperpolitiken verstanden werden. Sie fungierten in einer Zeit, die von Umbrüchen und Nervosität auf sämtlichen Ebenen des sozialen Zusammenlebens sowie einer generellen Angst vor gesellschaftlicher Degeneration geprägt war, als konkrete Ordnungsmechanismen und Wasser avancierte nicht nur zum Reinigungs-, sondern vielmehr zum Heilmittel, mit dem sämtliche soziale Probleme regelrecht weggespült werden sollten.

Der Erfolg von Volksbädern bezüglich einer Verbesserung der allgemeinen Lebensbedingungen muss insgesamt jedoch differenziert betrachtet werden, zumal vor allem ein großer Teil der weiblichen (Arbeiter-)Bevölkerung das Badeangebot im Gegensatz zu Männern in deutlich geringerem Umfang in Anspruch nahm und auch soziale Probleme wie Alkoholismus oder Kriminalität nicht wie erwünscht allein mit der Erziehung des Industrieproletariats zur umfassenden Sauberkeit gelöst werden konnten.[482] Trotzdem belegen wissenschaftliche Forschungen, dass vor allem die durch Infektionskrankheiten bedingte Mortalität wie auch die Kindersterblichkeit in den westlichen Industrienationen seit dem 19. Jahrhundert kontinuierlich zurückgegangen ist und die allgemeine Lebenserwartung enorm zugenommen hat, wobei diese Entwicklung weniger auf die kurative Medizin als vielmehr auf hygienische und somit vorbeugende Maßnahmen zurückgeführt wird.[483] Zu diesen zählte letztendlich auch der

482 Vgl. SPIEKER, Volksbäder, 1996, S. 138.

483 Vgl. EXNER/ PFINGSTEN, Hygiene und öffentliche Gesundheit, 2004, S. 243–245.

Bau von öffentlichen Badeanstalten, wobei die meisten noch bestehenden Volksbäder in der heutigen Freizeit- und Konsumgesellschaft meist ein Dasein als stille Zeitzeugen eines bestimmten Entwicklungsstandes in der deutschen Hygienegeschichte des 19. und frühen 20. Jahrhunderts fristen. Als solche sind sie jedoch „*[...] feine Gradmesser der Stile, Moden und inneren Befindlichkeiten der damaligen Gesellschaft.*"[484]

484 MEYHÖFER, Badetempel, 1993, S. 18.

IV Quellenverzeichnis

Zeitschriften

Augsburger Postzeitung 20. Januar 1903.

Augsburger Postzeitung 28. Februar 1903.

Augsburger Postzeitung 01. März 1903.

Augsburger Abendzeitung 26. Februar 1903.

Augsburger Abendzeitung vom 28. Februar 1903.

Augsburger Abendzeitung 01. März 1903.

Augsburger Abendzeitung 02. März 1903.

Augsburger Abendzeitung vom 03. März 1903.

Stadtarchiv Augsburg

Fotosammlung Hochbauamt (FS HBA), digitalisiert.

Verwaltungsbericht des Augsburger Stadtmagistrates für das Jahr 1869.

Verwaltungsberichte des Augsburger Stadtmagistrates für die Jahre 1901/1902.

Verwaltungsbericht des Augsburger Stadtmagistrates für das Jahr 1903.

Sitzungsprotokolle des Augsburger Stadtmagistrates für das Jahr 1895.

Bestand 10

Nr.539:
Akte *Augsburger Damenschwimmverein*

Bestand 11

Nr.69/6:
Akte *Gesundheitspflege-Verein Augsburg*

Nr.69/28:
Akte *Naturheil-Verein Augsburg*

Nr.1230:
Akte *Schwimmbadeplätze 1844–1853*

Nr.1232:
Akte *Schenkung der Emilie Forster`schen Erben, Erbauung eines Volksbades 1895–1904*

Nr. 1233:
Akte *Schenkung der Emilie Forster`schen Erben, Erbauung eines Volksbades 1895–1904*

Nr.1234–1235:
Akte *Errichtung eines Volksbades, Bildung eines Fonds 1896–1903*

Nr.1236:
Akte *Stadtbad, Betriebsetat, Gebührentarif 1902–1905*

Nr.1254:
Akte *Deutscher Verein für öffentliche Gesundheitspflege 1875–1898*

Nr.1278:
Akte *Deutschen Verein für Armenpflege und Wohltätigkeit 1891–1914*

Nr.1279:
Akte *Deutscher Verein für öffentliche Gesundheitspflege 1899–1911*

Bestand 18

Bauakte 33

Nr.361:
Akte *Erbauung eines Volksbades*

Nr.362:
Akte *Stadtbad Bauakt*

Nr.362a:
Akte *Stadtbad Bauakt*

Nr.363:
Akte *Stadtbad Bauakt*

Nr.365:
Akte *Stadtbad Bauakt*

Nr.375:
Akte *Vereinsveranstaltungen im Stadtbad*

Nr.387:
Akte *Errichtung einer öffentlichen Badeanstalt vor dem Jakobertor*

Nr.388:
Akte *Errichtung eines öffentlichen Volksbrausebades*

Nr.443:
Akte *Augsburger Stadtverband für Leibesübungen und Körperpflege*

Bestand 34

Nr.801:
Akte *Betrieb des Stadtbades 1904–1944*

Nr.810:
Akte *Deutsche Gesellschaft für Volksbäder 1905–1939*

Nr.812:
Akte *Stadtbad Verwaltungsberichte 1911–1933*

Nr.813:
Akte *Auswärtige Volksbäder 1903–1922*

Nr.814:
Akte *Stadtbad Korrespondenzen 1896–1939*

Nr. 817:
Akte *Militärschwimmschule 1825–1939*

Bestand 49

Nr.1448:
Akte *Stadtbad Allgemeines ab 1900*

Nr.1586:
Akte *Gesundheitswesen Allgemein 1871–1959*

Bestand 50

Nr.1470:
Akte *Stadtbad Allgemeines*

Sport- und Bäderamt Augsburg

Haus- und Badeordnung Stadtbad 1903.

Verwaltungsbericht vom 03. November 1926.

Hochbauamt Augsburg

ARNOLD, Matthias: Architektur des 19. Jahrhunderts in Augsburg. Zeichnungen vom Klassizismus bis zum Jugendstil. Ausstellung der Städt. Kunstsammlungen Augsburg vom 10. März bis 27. Mai 1979. Augsburg 1979.

STEINHÄUßER, Fritz: Das Augsburger Stadtbad. In: Süddeutsche Bauzeitung. Publikations- Organ für die meisten süddeutschen Staats- und Kommunalbaubehörden, München, Nr.23 (1906), S.177–180, Nr.32 (1906), S.253–255.

Artikel in der Neuen Augsburger Zeitung vom 05. August 1929.

Artikel in der Münchner- Augsburger- Abendzeitung vom 04. August 1929.

Amt für Statistik Augsburg

Bericht über *Die Wohnungsuntersuchung in der Stadt Augsburg im Jahre 1904. Durchgeführt im Auftrag des Stadtmagistrates. Hrsg. anlässlich der 31. Versammlung des Deutschen Vereins für öffentliche Gesundheitspflege vom 12.–14. September 1906 in Augsburg.* Augsburg 1906.

Augsburger Städtisches Taschenbuch 1927.

Arbeiten des städtischen Amtes Augsburg, Heft 2, Ergebnisse der Wohnungszählung von 1925, Hrsg. 1926.

Franz Häußler

Bildpostkarten des Stadtbades

HOFFMANN, Robert: Die Augsburger Bäder und das Handwerk der Bader. In: Zeitschrift des Historischen Vereins für Schwaben und Neuburg, Nr.12 (1885). Augsburg 1885, S.1–35.

STEINHÄUßER, Fritz: Augsburg in kunstgeschichtlicher, baulicher und hygienischer Beziehung. Fest-Schrift den Teilnehmern an der 15. Wander- Versammlung des Verbandes deutsche Architekten- und Ingenieur-Vereine gewidmet von der Stadt Augsburg. Augsburg 1902.

SCHIFFERS, Holger: Die Sanierung des Stadtbades in Augsburg. Vertiefungsarbeit in Denkmalpflege an der TU München 1991.

Verein „Freunde des Alten Stadtbades e.V“

STADTBAD-Verein: Altes Stadtbad. 100 Jahre Geschichte. Augsburg 2010.

Gespräch mit Herrn Franz Magnus Ragutzki am 31.05.2011.

V Literaturverzeichnis

Primärliteratur

BROCKHAUS` KONVERSATIONSLEXIKON. Verlag F.A. Brockhaus Leipzig/Berlin/Wien. 14. Auflage 1894–1896, 9. Band: Heldburg – Juxta, Stichwort „Hygiene".

GRASSMANN, Josef von: Die Entwicklung der Augsburger Industrie im 19. Jahrhundert. Eine gewerbegeschichtliche Studie. Augsburg 1894.

KABIERSKE, Eugen: Das Breslauer Hallenschwimmbad. Seine Entstehungsgeschichte und Einrichtungen nebst einem geschichtlichen Ueberblick über die Entwicklung des Badewesens und des Schwimmens und Abhandlungen über die gesundheitliche Bedeutung von Baden, Schwimmen und Schwitzbädern. Breslau 1899.

LASSAR, Oskar: Das Volksbad. Vortrag gehalten am 13. Mai 1896 im Chemie-Gebäude der Berliner Gewerbe- Ausstellung. In: Die Thätigkeit des Berliner Vereins für Volksbäder. Hrsg. von Berliner Verein für Volksbäder. Berlin 1896, S.4–28.

LASSAR, Oskar: Volksgesundheit und menschliche Gesellschaft in ihren Wechselbeziehungen. Rede gehalten am 28. Oktober 1891 vor dem Verein für Volksunterhaltung im Bürgersaale des Berliner Rathauses. Hrsg. vom Verein für Volksunterhaltung. Berlin 1892.

LASSAR, Oskar: Die Culturaufgabe der Volksbäder. Rede gehalten am 18. September 1888 in der I. allgemeinen Sitzung der 61. Versammlung deutscher Naturforscher und Ärzte zu Köln. Berlin 1889.

LASSAR, Oskar: Über Volksbäder. Vortrag gehalten in der dreizehnten. Versammlung des Deutschen Vereins für öffentliche Gesundheitspflege zu Breslau 13. September 1886. Braunschweig 1887.

MARTIN, Alfred: Deutsches Badewesen in vergangenen Tagen. Nebst einem Beitrage zur Geschichte der deutschen Wasserheilkunde. Jena 1906.

MEYER`S KONVERSATIONSLEXIKON. Verlag des Bibliographischen Instituts Leipzig/Wien. Vi>uflage 1885–1892, 7. Band: Gehirn – Hainichen, Stichwort „Öffentliche Gesundheitspflege"; 10. Band: Königshofen-Luzon, Stichwort „Kultur"; 16. Band: Uralsk- Zz, Stichwort „Zivilisation".

MÜLLER, Dr.: Über die Erfolge der öffentlichen Gesundheitspflege in Augsburg. Vortrag gehalten auf der 31. Versammlung des ***Deutschen Vereins für öffentliche Gesundheitspflege*** vom 12.–14. September 1906 in Augsburg. Veröffentlicht In: Deutsche Vierteljahresschrift für öffentliche Gesundheitspflege Bd. 39, Heft 1, 1907. Hrsg. von ***Deutscher Verein für öffentliche Gesundheitspflege***, Braunschweig 1907, S.160–165.

RIEDER, Hermann Dr.: Körperpflege durch Wasseranwendung. Bibliothek der Gesundheitspflege, Bd.18. (Reihentitel der Bibliothek der Volksbildung). Stuttgart 1900.

STADTFÜHRER AUGSBURG 1899 (Führer durch Augsburg und Umgebung, 11. Auflage von „Drei Tage in Augsburg").

STEINHÄUßER, Fritz: Das Augsburger Stadtbad. In: Schweizerische Bauzeitung. Wochenschrift für Bau-, Verkehrs- und Maschinentechnik. Bd.43/44 (1904). Hrsg. von A. Waldner, Zürich 1904, S.231–235 und S.255–260.

STEINHÄUßER, Fritz: Öffentliche Schwimm- und Badeanstalten. Das Stadtbad. Hrsg. anlässlich der 31. Versammlung des Deutschen Vereins für öffentliche Gesundheitspflege vom 12.–14. September 1906 in Augsburg. Augsburg 1906.

VETTER, Leo: Das Bad der Neuzeit und seine historische Entwicklung. Stuttgart 1904.

VETTER, Leo: Moderne Bäder. Erläutert am Stuttgarter Schwimmbad. Stuttgart 1894.

Sekundärliteratur

ALKEMEYER, Thomas: Aufrecht und biegsam. Eine politische Geschichte des Körperkults. In: Aus Politik und Zeitgeschichte (18/2007). Körperkult und Schönheitswahn. Hrsg. von der Bundeszentrale für politische Bildung (bpb), Bonn 2007, S.6–18.

BACHMANN, Vera: Bademode. Zwischen Schamgefühl und Lebenslust. Begleitbuch zur Ausstellung „Bademode zwischen Schamgefühl und Lebenslust", 1. Oktober bis 31. Dezember 1997 im Hallenbad Ost, Kassel. Hrsg. vom Verein zur Förderung der Badekultur e.V., Kassel 1997.

BACHMANN, Vera: Der Traum vom Schwimmpalast. Duschen in der Wellblechhütte. Volksbaden zur Zeit der Industrialisierung am Beispiel Bielefelds. (Schriften der Historischen Museen der Stadt Bielefeld, 3, Kulturgeschichtliche Reihe). Bielefeld 1993.

BECKER, Frank: Der Sportler als „moderner Menschentyp". Entwürfe für eine neue Körperlichkeit in der Weimarer Republik. In: Körper mit Geschichte. Der menschliche Körper als Ort der Selbst- und Weltdeutung (Studien zur Geschichte des Alltags, Bd. 17). Hrsg. von C. Wischermann/ S. Haas, Stuttgart 2000, S.223–245.

BEHLER, Rolf: Reinlichkeit für das Volk. Zur Hygienisierung der Bevölkerung im industrialisierenden Deutschland. Das Volksbadewesen und die Deutsche Gesellschaft für Volksbäder. Hannover 1991.

BENZENHÖFER, Udo: Verbesserung des Volkskörpers. Rassenhygiene zwischen 1895 und 1945. Ein Irrweg der Hygiene. In: Sei sauber…! Eine Geschichte der Hygiene und öffentlichen Gesundheitsvorsorge in Europa. Ausst.kat. Musée d`Histoire de la Ville de Luxemburg. Hsrg. von B. Fuge. Köln 2004, S.268–278.

BERNDT, Heide: Hygienebewegung des 19. Jahrhunderts als vergessenes Thema von Stadt- und Architektursoziologie. In: Die Alte Stadt. Zeitschrift für Stadtgeschichte, Stadtsoziologie und Denkmalpflege. Hrsg. von O. Borst, Jg. 14/1987, Stuttgart 1987, S.140–163.

COLOMINA, Beatriz: Krankheit als Metapher in der modernen Architektur. In: Daidalos 64 (Juni) 1997. Gütersloh 1997, S.60–72.

CORBIN, Alain: Pesthauch und Blütenduft. Eine Geschichte des Geruchs. Berlin 1984.

DEBOLD-KRITTER, Astrid: Augsburg in frühen Photographien. München 1979.

DEMUTH, Christian: Ein schwieriger Beginn. Die frühe Arbeiterbewegung in Augsburg 1848–1875. Augsburg 2003.

DOUGLAS, Mary: Reinheit und Gefährdung. Eine Studie zu Vorstellungen von Verunreinigung und Tabu. Frankfurt/Main 1988.

DOUGLAS, Mary: Ritual, Tabu und Körpersymbolik. Sozialanthropologische Studien in Industriegesellschaft und Stammeskultur. Frankfurt/Main 1974.

ECKART, Wolfgang: Geschichte der Medizin. Berlin 2009.

EDER, Ernst G.: Revolution des Schwimmens. In: Sport. Zwischen Disziplinierung und neuen sozialen Bewegungen. Hrsg. von H. Ehalt/ O. Weiß. Wien/ Köln 1993, S.102–135.

EDER, Franz X.: Von der Geschichte des Körpers und den „Übungen des Leibes" in der Moderne. In: Sport. Zwischen Disziplinierung und neuen sozialen Bewegungen. Hrsg. von H. Ehalt/ O. Weiß. Wien/Köln 1993, S.45–54.

ELIAS, Norbert: Über den Prozeß der Zivilisation. Soziogenetische und psychogenetische Untersuchungen. Band I. Wandlungen des Verhaltens in den weltlichen Oberschichten des Abendlandes. Frankfurt/Main 1997 [1939].

EXNER, Martin/ PFINGSTEN, Claus: »Der größte Teil der Leiden, die uns bedrücken, kommt vom Menschen selbst«. Hygiene und öffentliche Gesundheit in Vergangenheit, Gegenwart und Zukunft. In: Sei sauber…! Eine Geschichte der Hygiene und öffentlichen Gesundheitsvorsorge in Europa. Ausst.kat. Musée d`Histoire de la Ville de Luxemburg. Hrsg. von B. Fuge. Köln 2004, S.242–258.

FARZIN, Sina/ JORDAN, Stefan: Lexikon Soziologie und Sozialtheorie. Hundert Grundbegriffe. Stuttgart 2008, Stichwort „Körper".

FISCHER, Ilse: Industrialisierung, sozialer Konflikt und politische Willensbildung in der Stadtgemeinde. Ein Beitrag zur Sozialgeschichte Augsburgs 1840–1914. Augsburg 1977.

FLEIG, Anne: Körperkultur und Moderne. Robert Musils Ästhetik des Sports (Quellen und Forschungen zur Literatur- und Kulturgeschichte, Bd.51). Berlin 2008.

FREVERT, Ute: „Fürsorgliche Belagerung": Hygienebewegung und Arbeiterfrauen im 19. und frühen 20. Jahrhundert. In: Geschichte und Gesellschaft 11 (1985). Zeitschrift für Historische Sozialwissenschaft. Göttingen 1985, S.420–446.

FREY, Manuel: Der reinliche Bürger. Entstehung und Verbreitung bürgerlicher Tugenden in Deutschland 1760–1860. Göttingen 1997.

FRIED, Pankraz: Die Situation auf dem Lande. In: Aufbruch ins Industriezeitalter. Aufsätze zur Wirtschafts- und Sozialgeschichte Bayerns von 1750–1850. Hrsg. von C. Grimm/R. Müller/ K. Zwehl/ J. Erichsen/U. Laufer. München 1985.

GANSER, Karl: Industriekultur in Augsburg. Pioniere und Fabrikschlösser. Augsburg 2010.

GIEDION, Sigfried: Geschichte des Bades. Hamburg 1998.

GÖCKENJAN, Gerd: Kurieren und Staat machen. Gesundheit und Medizin in der bürgerlichen Welt. Frankfurt/Main 1985.

GRÖSSING, Stefan: Die Wiederkehr der Artemis. In: Sport. Zwischen Disziplinierung und neuen sozialen Bewegungen. Hrsg. von H. Ehalt/ O. Weiß. Wien/ Köln 1993, S.30–44.

HACHTMANN, Rüdiger: Tourismus- Geschichte. Göttingen 2007.

HAHN, Gernot/SCHÖNFELS, Hans-Kaspar: Von der Heilkraft des Wassers. Eine Kulturgeschichte der Brunnen und Bäder. Augsburg 1986.

HARDY, Anne I.: Ärzte, Ingenieure und städtische Gesundheit. Medizinische Theorien in der Hygienebewegung des 19. Jahrhunderts. Frankfurt/Main 2005.

HÄUßLER, Franz: Augsburgs historisches Wasserwerk. Ein einzigartiges Technikmuseum. Augsburg 2010.

HUSE, Norbert: Geschichte der Architektur im 20. Jahrhundert. München 2008.

JACOB, Stefan: Sport im 20. Jahrhundert. Werden, Wirklichkeit, Würdigung eines soziokulturellen Phänomens. Marburg 2000.

JEGGLE, Utz: Im Schatten des Körpers. Vorüberlegungen zu einer Volkskunde der Körperlichkeit. In: Zeitschrift für Volkskunde, 76 (1980), S.169–188.

KASCHUBA, Wolfgang: »Deutsche Sauberkeit« – Zivilisierung der Körper und der Köpfe. In: G. Vigarello: Wasser und Seife, Puder und Parfüm. Geschichte der Körperhygiene seit dem Mittelalter. Frankfurt/Main 1992, S.292–326.

KASCHUBA, Wolfgang: Lebenswelt und Kultur der unterbürgerlichen Schichten im 19. und 20. Jahrhundert. München 1990.

KASTENHOLZ, Angelika: Von der natura naturata zur natura naturans. Die Neuorientierung von Ornament und Naturbegriff während der Jugendstilbewegung auf der Grundlage der englischen Vorleistungen. Bonn 2001.

KOHL, Susanne: Geschichte der Stadtentwässerung Augsburg 1910–2010. Augsburg 2010.

KRASNY, Elke: Ideologien der Reinheit. Von der Sauberkeit zum Rassenwahn. In: Das Bad. Eine Geschichte der Badekultur im 19. und 20. Jahrhundert. Hrsg. von H. Lachmayer. Salzburg 1991, S.108–122.

KRAUSS, Wolfgang: Die Hydrotherapie. Über das Wasser in der Medizin. In: Das Bad. Eine Geschichte der Badekultur im 19. und 20. Jahrhundert. Hrsg. von H. Lachmayer. Salzburg 1991, S.179–189.

KRAUß, Martin: Schwimmen. Geschichte, Kultur, Praxis. Göttingen 2002.

LABISCH, Alfons: Sozialhygiene. Gesundheitswissenschaften und öffentliche Gesundheitssicherung in der zweiten Hälfte des 19. Jahrhunderts. In: Sei sauber…! Eine Geschichte der Hygiene und öffentlichen Gesundheitsvorsorge in Europa. Ausst.kat. Musée d`Histoire de la Ville de Luxemburg, Hrsg. von B. Fuge, Köln 2004, S.258–268.

LABISCH, Alfons: Homo hygienicus. Gesundheit und Medizin in der Neuzeit. Frankfurt/Main 1992.

LABISCH, Alfons: Experimentelle Hygiene, Bakteriologie, Soziale Hygiene. Konzeptionen, Interventionen, Soziale Träger – Eine idealtypische Übersicht. In: Stadt und Gesundheit. Zum Wandel von „Volksgesundheit" und kommunaler Gesundheitspolitik im 19. und frühen 20. Jahrhundert. Hrsg. von J. Reulecke. Stuttgart 1991, S.37–47.

LABISCH, Alfons: »Hygiene ist Moral – Moral ist Hygiene« – Soziale Disziplinierung durch Ärzte und Medizin. In: C. Sachsse/F. Tennstedt: Soziale Sicherheit und soziale Disziplinierung. Beiträge zu einer historischen Theorie der Sozialpolitik. Frankfurt/Main 1986, S.265–285.

LABISCH, Alfons/TENNSTEDT, Florian: Der Weg zum „Gesetz über die Vereinheitlichung des Gesundheitswesens" vom 3. Juli 1934. Entwicklungslinien und -momente des staatlichen und kommunalen Gesundheitsweisens in Deutschland (Schriftenreihe der Akademie für Öffentliches Gesundheitswesen in Düsseldorf; 13,1/2). Düsseldorf 1985.

LACHMAYER, H./ GARGERLE, C.: Inszeniertes Wohlbefinden. Funktion und Luxus des privaten Bades. In: Das Bad. Eine Geschichte der Badekultur im 19. und 20. Jahrhundert. Hrsg. von H. Lachmayer, Salzburg 1991, S.49–95.

LIEB, Stefanie: Was ist Jugendstil? Darmstadt 2010.

LÖNEKE, Regina/ SPIEKER, Ira: Einleitung. Hygiene und Reinlichkeitsvorstellungen als Gegenstand kulturwissenschaftlicher Forschung. In: Reinliche Leiber – Schmutzige Geschäfte. Körperhygiene und Reinlichkeitsvorstellungen in zwei Jahrhunderten. Hrsg. von R. Löneke/ I. Spieker, Göttingen 1996, S.7–15.

MAUSS, Marcel: Die Techniken des Körpers. In: Texte zur Kulturtheorie und Kulturwissenschaft. Hrsg. von R. Borgards. Stuttgart 2010, S.111–119.

MEYHÖFER, Dirk: Das Volksbad. Anmerkungen zu einem Bautypus aus der zweiten deutschen Kaiserzeit. In: Badetempel. Volksbäder aus Gründerzeit und Jugendstil. Hrsg. von K. Feireiss. Berlin 1993, S.11–23.

MÖNKEMEYER, Klaus: Schmutz und Sauberkeit. Figuration eines Diskurses im Deutschen Kaiserreich. In: Stadtgesellschaft und Kindheit im Prozess der Zivilisation. Konfiguration städtischer Lebensweise zu Beginn des 20. Jahrhunderts. Hrsg. von I. Behnken. Opladen 1990, S.61–77.

MÖNKEMEYER, Klaus: Sauberkeit, Schmutz und Körper. Zur Sozial- und Kulturgeschichte der Sauberkeit zwischen Reichsgründung und Erstem Weltkrieg. Marburg 1988.

MUTHESIUS, Stephan: „The Sanitary Revolution" – Englische Badekultur als Vorbild im 19. Jahrhundert. In: Das Bad. Eine Geschichte der Badekultur im 19. und 20. Jahrhundert Hrsg. von H. Lachmayer. Salzburg 1991, S.122–136.

PFINGSTEN, Claus: Die »aubere Knappheit der Form«. Architektonische Formentwicklung und Städtebau unter dem Einfluss der Hygienebewegung des 19. Jahrhunderts. In: Sei sauber...! Eine Geschichte der Hygiene und öffentlichen Gesundheitsvorsorge in Europa. Ausst.kat. Musée d`Histoire de la Ville de Luxemburg, Hrsg. von B. Fuge, Köln 2004, S.158–172, hier: S.159–164.

PIRHOFER, G./REICHERT, R./WURZACHER, M.: Bäder für die Öffentlichkeit. Hallen- und Freibäder als urbaner Raum. In: Das Bad. Eine Geschichte der Badekultur im 19. und 20. Jahrhundert. Hrsg. von H. Lachmayer. Salzburg 1991, S.151–181.

PLÖẞL, Elisabeth: Augsburg auf dem Weg ins Industriezeitalter. München 1985.

RATH, Gernot: Die Hygiene der Stadt im 19. Jahrhundert. In: Städte-, Wohnungs- und Kleiderhygiene des 19. Jahrhunderts in Deutschland. Hrsg. von W. Artelt. Stuttgart 1969, S.70–83.

REIF, Sieglinde: Hygiene als gesellschaftliches Phänomen des 19. Jahrhunderts. In: Sauber! Hygiene früher in Oberbayern. Eine Annäherung an historische Wirklichkeiten. Ausst.kat. Freilichtmuseum des Bezirks Oberbayern. Hrsg. von. F. Lobenhofer-Hirschbold, Großweil 1995, S.15–24.

REULECKE, Jürgen: Einleitung. Von der »Hygienisierung« der Unterschichten zur kommunalen Gesundheitspolitik. In: Stadt und Gesundheit. Zum Wandel von „Volksgesundheit" und kommunaler Gesundheitspolitik im 19. und frühen 20. Jahrhundert. Hrsg. von J. Reulecke/A. Gräfin zu Castell-Rüdenhausen. Stuttgart 1991, S.11–19.

REULECKE, Jürgen: Die Politik der Hygienisierung. Wandlungen im Bereich der kommunalen Daseinsvorsorge als Elemente fortschreitender Urbanisierung. In: Stadtgesellschaft und Kindheit im Prozess der Zivilisation. Hrsg. von I. Behnken. Opladen 1990, S.13–25.

ROECK, Bernd: Urbanistische Entwicklung im 19. Jahrhundert. In: Aufbruch ins Industriezeitalter. Aufsätze zur Wirtschafts- und Sozialgeschichte Bayerns von 1750–1850. Hrsg. von C. Grimm/R. Müller/ K. Zwehl/ J. Erichsen/U. Laufer. München 1985, S.112–123.

SARASIN, Philipp: Reizbare Maschinen. Eine Geschichte des Körpers 1765–1914. Frankfurt/Main 2001.

SCHÄFER, Michael: Geschichte des Bürgertums. Köln 2009.

SCHIPPERGES, Heinrich: Gesundheit und Gesellschaft. Ein historisch-kritisches Panorama. (Schriften der Mathematisch-Naturwissenschaftlichen Klasse der Heidelberger Akademie der Wissenschaften, 12). Heidelberg 2003.

SHORTER, Edward: Sport, Körper und Körperimage um die Jahrhundertwende. In: Sport. Zwischen Disziplinierung und neuen sozialen Bewegungen. Hrsg. von H. Ehalt/O. Weiß. Wien/ Köln 1993, S.15–30.

SILBERMANN, Alphons: Der Deutschen Badezimmer. Eine soziologische Studie. Köln 1991.

SPIEKER, Ira: »Jedem Deutschen wöchentlich ein Bad!« Die Popularisierung von Volksbädern im die Jahrhundertwende und ihre Einrichtung im ländlichen Raum. In: Reinliche Leiber-Schmutzige Geschäfte. Körperhygiene und Reinlichkeitsvorstellungen in zwei Jahrhunderten. Hrsg. von R. Löneke/ I. Spieker. Göttingen 1996, S.113–140.

VELTE, Susann: Die Volksbäder in Bayern um 1900. Das Karl Müller`sche Volksbad in München. Das Stadtbad in Augsburg. Das städtische Volksbad in Nürnberg. Magisterarbeit Nürnberg 1990.

VIGARELLO, Georges: Wasser und Seife, Puder und Parfum. Geschichte der Körperhygiene seit dem Mittelalter. Frankfurt/ Main 1992.

WALDNER, Annegret: Tiroler Wildbäder, Sommerfrischorte und Bauernbadln. Bade- und Sommerfrischwesen im Spannungsfeld kultureller Wandlungsprozesse von der frühen Neuzeit bis zum beginnenden 20. Jahrhundert. (Beiträge zur europäischen Ethnologie und Folklore: Reihe A, Texte und Untersuchungen; 6). Frankfurt/Main 2003.

WITZLER, Beate: Großstadt und Hygiene. Kommunale Gesundheitspolitik in der Epoche der Urbanisierung. Stuttgart 1995.

ZIMMERMANN, Harm-Peer: Bäder für das Volk. Zur Gewöhnung der unteren Bevölkerungsschichten an Sauberkeit und Ordnung in Deutschland 1882–1914. In: Kieler Blätter zur Volkskunde (30/1998). Hrsg. von S. Göttsch/ K. Sievers. Kiel 1998, S.61–83.

VI Abbildungsnachweis

VII Anhang

1. Schenkungsbrief der Geschwister Forster vom 18. April 1895 (S.244–246).
2. Planskizze von Fritz Steinhäußer mit Einzeichnung der verschiedenen, für das Volksschwimmbad vorgeschlagenen Stadtorte vom 12. Februar 1897 (S.247).
3. Grundriss vom Erdgeschoss des Stadtbades (S.248).
4. Grundriss vom Ersten Obergeschoss des Stadtbades (S.249).
5. Tabelle über die Besucherfrequenz in den Wannenbadeabteilungen zwischen 1903 und 1906 (zusammengestellt aus den Akten im Augsburger Stadtarchiv) (S.250).
6. Tabelle über die Besucherzahlen im Stadtbad zwischen 1903 und 1933 (zusammengestellt aus den Akten im Augsburger Stadtarchiv) (S.251).
7. Zeittafel 1887–2011 (S.252–255).
8. Aktuelle Bilder vom Stadtbad (S.256–257).

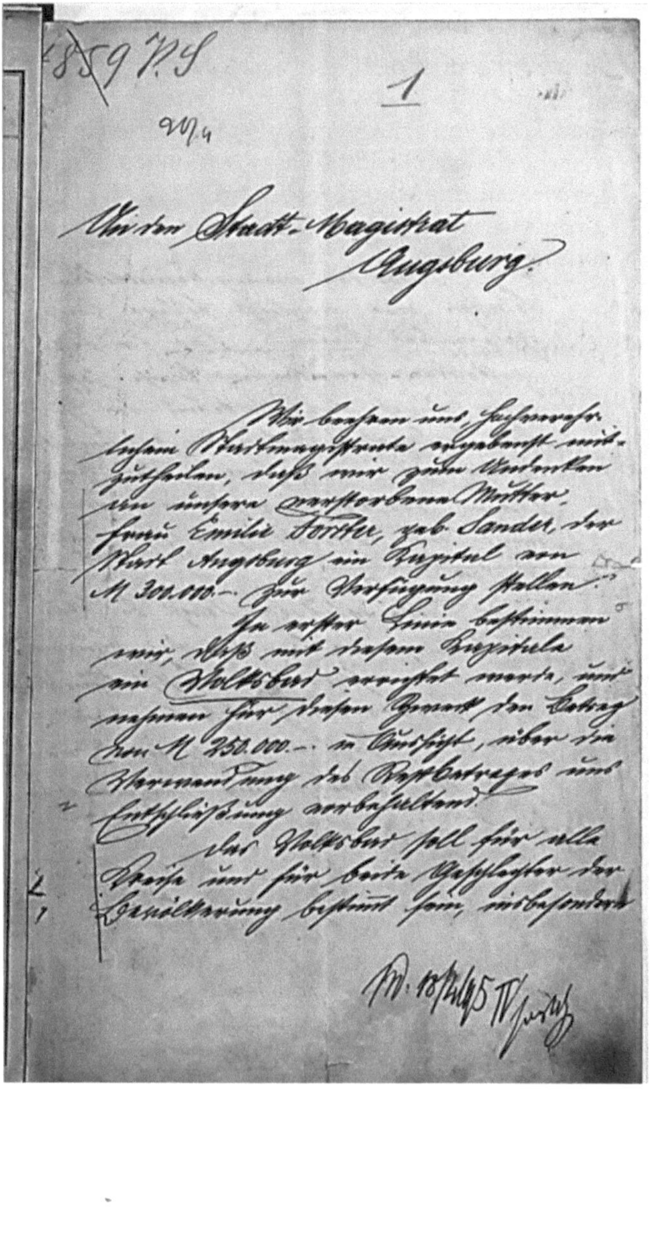
1

An den Stadt-Magistrat
Augsburg.

Wir beehren uns, hochverehrlichem Stadtmagistrate ergebenst mitzuteilen, daß wir zum Andenken an unsere verstorbene Mutter, Frau Emilie Forster, geb. Sander, der Stadt Augsburg ein Kapital von M 300.000.- zur Verfügung stellen.

In erster Linie bestimmen wir, daß mit diesem Kapitale ein Volksbad errichtet werde, und nehmen für diesen Zweck den Betrag von M 250.000.- in Aussicht, über die Verwendung des Restbetrages uns Entschließung vorbehaltend.

Das Volksbad soll für alle Kreise und für beide Geschlechter der Bevölkerung bestimmt sein, insbesondere

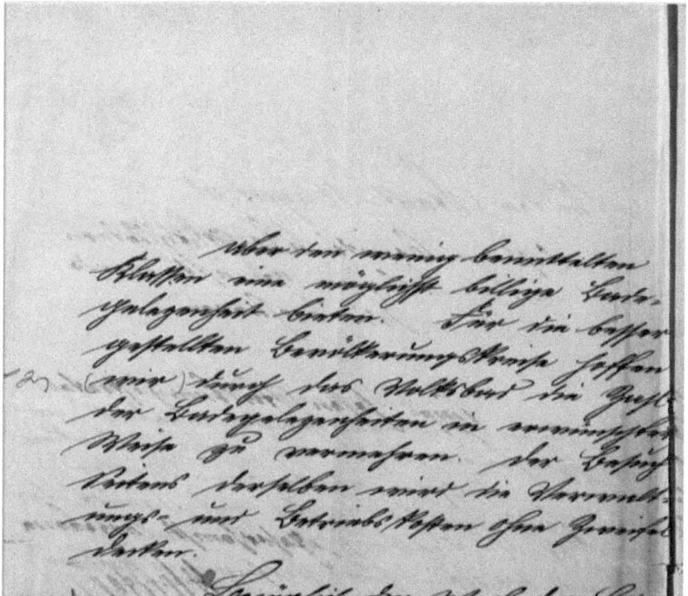

aber den wenig bemittelten
Klassen eine möglichst billige Bade-
gelegenheit bieten. Für die besser
gestellten Bevölkerungskreise hoffen
(wir) durch das Wettbewerb die Zahl
der Badegelegenheiten in erwünschter
Weise zu vermehren. Der Besuch
derselben wird die Verwaltungs- und Betriebskosten ohne Zweifel
decken.

Bezüglich der Wahl des Grundstückes, sowie bezüglich der Baupläne
und der erforderlichen Feststellung
der Badeordnung behalten (wir
uns) das Recht der Einsprache vor.
Für die Verwaltung wünschen wir

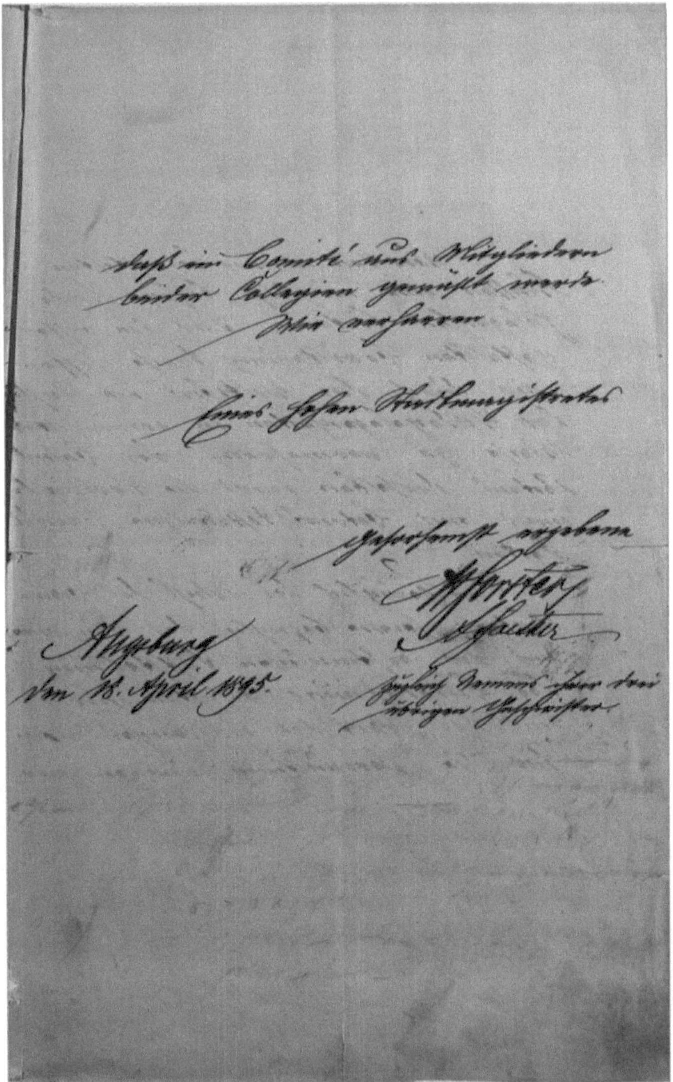
daß ein Comité aus Mitgliedern
beider Collegien gewählt werde
Wir verharren

Eines hohen Stadtmagistrats

gehorsamst ergebene
A. Forster
Schaedler
zugleich Namens der drei
übrigen Geschäftsführer

Augsburg
den 18. April 1895.

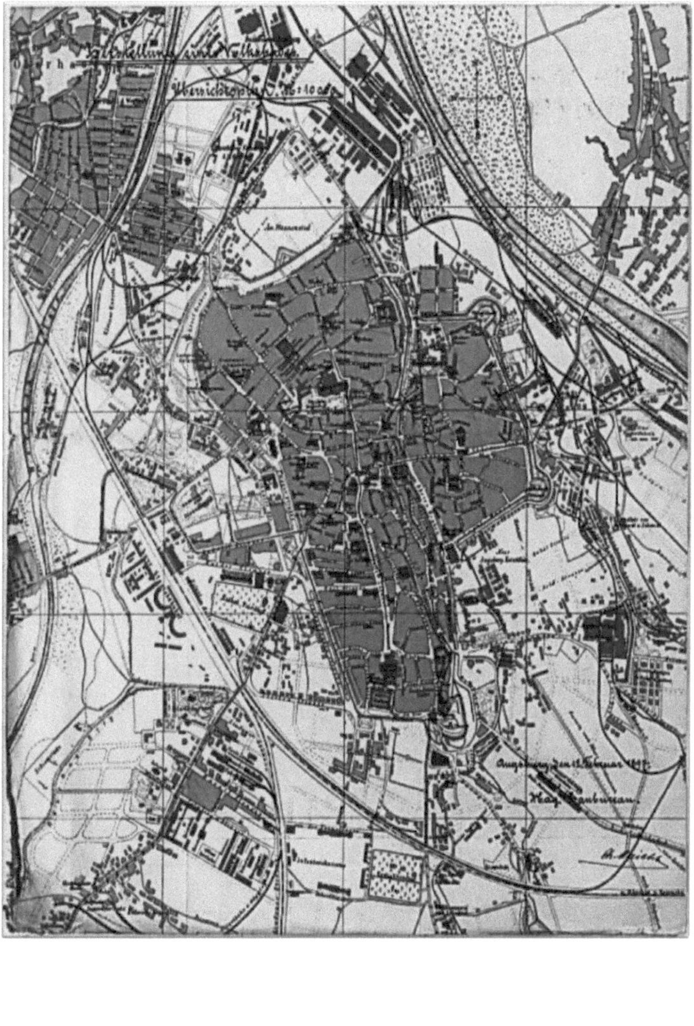

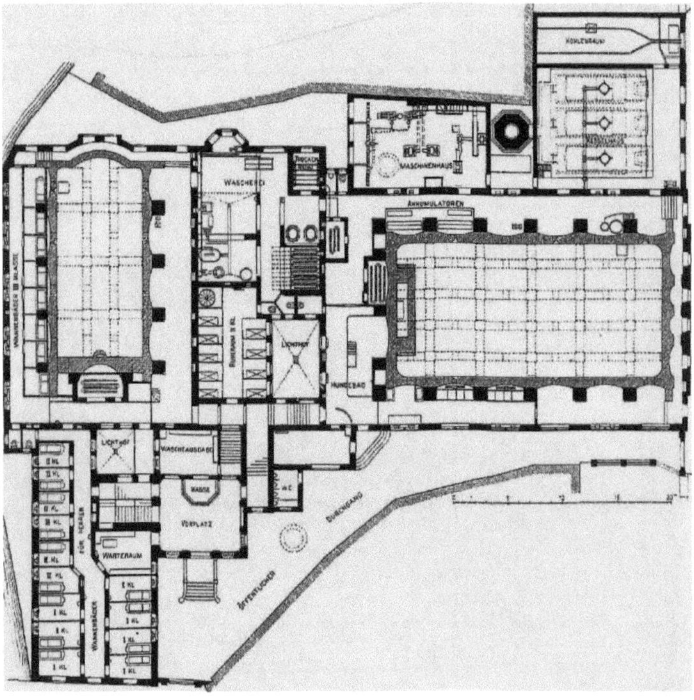
WASCHEREI
MASCHINENHAUS
AKKUMULATOREN
LICHTHOF
HUNDEBAD
LICHTHOF
WASCHEAUSGABE
KASSE
VORPLATZ
W.C.
WARTERAUM
FÜR HERREN
WANNENBÄDER
DURCHGANG
ÖFFENTLICHER

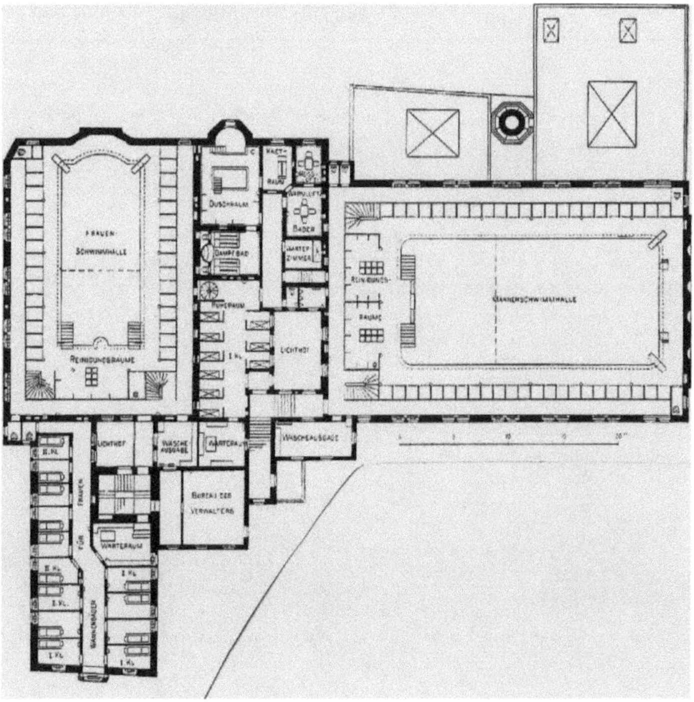
FRAUEN-
SCHWIMMHALLE
REINIGUNGSRAUME
DUSCHRAUM
DAMPFBAD
BADER
WARTEZIMMER
LICHTHOF
WASCHE-AUSGABE
WASCHEAUSGABE
WARTERAUM
BUREAU DER VERWALTERS
FÜR FRAUEN
WANNENBÄDER
MÄNNERSCHWIMMHALLE

Besucherfrequenz der Wannenbäder 1903- 1906

Jahr	I. Klasse	II. Klasse	III. Klasse	Summe
01.03. – 31.12.1903	3.905	16.550	18.393	38.848
1904	4.278	23.618	25.898	53.794
1905	4.623	26.366	29.590	60.579
1906	5.144	29.306	33.279	67.729

Besucherfrequenz im Stadtbad 1903-1933

Jahr	Schwimm-bäder	Wannen-bäder	Schwitzbäder	Summe
1903 01.03. – 31.12.	154.527	38.848	3.960	197.335
1904	165.158	53.794	4.922	223.874
1905	173.935	60.575	5.978	240.488
1910	219.124	99.240	8.741 (sonstige Bäder: 3.750)	330.855
1911	265.433	102.553	8.130 (medizinische Bäder: 3.661)	379.777
1914				Unter 300.000
1920	30.991	89.395	2.919	123.305
1921	67.758	68.402	3.872	140.032
1922	49.651	77.801	3.965 (medizinische Bäder: 1.587)	133.004
1923	33.029	65.032	4.333 (medizinische Bäder: 3.908)	106.302
1924	194.375	121.605	10.091 (medizinische Bäder: 7.517)	333.588
1925	296.706	150.279	12.330 (medizinische Bäder: 6.269)	465.584
1926	308.758	155.962	11.759 (medizinische Bäder: 6.746)	483.225
1929				Kontinuierlicher Besucherrückgang
1930er				Besucheraufschwung auf über 400.000 (1936: 422.782)

Zeittafel

1887 Idee des Stadtmagistrates zum Bau eines Volksschwimmbades, die aus finanziellen Gründen jedoch zunächst wieder verworfen werden muss

1895 Forster`sche Schenkung, mit welcher das Vorhaben, ein Volksschwimmbad zu errichten, in die Tat umgesetzt werden kann

1896- 1898 Standortsuche, Gründung eines Volksbadkomitees; Fritz Steinhäußer wird die Bauleitung unter der Mithilfe der beiden Architekten Stein und Schempp übertragen

1900 Volksbäderreise von Fritz Steinhäußer, dem zweiten Augsburger Bürgermeister Gentner und dem Gemeindebevollmächtigten Grotz

1901 Baubeginn am 01. Mai 1901; zunächst Fundierungsarbeiten des Baugrundes und Erstellung eines umfassenden Pfahlrostes

1902 Bezeichnung des Volksschwimmbades als „Stadtbad" wird beschlossen; Besichtigung des Stadtbades am 16. Mai 1902 durch Mitglieder der städtischen Gemeindekollegien

1903 Ludwig Rebel wird als Verwalter des Stadtbades bestimmt; am 01. März 1903 findet die feierliche Eröffnung des ersten Augsburger Hallenschwimmbades statt, das mit einem Schauschwimmen der Schwimmer- Riege des 1847 gegründeten Augsburger Turnvereins abgeschlossen wird

1904 Im ersten vollständigen Besucherjahr werden 223.874 Badekarten gelöst; Erweiterung des Badeangebotes um elektrische Lichtbäder und ein Dampfkastenschwitzbad; Überlegungen zum Ausbau der Wannenbadabteilung III. Klasse

1907 Der Millionste Badegast kann im Stadtbad begrüßt werden

1908 Erweiterung des Badeangebotes um medizinische Bäder; Gründung des ersten Augsburger Damenschwimmvereins

1909 Ausbau der Wannenbadabteilung III. Klasse um neun weitere Wannen, wozu ein Teil des Hundebades adaptiert wird

1910 Verlängerte Öffnungszeiten in der Männerschwimmhalle an den „Volkstagen" aufgrund neuer Arbeitszeiten in Augsburger Fabriken; Vorverlegung des „Volkstages" am Samstag von 18:00 auf 16:00 Uhr

1911 Gründung des Schwimmvereins Augsburg

1913 Erhöhung der Eintrittspreise aufgrund gestiegener Kohle- und Seifepreise; erstmals zeigen sich Finanzierungsschwierigkeiten

1914 Ausbruch des Ersten Weltkrieges; Besucherrückgang, da viele der männlichen Stadtbadbesucher und Angestellten des Stadtbades zum Heeresdienst eingezogen werden; eingeschränkter Badebetrieb; lediglich die Frauenschwimmhalle wird zur Benutzung freigegeben

1917 Schließung der beiden Schwimmhallen für acht Monate aufgrund von Kohlemangel

1919 Nach dem Ersten Weltkrieg Wiederinbetriebnahme der Schwimmhallen; abermalige Erhöhung der Eintrittspreise

1923 Das Stadtbad steht aufgrund der wirtschaftlichen und politischen Instabilität der Weimarer Republik kurz vor dem vollständigen Zusammenbruch

1925/26 Neuer Besucherrekord mit über 400.000 gelösten Badekarten im Jahr; Sport entwickelt sich in der Weimarer Republik zum Massenphänomen

1925–1929 Umfassende Renovierungsarbeiten und Entfernung des Jugendstils zugunsten einer „Neuen Sachlichkeit"

1929 Rückgang der Besucherzahlen infolge der Weltwirtschaftskrise, sowie des allmählich einsetzenden Einbaus von Badezimmern in Privatwohnungen

1930er Besucheraufschwung mit über 400.000 Personen pro Jahr, was unter anderem der Sport- und Sauberkeitsideologie der Nationalsozialisten geschuldet ist

1939 Ausbruch des Zweiten Weltkrieges; Besucherrückgang; das Stadtbad erfährt im Krieg reparable Schäden

1945–1954 Nach Ende des Zweiten Weltkrieges wird das Stadtbad bis 1954 von amerikanischen Soldaten besetzt und steht der Augsburger Bevölkerung daher nur in eingeschränkter Weise zur Verfügung

1954–1981 Permanent schwindende Besucherzahlen, da nach dem Zweiten Weltkrieg nahezu alle Wohnungen mit privaten Badezimmern ausgestattet werden und im Zusammenhang mit der Entwicklung zur modernen Freizeit- und Konsumgesellschaft neue Anforderungen an öffentliche Hallenschwimmbäder gestellt werden; dem 1959 eröffneten Plärrerbad folgen im Verlauf der 1970er Jahre das Spickelbad, das Haunstetter und das Gögginger Hallenbad, die vor allem auf Spaß, Sport, Wellness und Erlebnis ausgerichtet sind; Faktoren, mit welchen das Stadtbad allein schon aufgrund seiner baulichen Konzeption nicht konkurrieren kann

1981 Schließung des Stadtbades aufgrund mangelnder Rentabilität und hoher Einsturzgefahr wegen schlechter Bausubstanz

1987–1992 Grundsanierung des Stadtbades für 24 Millionen DM; Modernisierung entsprechend neuer Anforderungen an moderne Hallenschwimmbäder, unter anderem durch Ausbau der Saunalandschaft und Einrichtung einer Cafeteria über dem Vestibül; erst jetzt erfolgt auch die Einrichtung eines Überganges zwischen der Männer- und Frauenschwimmhalle; architektonische Reminiszenz an die ursprüngliche Jugendstildekoration, u.a. durch Freilegung der in den 1920er Jahren zugemauerten Säulen und Giebelfenster, die nun mit moderner Glasmalkunst verziert werden

2004 Einrichtung einer Wellness- Abteilung im Stadtbad

2009 Das Stadtbad soll aufgrund städtischer Finanznot an einen privaten Investor verkauft werden

2010 Ein Bürgerbegehren kann sich mit einer Unterschriftenaktion erfolgreich gegen den Verkauf des Stadtbades einsetzen; Gründung des Fördervereins „Freunde des Alten Stadtbades e.V."

2011 Ungewisse Zukunft des Stadtbades aufgrund mangelnder Besucherzahlen und städtischer Finanznot; in der Badesaison 2010/2011 wurden lediglich 58.174 Besucher gezählt.

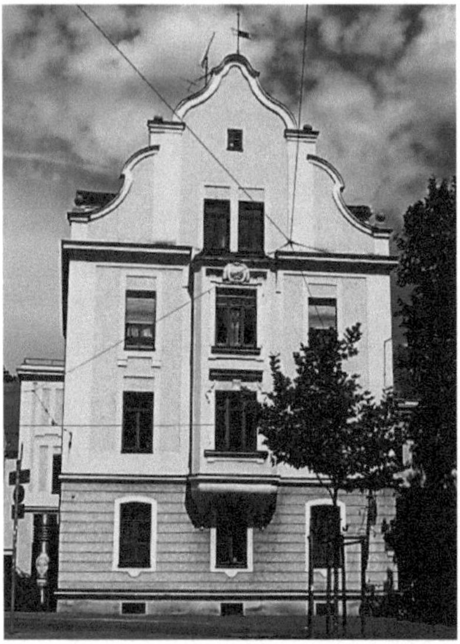

Außenansicht des Stadtbades (Bild: Carolin Ruther)

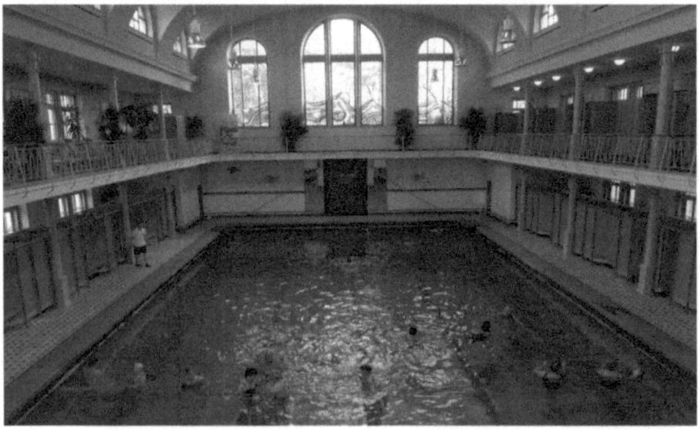

Innenansicht der ehemaligen Männerschwimmhalle
(Bild: Sport- und Bäderamt Augsburg)

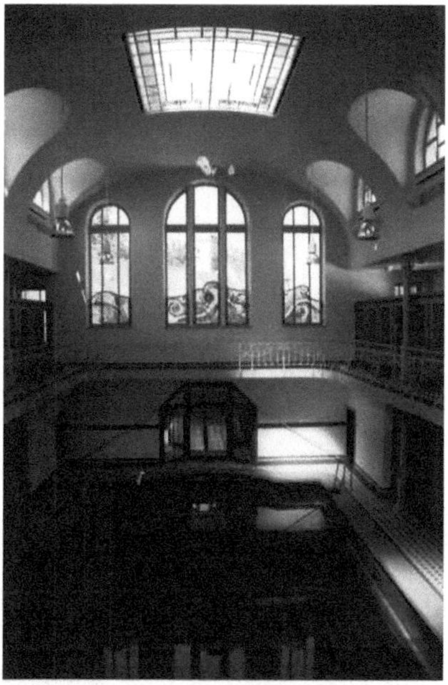

Innenansicht der ehemaligen Frauenschwimmhalle
(Bild: Sport- und Bäderamt Augsburg)

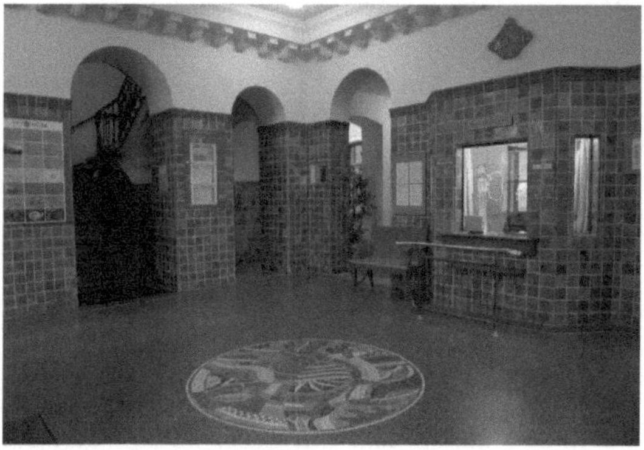

Vestibül des Stadtbades (Bild: Sport- und Bäderamt Augsburg)

Kolibri 360 GmbH
Ferdinand-Jühlke-Straße 7
99095 Erfurt, Deutschland
produktsicherheit@kolibri360.de